Psychosomatik im Zentrum

Die Buchreihe versteht sich als interdisziplinäres Forum zur Diskussion aktueller Themen der Psychosomatik, Psychiatrie, Psychotherapie und Psychologie, ergänzt durch andere Disziplinen, insbesondere der Human- und Naturwissenschaften. Ein besonderer Schwerpunkt liegt dabei auf der Darstellung der wechselseitigen Beeinflussung psychischer und somatischer Faktoren, sowie deren Bedeutung für das jeweilige Krankheitsgeschehen. Dies geschieht jedoch immer auf der Basis unserer Haltung - der Untrennbarkeit von Körper und Seele - im Sinne der Leiblichkeit des Menschen.

Es steht also der „ganze" Mensch im Zentrum unserer Überlegungen und unseres Handelns, insbesondere im klinischen Alltag. Im ständigen Versuch der Annäherung an das Leiblichkeitskonzept scheint uns jedoch reduktionistisches Denken und Handeln eine notwendige und sinnvolle Möglichkeit in klinischer Praxis und Forschung.

Auf der Grundlage bisheriger Erfahrungen des 2006 gegründeten Psychosomatischen Zentrums Waldviertel (PSZW) in der Behandlung von Patientinnen und Patienten mit einem breiten Spektrum psychosomatischer bzw. psychiatrischer Störungsbilder hat sich die Buchreihe zum Ziel gesetzt Fragen zur Entstehung und Aufrechterhaltung der Symptome dieser Störungsbilder, zu spezifischen diagnostischen Verfahren und neue Aspekte in der Therapie möglichst differenziert zu diskutieren. Die Buchreihe soll somit zu einem intensiven Austausch zwischen Forschung und Praxis innerhalb und außerhalb des Psychosomatischen Zentrums Waldviertel (PSZW) beitragen.

Mehr Informationen zu dieser Reihe auf http://www.springer.com/series/15568

Friedrich Riffer
Elmar Kaiser
Manuel Sprung
Lore Streibl
Hrsg.

Die Vielgestaltigkeit der Psychosomatik

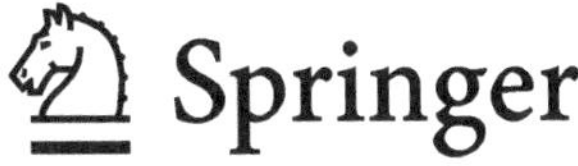

Herausgeber

Friedrich Riffer
Psychosomatisches Zentrum Eggenburg GmbH
Eggenburg
Österreich

Elmar Kaiser
Psychosomatisches Zentrum Eggenburg GmbH
Eggenburg
Österreich

Manuel Sprung
Psychosomatisches Zentrum Eggenburg GmbH
Eggenburg
Österreich

Lore Streibl
Psychosomatisches Zentrum Eggenburg GmbH
Eggenburg
Österreich

Psychosomatik im Zentrum

ISBN 978-3-662-54145-6 ISBN 978-3-662-54146-3 (eBook)
DOI 10.1007/978-3-662-54146-3

Die Deutsche Nationalbibliothek verzeichnet diese Publikation in der Deutschen Nationalbibliografie; detaillierte bibliografische Daten sind im Internet über http://dnb.d-nb.de abrufbar.

Umschlaggestaltung: deblik Berlin
Fotonachweis Umschlag: © Fotolia / Urheber: bittedankeschön

Gedruckt auf säurefreiem und chlorfrei gebleichtem Papier

Springer ist Teil von Springer Nature
Die eingetragene Gesellschaft ist Springer-Verlag GmbH Deutschland
Die Anschrift der Gesellschaft ist: Heidelberger Platz 3, 14197 Berlin, Germany

Geleitwort

Bereits in den 90er-Jahren konstituierte sich ein Interuniversitärer Fachbeirat, bestehend aus den Vertretern der universitären Einrichtungen für Medizinische Psychologie und Psychotherapie an den drei Medizinischen Universitäten Wien, Innsbruck und Graz, dem Vertreter der Grazer Universitätspsychiatrie sowie dem führenden Promoter und Ideengeber, dem Grazer Primarius für Innere Medizin, Univ. Prof. Dr.med. Karl Harnoncourt. Dieser Interuniversitäre Fachbeirat bemühte sich, auf ein zentrales Defizit in der medizinischen Versorgung in Österreich hinzuweisen. Er erblickte hierin eine systemimmanente Herausforderung. Das österreichische Gesundheitssystem hält vorzügliche somatisch-medizinische Einrichtungen mit allen neuesten diagnostischen Möglichkeiten und therapeutischen Ansätzen vor, die der medizinische Fortschritt mit sich gebracht hat. Ihm verdanken wir in Klinik und ambulanter Praxis zweifelsohne große Erfolge. In einer vorrangig organmedizinischen Ausrichtung, in einer notwendigen Konzentration auf die Bedienung hochtechnologischer Apparate sowie in einem zeitlich immer enger gesteckten Behandlungsrahmen vernachlässigen Ärzte aber, ihre Patienten als Personen in den psychologischen und sozialen Dimensionen ihres Erlebens eigenständig zu würdigen. Sie verkennen die zahlreichen persönlichen Probleme, die sich aus den vielfältigen Belastungen der individuellen Lebensgeschichte, der aktuellen psychosozialen Lebenswelt, insbesondere aber aus der Krise der Erkrankung und des Krankseins sowie den medizinischen Therapien ergeben und die bedeutsam auf den Behandlungsverlauf einwirken können. Und Ärzte verfehlen sehr häufig auch jene große Gruppe von Patienten in ihrem körperlichen Leiden grundlegend, die mit vielfältigen funktionellen Körpersyndromen und so genannten somatoformen Störungen im Kontext von Stress, Angst, Depression, posttraumatischer Verarbeitung oder arbeitsbezogenem Burn-out die Ärzte kontaktieren und medizinische Einrichtungen aufsuchen. Gerade diesen Patienten ist mit somatisch-medizinischer Expertise und biotechnischem Können alleine nicht wirksam zu helfen.

Die Arbeitsgruppe machte in differenzierten theoretischen Vorarbeiten und empirischen Analysen sehr deutlich, dass diese inhärenten Defizite im medizinischen Betrieb nicht bloß einer zu vernachlässigenden banalen Natur sind und auch nicht so einfach hingenommen werden dürfen. Eine einseitige Ausrichtung der medizinischen Versorgung zeitigt vielmehr höchst bedenkenswerte negative Folgen. So kann sie Behandlungsverläufe unnötig prolongieren und komplizieren, Morbidität und Mortalität sogar erhöhen. Sie verursacht enorme prinzipiell vermeidbare sozioökonomische Zusatzkosten. Sie verhindert auch, eine echte und hilfreiche Kooperationsbereitschaft der Patienten herzustellen, deren aktive und aufgeklärte Involvierung unabdingbar für einen Behandlungserfolg, für eine künftige eigenverantwortliche und wirksame Selbstfürsorge ist. Ja, sie weist auch auf eine sowohl in medizinisch-ethischer als auch in juristischer Hinsicht bestehende Problematik hin, auf deren Lösung Patienten einen verbindlichen Anspruch besitzen. Und nicht zuletzt engt sie Selbstverständnis und Handeln der Ärzte selbst in ihrer Berufsausübung gravierend ein, zum möglichen Nachteil der eigenen körperlichen und seelischen Gesundheit.

Was sollte die Konsequenz in der ursprünglichen Sicht des Interuniversitären Fachbeirats sein? In einer theoretischen Perspektive sollte ein klares Bekenntnis zu einem bio-psycho-sozialen Modell von Krankheit und Gesundheit als Grundorientierung für die gesamte Medizin vorherrschen. Es sollte in seiner herausfordernden Komplexität ein herkömmliches biotechnisches

Modell nicht einfach ablösen, sondern es vielmehr qualitativ umgestalten und erweitern. Und es sollte in einer praxisbezogenen Perspektive für ein kluges Anliegen der traditionellen anthropologischen Medizin wieder verstärkt werben, nämlich sich nicht isoliert auf die Krankheiten, die eine Person hat, zu konzentrieren, sondern vielmehr die Person selbst, die an einer bestimmten Krankheit oder körperlichen Beschwerden leidet, in den Mittelpunkt des ärztlichen Denkens und Handelns zu rücken. Erstere Forderung zielte auf einen in der Ausbildung und Sozialisation zum Arzt notwendigen Erwerb von komplexeren Wissenszusammenhängen über die Regulation von Krankheit und Gesundheit. Letztere forderte aber eine dringend anzumahnende Schulung in den grundlegenden praxisbezogenen Kompetenzen von Kommunikation und interpersonaler Beziehungsgestaltung im Umgang der Ärzte mit ihren Patienten.

Der Interuniversitäre Fachbeirat stellte hierbei sehr klar, dass für eine erfolgversprechende Umsetzung eines solchen theoretischen und praktischen Vorhabens im österreichischen Gesundheitssystem mehrfache Voraussetzungen zu schaffen sind: Ein derartiges Projekt erfordert zunächst eine integrale Verankerung dieser vereinfacht „psychosomatisch" bezeichneten, korrekterweise aber „bio-psycho-sozial" zu benennenden integrativen Perspektive bereits während des gesamten Medizin-Studiums. Es bedarf einer konsequenten Fortführung der „psychosomatischen Perspektive" in allen allgemeinmedizinischen und fachärztlichen Weiter- und Fortbildungen. Hierzu sind ferner in psychosomatischen und somatopsychischen Kenntnissen und Kompetenzen hoch spezialisierte Expertenzentren notwendig, die an den medizinischen Universitäten in eigenständiger Forschung und Lehre als Impulsgeber für die Verbreitung dieser umfassenderen ärztlichen Perspektive fungieren sollen. Einige wenige psychosomatische Spezialkliniken müssen aber ebenfalls geschaffen werden, in denen diese integrative Perspektive auf ihre praktische Umsetzbarkeit und Versorgungswirksamkeit empirisch überprüft werden kann. Die Nachhaltigkeit der unter speziellen Behandlungsbedingungen an solchen psychosomatischen Fachkrankenhäusern erzielbaren Besserungen hängt wiederum von einer sich anschließenden ambulanten Stabilisierung innerhalb eines Netzes psychosomatisch interessierter, ausgebildeter und engagierter Allgemeinmediziner, Fachärzte und Psychotherapeuten ab.

Der Interuniversitäre Fachbeirat konnte mit seinen konzeptuellen Vorschlägen sowohl das Bundesministerium als auch die Sozialversicherungsträger von der Notwendigkeit und dem prospektiven Nutzen eines solchen Vorhabens überzeugen. 2006 wurden mit Unterstützung der beiden Bundesländer Niederösterreich und Steiermark an den Standorten Eggenburg und Bad Aussee zwei psychosomatische Modellfachkliniken gegründet. Rasch wurden die beiden Kliniken von der ärztlichen Kommunität in den jeweiligen Bundesländern und darüber hinaus österreichweit als eine sehr wertvolle und auch notwendige Unterstützung in den komplexen Anforderungen des medizinischen Versorgungssystems angenommen und in ihren Leistungen auch anerkannt. Eine qualitätssichernde Begleitforschung an beiden Kliniken während der ersten Jahre dokumentierte einen in bio-psycho-sozialer Perspektive enormen Versorgungsbedarf. Dieser wird ganz offenkundig von den bestehenden somatisch-medizinischen, den psychiatrisch-psychotherapeutischen Kliniken, aber auch vom ambulanten allgemeinmedizinischen, fachärztlichen und psychotherapeutischen Versorgungsnetz nicht hinreichend gedeckt. Die Begleitforschung belegte auch, dass beide Kliniken mit ihren multimodalen somatisch-fachärztlichen, psychiatrischen, psychotherapeutischen und klinisch-psychologischen Behandlungsansätzen empirisch nachweisbare, auf den zentralen bio-psycho-sozialen Ebenen objektivierbare Besserungen bei ihren Patienten erzielen können. Leider harren diese erhobenen Forschungsbefunde nach wie vor einer detaillierten Publikation in wissenschaftlichen Fachjournalen. Sie bedürfen auch einer noch intensiveren Mitteilung an die breite österreichische Ärzteschaft und das medizinisch interessierte Publikum. Die empirischen Ergebnisse überzeugten aber immerhin das Bundesministerium und die zuständigen Gesundheitsbehörden der beiden Länder, auch weiterhin für eine tragfähige finanzielle Absicherung der zwei psychosomatischen Fachkliniken sorgen zu wollen.

Der von beiden Fachkliniken in Eggenburg und Bad Aussee während der zurückliegenden Jahre geleistete großartige Beitrag ist im Hinblick auf das umfassende Vorhaben des Interuniversitären Fachbeirats, nämlich eine allgemeine „psychosomatische Perspektive" im österreichischen Gesundheitssystem breit zu verankern, nicht isoliert zu sehen. Der initiale Anstoß ist zwischenzeitlich durch mehrere Entwicklungen auch auf anderen Ebenen nachhaltig gefördert worden. An allen medizinischen Universitäten wird das curriculare Medizin-Studium durchgängig von einer bio-psycho-sozialen Perspektive mitgeprägt. Das Landeskrankenhaus-Universitätsklinikum Graz bildet diese Grundausrichtung sogar in ihrem offiziellen Leitbild ab. An allen österreichischen Universitätskliniken und Schwerpunktkrankenhäusern sind psychiatrisch-psychosomatische CL-Dienste eingerichtet, die durch klinisch-psychologische Betreuungsangebote ergänzt werden. Nicht überall ist schon eine integrative Abstimmung dieser differenziellen Ansätze nach vorliegendem objektiven Versorgungsbedarf und subjektiven Versorgungsbedürfnissen der Patienten befriedigend gelungen. Aber an der Einsicht in die grundlegende Notwendigkeit dieser PSY-Angebote für einen modernen medizinischen Klinikbetrieb besteht kein Zweifel mehr. Selbst die aus historischen und ideologischen Quellen gespeisten Konfliktspannungen zwischen den akademischen Fächern Psychiatrie und Psychotherapeutische Medizin einerseits und Medizinische Psychologie und Psychotherapie andererseits haben abgenommen und sind mittlerweile einem Bemühen um eine gemeinsame psychosomatische Perspektive gewichen, die an die Kollegen und Kolleginnen aus den somatisch-medizinischen Fächern konstruktiv und versorgungswirksam vermittelt werden soll. Nicht nur das Sonderfach Psychiatrie und Psychotherapeutische Medizin führt in seiner Weiterbildungsordnung einen verpflichtenden Erwerb von Kenntnissen und Kompetenzen in psychosomatischer Medizin auf. Auch viele andere Sonderfächer und die Allgemeinmedizin bekennen sich durch ihre Fachgesellschaften zu einer solchen Perspektive. Die bisherige Möglichkeit einer in mehreren Stufen aufeinander aufbauenden Ausbildung in psychosozialen, psychosomatischen und psychotherapeutischen Inhalten und Fertigkeiten (die so genannte PSY-I-, -II-, -III-Qualifikation), die auch bisher schon allen interessierten Ärzten und Ärztinnen offenstand, wird künftig durch eine von der Österreichischen Ärztekammer anerkannte „Spezialisierung in fachspezifischer psychosomatischer Medizin" ergänzt werden. Durch all diese Bestrebungen wird eine zunehmend klarere Struktur dieser vor Jahren angestoßenen Bewegung um eine „psychosomatische Perspektive" im Österreichischen Gesundheitssystem erkennbar. Es ist zunächst eine Qualifikation in psychosomatischer Grundversorgung möglichst breit anzustreben. Sie bedarf zusätzlich einer psychosomatischen Spezifizierung in den einzelnen medizinischen Disziplinen und Fächern. Hochspezialisierte psychosomatische Therapien müssen psychiatrischen Kliniken und ausgewiesenen psychosomatischen Fachkliniken vorbehalten sein.

Vor diesem Hintergrund können beide psychosomatischen Fachkliniken in ihrer Rückschau auf die zehn Jahre ihres Bestehens über eine Erfolgsgeschichte berichten. Das Psychosomatische Zentrum Waldviertel Eggenburg mit der Dependance Gars am Kamp hat dieses Jubiläum zum Anlass für die Ausrichtung eines großen Kongresses mit zahlreichen renommierten nationalen und internationalen Referenten und Referentinnen genommen. Das gewählte Motto dieses Kongresses lautete „Psychosomatik im Zentrum – die Vielgestaltigkeit der Psychosomatik". Der derzeitige Ärztliche Direktor des Psychosomatischen Zentrums, Herr Prim. Dr.med. Friedrich

Riffer, und die weiteren Herausgeber haben ihrem Vorwort zu dem nun vorliegenden Buch, das die Vorträge des mehrtägigen Kongresses aus dem Herbst 2016 versammelt, den treffenden Titel vorangestellt: „Der Mensch im Mittelpunkt". Dieses Bekenntnis zu einer wiederbelebten ärztlichen Anthropologie ist Leitmotiv seiner schönen einführenden Übersicht, die das Selbstverständnis von Psychosomatik in seinen vielfältigen theoretischen Modellen, in seinen erweiterten diagnostischen Perspektiven und therapeutischen Möglichkeiten illustriert. In einer klinischen Versorgungsrelevanz kann diese psychosomatische Sichtweise und Behandlungspraxis besonders eindrücklich anhand der Herausforderungen Schmerz, Essen und Trauma, wie sie sich in den medizinischen Versorgungsfeldern präsentieren, dargestellt werden. Hiervon berichten die kenntnisreichen und einfühlsamen Beiträge dieses spannenden Buchs, dem ich nur nachhaltig möglichst viele interessierte Leserinnen und Leser wünschen kann. Herrn Kollegen Riffer mit seinem engagierten Team möchte ich zum 10-Jahres-Jubiläum herzlich gratulieren, meinen hohen Respekt für die geleistete Pionierarbeit ausdrücken und zur Fortsetzung dieses unverzichtbaren psychosomatischen Beitrags für eine humane Ausrichtung des österreichischen Gesundheitssystems nachdrücklich ermutigen.

Hans-Peter Kapfhammer, Graz

Vorwort

▪ Der Mensch im Mittelpunkt

Der erste Band der neu gegründeten Buchreihe des Psychosomatischen Zentrums Waldviertel (PSZW) umfasst Beiträge von Referenten des Jubiläumskongresses „10 Jahre PSZW – Klinik Eggenburg" aus dem Jahr 2016. Inhaltlich wird ein weiter Bogen gespannt von philosophischen und spirituellen, das Menschenbild der Psychosomatik reflektierenden Fragestellungen bis hin zur Auseinandersetzung mit ätiologischen, diagnostischen und therapeutischen Aspekten verschiedener psychosomatischer Erkrankungen. Eine Besonderheit des Bandes liegt dabei in der Vielfalt der behandelten Themen, die das breite Spektrum der in der Psychosomatik verorteten Störungsbilder widerspiegeln. Ein Schwerpunkt liegt dabei in diesem Band auf der Diskussion unterschiedlicher Themen zu Trauma und Traumafolgestörungen.

Interessant ist das Buch für Ärzte, Psychotherapeuten, Klinische- und Gesundheitspsychologen sowie verwandte Berufsgruppen, die in ihrem Arbeitsalltag Kontakt zu Patienten mit psychosomatischen Beschwerden haben.

Das Buch ist in folgende drei Teile gegliedert:

▪ Psychosomatik: eine Annäherung aus verschiedenen Perspektiven

Die Beiträge im ersten Teil setzen sich mit unterschiedlichen Betrachtungsweisen psychischen Leidens und Erkrankungen auseinander. Riffer und Stöckl beschäftigen sich mit Veränderungsangst und deren Bedeutung in der postmodernen Zeit sowie mit gelebter Dankbarkeit und Achtsamkeit als zentralen Elementen gesunder Beziehungs- und Lebensgestaltung und auch als wesentlicher Beitrag in der Behandlung psychischer Erkrankungen. McNally widmet sich dem Abgrenzungsproblem der Unterscheidung zwischen psychischen Störungen und psychischen Leiden und thematisiert u.a. sozialkonstruktivistische und evolutionäre Erklärungsmodelle. Abschließend präsentiert er eine radikale Alternative für traditionelle kategorische und dimensionale Modelle: den Netzwerkansatz.

Mettnitzer beschreibt in seinem Beitrag einen ganzheitlichen Ansatz zur Behandlung psychischer Störungen, der die spirituelle Dimension des Menschen als wesentliches Instrument der ärztlichen und therapeutischen Heilkunst sieht. Anschließend thematisiert Eichberger den Zusammenhang zwischen Religion und Gewalt und analysiert dabei die Monotheismus-Debatte und den Dschihadismus, auch im Hinblick auf aktuelle Radikalisierungsprozesse europäischer Jugendlicher.

In einem Gastbeitrag beschäftigen sich Hauke und Flies mit Supervision bzw. Strategischem Coaching in psychosomatischen Kliniken und rücken dabei die Arbeit mit Werten in den Vordergrund. Dabei wird auch auf das Spannungsfeld zwischen wirtschaftlichen und medizinisch-therapeutischen Zielen eingegangen.

▪ Die Vielgestaltigkeit der Psychosomatik

Die Beiträge im zweiten Teil spiegeln die Vielgestaltigkeit der Psychosomatik wider und reichen von Beiträgen über die Behandlung von chronischen Schmerzen, Borderline-Störungen und Adipositas bis zu speziellen Therapieansätzen, wie Skills-Training, Gruppenbiofeedback,

Ernährungs- und Lebensstiltherapie, Filmtherapie, therapeutisches Puppentheater und Tiergestützte Therapie.

Der Beitrag von Bach präsentiert einen umfassenden Überblick über aktuelle Konzepte in der Behandlung chronischer Schmerzen. Chronische Schmerzen werden dabei auf einen Aufschaukelungsprozess zwischen körperlichen, psychischen und sozialen Faktoren zurückgeführt und ein aktuelles Erklärungsmodell, die Gate-Control-Theorie, dargestellt. Danach werden verschiedene Behandlungsbausteine multimodaler Schmerztherapie näher beschrieben. Der anschließende Beitrag von Resch, Brunner, Parzer und Kaess befasst sich mit der Pathogenese und Therapie jugendlicher Borderline-Störungen. Es werden auch Risikofaktoren aufgezeigt und therapeutische Interventionsmöglichkeiten dargelegt. Kinzl beschäftigt sich danach in seinem Beitrag mit der Psychopathologie und psychischen Komorbiditäten adipöser Menschen.

Die restlichen Beiträge in diesem Teil behandeln spezielle Therapieansätze. Sendera beschreibt Skills-Training als ein Element der Therapie psychischer Störungen und rückt damit Selbsthilfe und Hilfe zur Selbsthilfe in den Vordergrund therapeutischer Bemühungen. Streibl und Turner beschreiben Biofeedback als ein innovatives Element multimodaler Therapieansätze in der Psychosomatik und vergleichen dabei auch Einzelbiofeedback und Gruppenbiofeedback. Gnauer und Kolleginnen beschreiben ein multidisziplinäres Behandlungsprogramm zur Adipositas-Therapie, mit Schwerpunkt auf Ernährungs- und Lebensstilveränderungen. Fellinger stellt anschließend Filmtherapie und therapeutisches Puppentheater als ein weiteres interessantes Behandlungselement psychosomatischer Patienten vor und orientiert sich dabei an logotherapeutischen und existenzanalytischen Grundhaltungen. Gilli und Gilli runden mit ihrem Beitrag über ihren Tiergestützten Therapieansatz TIERAPIE®, der sich speziell auf die Arbeit mit Pferden konzentriert, den zweiten Teil unseres Buches ab.

■ Trauma und Traumafolgestörungen

Im dritten Teil des ersten Buches in unserer neuen Reihe wird ein spezieller Schwerpunkt auf verschiedene Beiträge zu Trauma und Traumafolgestörungen gelegt. Im ersten Beitrag bietet Riffer einen historischen Überblick zur Konzeption von Traumasymptomen und der Posttraumatischen Belastungsstörung. Dies reicht von den ersten Schilderungen von Traumasymptomen, über Erklärungsmodelle aus der Medizin, im Speziellen der Psychiatrie des 18., 19. und 20. Jahrhunderts bis hin zur aktuellen Diskussion der Konzeption und Diagnosekriterien im DSM-5 und ICD-11. Im Beitrag von Kaiser wird weiter auf die aktuelle klinische Definition der Posttraumatischen Belastungsstörung eingegangen und auch die aktuelle Diagnostik und Differenzialdiagnostik sowie relevante Komorbiditäten beschrieben. Außerdem befasst sich Kaiser mit dem Begriff der komplexen Posttraumatischen Belastungsstörung und präsentiert eine entsprechende neuere alternative Typisierung von Traumafolgestörungen. Anschließend stellt McNally einen radikal anderen Ansatz zur Psychopathologie der Posttraumatischen Belastungsstörung und komplizierten Trauer näher vor. Dieser so genannte Netzwerkansatz konzeptualisiert psychische Störungen als dynamische Systeme kausal interagierender Symptome. Dies wird mit Ergebnissen aktueller netzwerkanalytischer Studien zur Posttraumatischen Belastungsstörung und komplizierten Trauerstörung veranschaulicht.

Zudem findet sich in diesem Teil des Buches ein Beitrag von Sprung, in dem er sich mit der Diagnose und Behandlung der Posttraumatischen Belastungsstörung im Kindes- und Jugendalter beschäftigt. Altersunterschiede in der Prävalenz der Posttraumatischen Belastungsstörung und die Angemessenheit der Symptomkriterien in Bezug auf Posttraumatische Belastungsstörungen bei Kindern und Jugendlichen und die Bedeutung entwicklungspsychologischer Aspekte bei der Diagnose und Behandlung der Posttraumatischen Belastungsstörung werden in diesem Kapitel diskutiert. Ein spezieller Fokus wird dabei auf die Rolle des kindlichen Verständnisses von mentalen Zuständen und Prozessen (Theory of Mind) bei der Diagnose und Behandlung der Posttraumatischen Belastungsstörung gelegt und relevante Ergebnisse von Untersuchungen mit Überlebenden der Hurrikan-Katrina-Katastrophe sowie misshandelten und nach einer schwerwiegenden Verletzung hospitalisierter Kinder.

Aigner stellt in seinem Beitrag das neurobiologische Modell der Posttraumatischen Belastungsstörung vor, widmet sich dabei verschiedenen neurobiologischen Ebenen und diskutiert in diesem Zusammenhang auch ein vom US-amerikanischen National Institute of Mental Health (NIMH) vorgeschlagenes Klassifikationssystem: Research Domain Criteria (RDoC). Außerdem befasst sich Aigner mit der Genetik und Epigenetik von Trauma und Posttraumatischer Belastungsstörung sowie mit der Rolle verschiedene Neurotransmitter bei der Behandlung der Posttraumatischen Belastungsstörung.

Abschließend heben Truffer Summhammer und Schulten, bezugnehmend auf neurobiologische Erklärungsmodelle, den Zusammenhang zwischen körperlichen und psychischen Symptomen von Trauma und Traumafolgestörungen hervor und zeigen, wie der Körper in die stationäre Traumatherapie im Psychosomatischen Zentrum Waldviertel einbezogen wird.

Friedrich Riffer, Elmar Kaiser, Manuel Sprung und Lore Streibl

Inhaltsverzeichnis

III Trauma und Traumafolgestörungen

Autorenverzeichnis

Prim. Assoc. Prof. Priv. Doz. Dr. Martin Aigner
Facharzt für Psychiatrie und Psychotherapeutische Medizin und für Psychiatrie und Neurologie
Leiter der Abteilung für Erwachsenenpsychiatrie am Universitätsklinik Tulln der Karl Landsteiner Privatuniversität für Gesundheitswissenschaften
Alter Ziegelweg 10
3430 Tulln
Österreich
martin.aigner@tulln.lknoe.at

Prof. Priv. Doz. Dr. Michael Bach
Facharzt für Psychiatrie und Neurologie und für Psychiatrie und Psychotherapeutische Medizin, Facharzt für Psychiatrie und Psychotherapie (Deutschland), Psychotherapeut (Verhaltenstherapie)
Ärztlicher und kaufmännischer Leiter des APR Salzburg – Ambulante psychosoziale Rehabilitation
Imbergstrasse 31
5020 Salzburg
Österreich
michael.bach@promente-reha.at

Mag. Dr. Bettina Bannert
Physiotherapeutin
Psychosomatisches Zentrum Waldviertel
Klinik Eggenburg
Grafenberger Straße 2
3730 Eggenburg
Österreich
bettina.bannert@pszw.at

Prof. Dr. Romuald Brunner
Facharzt für Kinder- und Jugendpsychiatrie und -Psychotherapie
Zentrum für Psychosoziale Medizin
Universitätsklinikum Heidelberg
Blumenstraße 8
69115 Heidelberg
Romuald.Brunner@med.uni-heidelberg.de

Dr. Gerd Eichberger, MSc
Facharzt für Psychiatrie und Neurologie, Psychotherapeut (Psychoanalyse)
Ehemaliger Ärztlicher Leiter der Landesnervenklinik Gugging und des Donauklinikums Tulln
Siegfriedgasse 46
3424 Zeiselmauer
Österreich
gerd.eichberger@aon.at

Mag. Dr. Brigitte Fellinger
Psychotherapeutin (Existenzanalyse und Logotherapie)
Psychosomatisches Zentrum Waldviertel
Klinik Eggenburg
Grafenberger Straße 2
3730 Eggenburg
Österreich
brigitte.fellinger@pszw.at

Mag. Manuela Fitz
Klinische Psychologin und Gesundheitspsychologin
Psychosomatisches Zentrum Waldviertel
Klinik Eggenburg
Grafenberger Straße 2
3730 Eggenburg
Österreich
manuela.fitz@pszw.at

Dipl.-Psych. Ellen Flies
Psychologische Psychotherapeutin
Coaching Institut Bonn (CIB), SBT-Bonn
Rittershausstraße 1
53113 Bonn
Deutschland
flies@coaching-institut-bonn.com

Dipl.-LSB Doris Gilli
Lebens- und Sozialberaterin
Psychosomatisches Zentrum Waldviertel
Klinik Eggenburg
Grafenberger Straße 2
3730 Eggenburg

Österreich
doris.gilli@pszw.at

Romana Gilli, BA
Sozialarbeiterin
Psychosomatisches Zentrum Waldviertel
Klinik Eggenburg
Grafenberger Straße 2
3730 Eggenburg
Österreich
romana.gilli@pszw.at

Mag. Sandra Gnauer
Diätologin
Psychosomatisches Zentrum Waldviertel
Klinik Eggenburg
Grafenberger Straße 2
3730 Eggenburg
Österreich
sandra.gnauer@pszw.at

Dr. Gernot Hauke
Psychologischer Psychotherapeut
(Verhaltenstherapie)
CoachingAcademyCIP
Rotkreuzplatz 2a
80634 München
Deutschland
hauke@coachingacademy-cip.de

Priv.-Doz. Dr. Michael Kaess
Facharzt für Kinder- und Jugendpsychiatrie und
-Psychotherapie
Kinder- und Jugendpsychiatrie am
Universitätsklinikum Heidelberg
Blumenstraße 8
69115 Heidelberg
Deutschland

Primar Dr. Elmar Kaiser
Facharzt für Psychiatrie und Psychotherapie
(Deutschland),
Facharzt für Psychiatrie und
Psychotherapeutische Medizin
Ärztlicher Leiter
Psychosomatisches Zentrum Waldviertel
Klinik Eggenburg
Grafenberger Straße 2
3730 Eggenburg
Österreich
elmar.kaiser@pszw.at

Univ.-Prof. Dr. Dr. Hans-Peter Kapfhammer
Facharzt für Psychiatrie und
Psychotherapeutische Medizin und für Psychiatrie
und Neurologie, Psychologe
Leiter der Universitätsklinik für Medizinische
Psychologie und Psychotherapie und Vorstand
der Universitätsklinik für Psychiatrie und
Psychotherapeutische Medizin der Medizinischen
Universität Graz
Auenbruggerplatz 2/8
8036 Graz
Österreich
hans-peter.kapfhammer@klinikum-graz.at

em. Univ. Prof. Dr. Johann F. Kinzl
Facharzt für Psychiatrie und Neurologie
em. Direktor der Universitätsklinik für
Psychosomatische Medizin Innsbruck
Lanser Straße 30
6080 Innsbruck-Igls
Österreich
johann.kinzl@tirol-kliniken.at

Richard J. McNally, Ph.D.
Professor of Psychology, Director
of Clinical Training,
Department of Psychology
Harvard University
33 Kirkland Street
Cambridge, MA 02138
USA
rjm@wjh.harvard.edu

Arnold Mettnitzer
Theologe, Psychotherapeut
(Individualpsychologie)
Kochgasse 7/11
1080 Wien
Österreich
praxis@mettnitzer.at

Dipl.-Psych. Peter Parzer
Psychologe
Klinik für Kinder- und Jugendpsychiatrie am
Universitätsklinikum Heidelberg
Blumenstraße 8

69115 Heidelberg
Deutschland

Prof. Dr. med. univ. Franz Resch
Facharzt für Kinder- und Jugendpsychiatrie und -Psychotherapie
Ordinarius für Kinder- und Jugendpsychiatrie an der Universität Heidelberg
Leiter der Klinik für Kinder- und Jugendpsychiatrie am Universitätsklinikum Heidelberg
Blumenstraße 8
69115 Heidelberg
Deutschland
franz.resch@med.uni-heidelberg.de

Prim. Dr. Friedrich Riffer
Facharzt für Psychiatrie und Psychotherapie, Psychotherapeut (Klientenzentriert), Vorstand der Sozialpsychiatrischen Abteilung Waidhofen an der Thaya
Ärztlicher Direktor des Psychosomatischen Zentrums Waldviertel
Kliniken Eggenburg und Gars am Kamp
Grafenberger Straße 2
3730 Eggenburg
Österreich
fritz.riffer@pszw.at

Mag. Dr. Alice Sendera
Diplompädagogin, Psychologin, Psychotherapeutin (Verhaltenstherapie)
FS II (Pergersee) Block 12/10
7061 Trausdorf/Wulka
Österreich
alice@sendera.at

Mag. Andrea Schulten
Klinische Psychologin und Gesundheitspsychologin, Psychotherapeutin (Verhaltenstherapie, Hypnotherapie)
Psychosomatisches Zentrum Waldviertel
Klinik Eggenburg
Grafenberger Straße 2
3730 Eggenburg
Österreich
andrea.schulten@pszw.at

Priv.-Doz. Dr. Manuel Sprung
Klinischer Psychologe und Gesundheitspsychologe, Psychotherapeut (Verhaltenstherapie)
Wissenschaftlicher Leiter Psychosomatisches Zentrum Waldviertel
Kliniken Eggenburg und Gars am Kamp
Grafenberger Straße 2
3730 Eggenburg
Österreich
manuel.sprung@pszw.at

Dr. Doris Steinhagen
Ärztin für Allgemeinmedizin
Psychosomatisches Zentrum Waldviertel
Klinik Eggenburg
Grafenberger Straße 2
3730 Eggenburg
Österreich
doris.steinhagen@pszw.at

Barbara Stöckl
Journalistin
Suppégasse 9
1130 Wien
b.stoeckl@kiwitv.at

Mag. Lore Elisabeth Streibl
Klinische Psychologin und Gesundheitspsychologin
Therapeutische Leitung
Psychosomatisches Zentrum Waldviertel
Klinik Eggenburg
Grafenberger Straße 2
3730 Eggenburg
Österreich
lore.streibl@pszw.at

Mag. Maria Truffer Summhammer
Klinische Psychologin und Gesundheitspsychologin, Psychotherapeutin (Personzentrierte Psychotherapie)
Psychosomatisches Zentrum Waldviertel
Klinik Eggenburg
Grafenberger Straße 2
3730 Eggenburg
Österreich
maria.truffer@pszw.at

Mag. Karoline Turner
Klinische Psychologin und
Gesundheitspsychologin
Psychosomatisches Zentrum Waldviertel
Klinik Eggenburg
Grafenberger Straße 2
3730 Eggenburg
Österreich
karoline.turner@pszw.at

Psychosomatik – eine Annäherung aus verschiedenen Perspektiven

Alles Leben ist Beziehung: Psychosomatik im Spannungsfeld der (Post-) Moderne

Friedrich Riffer und Barbara Stöckl

F. Riffer, E. Kaiser, M. Sprung, L. Streibl (Hrsg.), *Die Vielgestaltigkeit der Psychosomatik*, Psychosomatik im Zentrum, DOI 10.1007/978-3-662-54146-3_1

In diesem Gespräch wird zunächst aus der Sicht eines Sozialpsychiaters und einer auch im Sozialbereich tätigen Journalistin über Veränderungsangst geredet. Danach wird – mit Blick auf das alltägliche Leben und am Beispiel psychischer Erkrankungen auf die Medizin – der Frage nachgegangen, was das Besondere dieser Angst in der heutigen Zeit – der Postmoderne – ist. Anschließend wird – über die Ansätze der gelebten Dankbarkeit, verknüpft mit den der Achtsamkeit und der Wichtigkeit achtsam gestalteter persönlicher Beziehungen – erläutert, dass diese sowohl in der Lebensgestaltung als auch im Zusammenhang mit psychischen Erkrankungen grundlegende Entwicklungsmöglichkeiten eröffnen. Abschließend wird darauf eingegangen, dass diese „Lebenskunst" sowohl ein selbstbestimmteres, sinnerfüllteres Leben als auch einen wesentlichen Beitrag in der Behandlung, Krankheitsbewältigung und Gesundung psychisch kranker Menschen ermöglicht.

1.1 Veränderungsangst

Barbara Stöckl: Wir tauschen uns oft über unsere Arbeit aus. Fritz ist Psychiater und dadurch den Sorgen und Ängsten der Menschen sehr nahe. Menschen mit Sorgen und Ängsten sind es auch, die mit mir als Ombudsfrau und Journalistin einer großen österreichischen Tageszeitung in Kontakt treten. Und in all diesen Briefen, E-Mails, Gesprächen ist sehr konkret abzulesen, was Menschen sorgt und ängstigt, und zwischen Sorgen, Ängsten und psychischer Erkrankung besteht ja ein enger Zusammenhang. Gemeinsam ist diesen Menschen Angst vor Veränderung oder mit einer veränderten Situation nicht zurechtzukommen.

Ich erinnere mich deutlich an einen Brief, in dem es hieß: „Ich brauche kein Geld, ich will keine Therapie, keine Intervention – ich will doch nur mein altes Leben wieder zurück haben." Ja, wie sehr kann ich Menschen verstehen, die nur „ihr altes Leben" wieder zurück haben wollen, das Leben vor dem Streit, vor der Krankheit, vor der Scheidung, vor dem Unglück, vor dem Scheitern. Oft ist zunächst unmittelbare Hilfe notwendig. Darüber hinaus gilt es aber, grundsätzlich darüber nachzudenken, was Menschen helfen kann, damit sie Gefühle der Überforderung, Ohnmacht, Angst, ob in persönlicher Not oder bei psychischer Erkrankung, bewältigen können, um nicht in der Opferrolle zu verharren oder chronisch krank zu werden. Wie kann man Veränderung annehmen?

Fritz Riffer: Ich möchte mit einer Kindheitserinnerung beginnen, die an das von Dir Gesagte anschließt. Ich durfte den Sommer häufig bei meiner Großmutter am Bauernhof verbringen. Gerüche, Geschmäcker, Abenteuer pur. Oma schimpfte aber oft über alles Moderne, wie sie es nannte, und führte ein strenges „Regiment". Rituale, vom pünktlichen Essen, über das Abendgebet bis hin zum sonntäglichen Kirchgang, waren für sie lebensbestimmend. Mein Aufbegehren endete meist in Zusatzgebeten oder einem zweiten Kirchgang. Oma, ein mittelalterliches Relikt? Sie lebte doch mitten in der Moderne. Die Erinnerungen beziehen sich auf die 60-er, 70-er Jahre, einer Zeit enormen technischen Fortschritts, medizinischer und sozialer Errungenschaften und zunehmender Demokratisierung vieler Lebensbereiche. Einer Zeit des Aufbruchs, bisweilen gefühlt als die Verheißung des großen Glücks, nach der dunklen Zeit der vorangegangenen Jahrzehnte. Meine Oma tat nur das, wozu wir Menschen neigen, wenn Veränderung uns überfordert: Versuchen, sich festhalten, an dem, was immer war, an dem, was Sicherheit gibt, bei ihr: an der „guten alten Zeit". Wir Psychiater sprechen von Abwehr – abgewehrt wird Angst, Angst vor Veränderung.

Die Menschen, die Barbara und mir in unserer jeweiligen Tätigkeit begegnen, stehen – wie schon angesprochen – ebenfalls häufig vor der Tatsache großer Veränderungen in ihrem Leben.

Sie haben das Gefühl, mit diesen nicht zurechtzukommen, und fühlen sich noch dazu häufig nicht verstanden. Und auch dabei erleben wir immer wieder den Versuch, festzuhalten, es nicht wahrhaben wollen, mit einer schwierigen Veränderung zurechtkommen zu müssen. Es kommt dann häufig zu vielfältigen Abwehrprozessen, beispielsweise die Suche nach einem Schuldigen oder das Wahrnehmen völliger Aussichtslosigkeit, eine Flucht in Krankheit – und vieles mehr.

Doch *Veränderung ist*, bestimmt unser Leben. Analog zum Titel könnte man auch sagen: *Alles Leben ist Veränderung*. Ob wir das wollen oder nicht, es gilt für alle und alles. Und das macht potenziell Angst. Die Folge dieser dem Leben immanenten Tatsache ist eine Spannung. Eine Spannung zwischen Bewahren und Verändern, Tradition und Neuem. Das erleben wir im täglichen Leben, in unseren Beziehungen, im Beruf, in der Politik. Sie erfasst uns immer wieder, im Kollektiv oder höchst persönlich. Bevor wir dazu kommen, wie man mit dieser Spannung, die häufig zur Angst wird, umgehen kann, was hilfreich sein kann, werfen wir noch einen Blick auf die Frage, was nun das Besondere in unserer jetzigen Zeit, der Reflexiven Moderne oder Postmoderne, wie sie genannt wird, an diesem grundlegenden Prinzip der Veränderung ist, und darauf, was das mit Psychosomatik zu tun hat.

1.2 Das Lebensgefühl der Postmoderne – Auswirkungen auf die Medizin

Barbara Stöckl: Der Autor und Journalist Matt Haig, der an einer depressiven Störung leidet, beschreibt in seinem Buch „Ziemlich gute Gründe, um am Leben zu bleiben" unsere Welt so (Haig 2015): Es ist eine Welt, die scheinbar immer stärker darauf ausgerichtet ist, uns unglücklich zu machen. Glück ist nicht gut für die Wirtschaft. Wären wir glücklich mit dem, was wir haben, warum sollten wir dann noch mehr wollen? Wie verkauft man Antifaltencreme? Indem man den Leuten Angst vor dem Altern macht. Wie überzeugt man sie, dass sie eine Schönheitsoperation brauchen? Indem man sie auf ihre körperlichen Makel hinweist. Wie bringt man sie dazu, ein neues Smartphone zu kaufen? Indem man ihnen das Gefühl gibt, sie würden sonst den Anschluss verpassen. Wie bringt man sie dazu, eine Versicherung abzuschließen? Indem man ihnen Angst vor allem macht. Und die Angst wird verschärft durch unsere Lebensweise und durch die Dinge, die uns umgeben: Smartphones, Twitter-Follower, Instagram, Facebook-Likes, Datenflut. Unendliche Möglichkeiten und sofortige Befriedigung aller Bedürfnisse. Die große Freiheit? Sören Kierkegaard (1844) sagt: „Angst ist das Schwindelgefühl der Freiheit". Doch von welcher Freiheit sprechen wir?

Beschreibt Matt Haig hier nicht treffend das oft vorherrschende Lebensgefühl der so genannten Postmoderne, ein Gefühl von Unsicherheit und Angst? Einer Zeit, in der die Heilserwartungen der Moderne brüchig geworden sind, das Tempo im wahrsten Sinne des Wortes atemberaubend, die Getriebenheit, die ständige Reizüberflutung, die dauernde Verfügbarkeit, die unablässig geforderte Flexibilität, die ständige Ablenkung in einer nie dagewesenen Ökonomisierung. Besser, schneller, höher, weiter, schöner, berühmter … Und diese Angst wird abgewehrt durch narzisstische Aufblähung des Einzelnen, mit Markenartikelwahn im Kleinkindalter, in der Jugend mit Next Top Model Shows, an der Uni mit mindestens zwei akademischen Abschlüssen und drei Auslandssemestern, und im Alter zu den Seniorenweltmeisterschaften, in sechs Kategorien, am besten bei über den 80-Jährigen. Und er beschreibt das Geschäft mit der Angst. Das Eindringen der Ökonomie in die letzten Winkel der Seele, in einer unglaublich beschleunigten Welt.

Fritz Riffer: Burn-out und die Zunahme depressiver Störungen bilden das von Dir eben Gesagte eindrucksvoll ab, und in der Medizin sehen wir analoge Entwicklungen. Descartes teilte den Menschen in Körper und Seele, was folgte, war die Apparatemedizin der Moderne.

Psychosomatik blieb bis heute als Haltung und Fach eher eine Randerscheinung. Dazu trägt auch die Ökonomie bei, die selbstredend sinnvoller und unerlässlicher Bestandteil auch des medizinischen Denkens ist, wenn sie versucht, die Maßstäbe der Industrie an die Medizin zu legen. Der Patient wird zum Kunden und allzu leicht als Ware gesehen. Da ist Zeit, die in der Wirtschaft immer Aufwand bedeutet, nur gut, wenn auch die Produktion steigt. In der Medizin ist die Zeit jedoch, um in der Sprache der Wirtschaft zu bleiben, zentrale Investition, macht eine gute Therapie erst möglich und lässt sich nicht immer exakt bemessen. Und durch das Ausblenden dieser nicht messbaren Faktoren, wir sehen Selbiges bei der Bildung und Kultur, könnte das passieren, was der tschechische Nationalökonom Thomas Sedlacek so beschreibt: „Es wäre besser, nur annähernd richtig zu liegen, als exakt falsch." (Sedlacek 2012)

Denn was passiert sonst? Psychopharmaka vor Psychotherapie, nach dem Motto „Schnell, effizient und wenig Zeitverlust". Reha-Programme, am besten für alle das Gleiche, Individualität kostet Geld. Und dann – mehr desselben, bis hin zum Therapiestress. Wiegen und messen – Outcome, Zufriedenheit, Qualität, Sicherheit ... – wer, wann, wie, wo, was ..., vielleicht noch garniert mit einem Heer von Beratern. Vorsicht! Wir beginnen uns hurtig um uns selbst zu drehen.

Auf dem Boden eben sikizzierter Entwicklungen entstehen dann für Mitarbeiter Burn-out-Bedingungen und bei enttäuschten Patienten findet eine Hinwendung zu esoterischen und anderen Scheinsicherheiten statt, wenn in manchem der Cyborg, ein Zwischending vom Mensch und Technik, schon verwirklicht ist und manche im Transhumanen, der technischen Intelligenz ohne Menschen, die Zukunft sehen. Mag sein, dass die Reise dorthin geht. Doch wenn wir nicht dem darwinistischen oder Lamarck'schen Menschen das Wort reden wollen, dem „survival of the fittest", sondern den Menschen, der sich müht, Kulturwesen zu sein, sehen wollen, was braucht dann der Mensch in dieser so ökonomisierten, beschleunigten Welt, um in ihr zurechtzukommen, sein Leben gestalten zu können? Und wonach sehnt er sich? Die Vielfalt der Antwortmöglichkeiten übersteigt natürlich den Rahmen des Vortrages. Wir beschränken uns daher auf Grundlegendes, sozusagen auf einen möglichen Unterbau, der uns helfen kann, ein gutes, gestaltendes, *Sinn* gebendes Leben zu führen.

1.3 Dankbarkeit, Achtsamkeit, achtsam gelebte Beziehungen – „im Leben" und in der Psychosomatik

Die Glücksforschung (vgl. Esch 2013) – selbst beim Wort Glück ist Vorsicht geboten, es geht selbstredend nicht um das schnelle Glück, das uns die Werbung tagtäglich offeriert, und auch nicht um Glück als oberstes Liebensziel – sie nennt immer wieder drei Dinge, die unser Glücklich- und Zufriedensein nachhaltig beeinflussen und damit auch unsere psychische Gesundheit fördern. Gute persönliche Beziehungen, eine sinnvolle Aufgabe und etwas, das über uns hinausreicht, unser Sein transzendiert. Wenn wir bei Letzterem bleiben, wollen wir über einen Ansatz sprechen, den ich nachhaltig über Dich, Barbara – Du hast auch ein Buch darüber geschrieben (Stöckl 2012) –, kennen und schätzen lernte. Es ist die Dankbarkeit, ein in der Philosophie erstaunlich wenig berücksichtigter Ansatz. Die Dankbarkeit ist etwas, das – richtig verstanden und gelebt – über uns hinausreicht, uns transzendiert. Natürlich gibt es zahlreiche andere, unser Sein tranzendierende Ansätze, beispielsweise die Religion, doch scheint mir Dankbarkeit universeller, auch „leichter zugänglicher", konfliktfreier als diese.

Barbara Stöckl: Ich habe in meinem Leben immer wieder, vor allem im Laufe meiner beruflichen Tätigkeit, Menschen getroffen, die mich tief berührt haben. Menschen, die oft Unfassbares erlebt haben, schlimmste Schicksalsschläge. Sie haben aber weiter gelebt, gelacht, geliebt, waren wieder glücklich. Wie ist ihnen das gelungen? Sie haben mir gezeigt, dass es zu jedem Zeitpunkt des Lebens die Möglichkeit gibt, das Tröstende, das Schöne, das Mut machende zu sehen und dankbar zu sein für das, was (auch) ist. Sie zeigten mir, dass es die ganz persönliche Entscheidung des Einzelnen ist, worauf er seinen Blick richtet. Das ist nicht naiv, sondern anstrengend – den Blick auf das Positive zu richten und dankbar sein auch bei schwerem Schicksal, das ist kein rosaroter Zuckerguss, es ist eine emotional wie intellektuell sehr anspruchsvolle Haltung. Nur wer denken kann, kann auch danken! Dankbar zu sein heißt sensibel zu bleiben für die Nicht-Selbstverständlichkeiten im Leben. Dafür muss man zunächst klären, was selbstverständlich ist. Eine gute Übung!

Uwe Böschemeyer, Psychotherapeut und Viktor-Frankl-Schüler, definiert Dankbarkeit so (Böschemeyer 2012):

> » Sie ist die Folge des Nachdenkens über gehaltvolles, sinnerfülltes Leben. Darüber hinaus ist Dankbarkeit die gefühlte Erkenntnis, dass nicht alles, was wir an Erfreulichem erleben, von uns abhängt. Dass nicht nur wir selbst auf unser Leben Einfluss nehmen, sondern es auch auf uns Einfluss nimmt. Ein dankbarer Mensch sagt Ja zum Leben, er ist dem Leben gegenüber offen. Damit gewinnt er auch die Kraft, die so genannten undankbaren Dinge als Bestandteil seines Lebens sehen zu lernen.

Dankbarkeit ist die Antwort des Menschen auf die Welt, sagt Gustav Schörghofer, Seelsorger, sie ist höchste Lebenskunst! (vgl. Stöckl 2012)

Fritz Riffer: Der amerikanische Psychologe Robert Emmons zeigt in seinen Forschungen (Emmons & McCullough 2004), dass Menschen, die dankbar sind, optimistischer sind, eine höhere Lebenszufriedenheit haben und die Anforderungen des Alltags besser bewältigen. Optimistischer sein bedeutet auch weniger Angst vor Veränderungen zu haben.

Eine interessante Frage ist, ob Dankbarkeit erlernbar ist, und wenn ja, wie geht das? Ja, Dankbarkeit ist lernbar. Neben Bildung, Reduktion, Kontingenz (dem Wissen, dass alles auch anders sein könnte) ist dabei vor allem Achtsamkeit zu nennen. Achtsamkeit bedeutet u.a. die Fähigkeit unseres Geistes zum bewussten Wahrnehmen dessen, was gerade geschieht, was wir denken, fühlen, sehen, riechen, hören oder schmecken, was uns zuteil wird. Sie hilft uns, Dinge deutlich zu erkennen, ohne sie gleich zu verändern, zu vergleichen, zu bewerten. Hier und jetzt. Hier schließt sich der Gedankengang auch zur Psychosomatik. Die Achtsamkeit ist zentraler Bestandteil unseres psychosomatischen Denkens und Handelns, ich werde das dann noch ausführen.

Barbara Stöckl: Viele Menschen leben ihr Leben mit dem Blick auf die Zukunft: Wenn ich nur mit der Schule fertig wäre, wenn nur schon endlich Urlaub wäre, wenn ich mein eigenes Geld verdiente, wenn ich mehr Geld verdienen würde, wenn die Kinder groß sind …, wenn, wenn, wenn … Ja, was dann?

Wenn wir einmal groß sind und nicht mehr um acht ins Bett müssen, gäben wir etwas darum, noch einmal um acht ins Bett gehen zu dürfen. Das Verheiratetsein haben sich viele schöner vorgestellt, und bei den Kindern wiederholen wir die Fehler der Eltern. Und Geld? Wann ist es genug? Und was die Pension betrifft: Wer sein ganzes Leben nicht gelernt hat, seine eigenen Wünsche und Bedürfnisse zu befriedigen, der lernt es auch dann nicht mehr, wenn alle Aufgaben wegfallen und der Tag mit 24 Stunden vor einem liegt. Was jetzt? Du wolltest doch so viel Neues und Schönes tun, was ist jetzt damit? Die Kraft ist weg, aufgezehrt, weggebröselt. Zu lange aufgeschobene Wünsche brennen nicht mehr. Es ist leichter zu träumen als zu handeln. Doch für sein Glück muss man etwas geben, im Hier und Jetzt. Dieses „*wirklich*" – etwas geben, im Hier und Jetzt, erfordert jedoch Achtsamkeit.

Faust, der an kein Glück mehr glaubt, verlangt Mephisto immer neue Tricks und Zauberkünste ab, und nichts davon stellt ihn zufrieden. Erst als er Philemon und Baucis, die beiden

Alten vor ihrer Hütte sieht, da ruft er aus: „Werd' ich zum Augenblicke sagen: Verweile doch! Du bist so schön! Dann magst du mich in Fesseln schlagen, dann will ich gern zugrunde gehen!"

Bruder David Steindl-Rast sagt: Einer der Gründe für ein Gefühl des Unbehagens in unserem Alltagsleben liegt darin, dass wir entweder über die Vergangenheit grübeln oder uns Sorgen über unsere Zukunft machen und deshalb nicht im Hier und Jetzt sind, wo unser wirkliches Selbst weilt (vgl. Stöckl 2012).

Fritz Riffer: Achtsamkeit, wie Du sagtest, richtet diesen Blick auf das Hier und Jetzt. Das ist auch der Kern, das Herz unserer Arbeit in der Psychosomatik, hier in Eggenburg. Aus der Sicht der Behandler bedeutet das, den *Blick zu richten* auf das, was der Patient braucht, gerade jetzt, wenn er zu uns in die Klinik kommt. Und das ist immer das Wahrgenommen-Werden, so, wie man ist. In seiner Bedürftigkeit, Unsicherheit, Angst, Hoffnung, aber auch in seinen Wünschen und Träumen. Über dieses Wahrgenommen-Werden, wertschätzend und echt – ohne professionelle Fassade und einfühlend, nicht nur intellektuell – kann die Angst vor der bevorstehenden Veränderung, und dazu kommen die Menschen zu uns, geringer werden, kann sie zugelassen werden, und genau dort beginnt Veränderung. Auch Achtsamkeit kann man lernen, sie ist bei uns in der Klinik Eggenburg in den letzten Jahren zu einem zentralen Therapiekonzept geworden. Sie hilft, den Menschen auf dem Weg zu sich (und damit zu den anderen). Sie hilft, das häufig vorherrschende Gefühl des Gerichtet- und Gesteuert-Seins von und nach außen zu wenden, die eigenen Möglichkeiten besser wahrzunehmen. Und das trägt wesentlich zur Heilung, aber auch zum Schutz vor Krankheiten bei. Wer achtsam ist, der sieht das Innere und Äußere mit „anderen Augen", und dem eröffnet sich „das Dankbarsein" gleichsam von innen, oft ohne bewusstes Zutun. Diese beiden Ansätze /Dankbarkeit und Achtsamkeit) stehen in einer wechselwirkenden, sich verstärkenden Beziehung zueinander. Sie sind im täglichen Leben wie auch im Rahmen therapeutischer Konzepte wirksam, eben grundlegend.

Und damit komme ich (nach dem, „was über uns hinausreicht") zu den persönlichen Beziehungen, die die Glücksforschung nachhaltig helfend nennt. Warum sind sie so wichtig? Weil alle Erfahrung, die sinnliche, fühlende und denkende, immer auf das andere gerichtet ist. Auf das andere in uns, auf die anderen, auf die äußere Welt. Und in diesem Sinne gilt das Wort „Alles Leben ist Beziehung". Auch das gilt wiederum umfassend, im täglichen Leben wie in der Medizin. Auf diesen Bereich möchte ich kurz eingehen. Die Medizin kann zwar wiegen, messen und bereits genetisch verändern (Gott sei Dank?), doch für das Gehen der schweren Wege, die uns Krankheit auferlegt, und das Heilen, dazu braucht es den ganzen Menschen. Und er ist nur ganz, wenn er achtsam mit sich, den anderen und der äußeren Welt in Beziehung ist, und in dieser Achtsamkeit handeln kann.

Der Psychotherapeut Carl Rogers definierte (Psycho-)Therapie „nur" als Sonderfall einer geglückten menschlichen Beziehung (Rogers, 2002). Erscheint Ihnen das zu wenig, zu einfach? Aber wir wissen doch alle, wie schwierig es ist, geglückte Beziehungen zu führen, oder andersherum, wie glücklich und handlungsfähig uns geglückte Beziehungen machen. Krankheitsphasen oder soziale, persönliche Nöte fordern Beziehungen besonders, und viele unserer Patienten hatten bzw. haben krank machende Beziehungen, oft schon früh im Leben, und müssen erst mühevoll lernen, „gute Beziehungen zu leben". Doch wenn wir so – aus dieser guten Beziehung heraus – unser Wissen unseren Patienten anbieten, es sie gleichsam erleben lassen, dann können sie die vielfältigen Angebote – von der Gesprächs- bis zur Kunsttherapie, von der Bewegung bis zur Musiktherapie – annehmen. Für diese Art von Medizin stehen wir hier in Eggenburg. Psychosomatik bedeutet für uns immer nah am Menschen zu sein, immer achtsam in Beziehung zu sein. Und so verstärkt der uns transzendierende Ansatz der Dankbarkeit – verknüpft mit der Achtsamkeit –, über den wir vorhin gesprochen haben, die Möglichkeit, gute persönliche Beziehungen zu führen. Und auch hier gilt die wechselseitige Verstärkung.

1.4 Conclusio

Wohin die Reise des einzelnen Menschen und auch der Menschheit geht, wissen wir nicht, doch *wie* sie geht, darum geht's. Und da spielt natürlich auch die „äußere Welt" eine große Rolle. Gerechtigkeit und Solidarität statt Gier (die Hälfte des Weltvermögens an weniger Menschen, als hier im Saal sind!!) oder der Bereich der Lohnarbeit, welche für viele die sinnvolle Aufgabe bedeutet oder bedeuten könnte (!), von der die Glücksforschung als drittes wichtiges Element für Glück und Zufriedenheit spricht, und vieles andere mehr, das heute hier nicht eingehender besprochen werden kann. Auch auf nachhaltige Auswirkungen auf ökonomisches Verständnis oder die Stärkung altruistischen Handelns durch die vorgestellten Ansätze der Dankbarkeit und Achtsamkeit, und die braucht diese Welt wohl ohne Zweifel, kann nur noch hingewiesen werden.

Dankbarkeit, Achtsamkeit und achtsam gelebte Beziehungen sind Lebenskunst. Sie helfen uns, ein erfüllteres, selbstbestimmteres, Sinn gebendes Leben zu führen. Menschen mit psychischen Erkrankungen helfen sie, gesund/gesünder zu werden und Krankheit besser zu bewältigen. Sie finden deshalb in der Behandlung psychosomatisch kranker Menschen, beispielsweise in unserer Klinik, besondere Berücksichtigung. Sie leisten auch einen – dringend notwendigen – wesentlichen Beitrag für eine „bessere Welt" und eröffnen dem Menschen nicht zuletzt auch die Möglichkeit, um es mit Friedrich Nietzsche zu sagen, Dichter des eigenen Lebens zu sein!

Literatur

Böschemeyer U (2012) Machen Sie sich bitte frei: Entdecken sie ihre Furchtlosigkeit. Ecowin Verlag, Salzburg
Emmons R A, McCullough M E (2004) The psychology of gratitude. Oxford University Press, Oxford
Esch T (2013) Die Neurobiologie des Glücks: wie die positive Psychologie die Medizin verändert. Georg Thieme Verlag, Stuttgart
Haig M (2015) Ziemlich gute Gründe am Leben zu bleiben. dtv, München
Kierkegaard S (1844) Der Begriff Angst. In: Gesammelte Werke, 11/12, Abt., 3. Aufl. Grevenberg, Gütersloh 1991
Rogers C R (2002) Entwicklung der Persönlichkeit: Psychoteraphie aus der Sicht eines Therapeuten. Klett-Cotta, Stuttgart
Sedlacek T (2012) Die Ökonomie von Gut und Böse. Hanser Verlag, München
Stöckl B (2012) Wofür soll ich dankbar sein? Ecowin Verlag, Salzburg

Was sind psychische Erkrankungen?

Zur Unterscheidung zwischen psychischen Leiden und psychischen Störungen

Richard J. McNally

Die Übersetzung des Textes stammt von Mag. Karl Thomanek.

F. Riffer, E. Kaiser, M. Sprung, L. Streibl (Hrsg.), *Die Vielgestaltigkeit der Psychosomatik*, Psychosomatik im Zentrum, DOI 10.1007/978-3-662-54146-3_2

Die Veröffentlichung der 5. Ausgabe des Diagnostic and Statistical Manual of Mental Disorders (DSM-5; American Psychiatric Association 2013) hat nicht dazu beigetragen, das Abgrenzungsproblem der Unterscheidung zwischen psychischen Störungen und psychischen Leiden zu klären. Zweck dieses Kapitels ist es, die Schlüsselauslöser dieser Kontroverse zu besprechen, einschließlich sozialkonstruktivistischer und evolutionärer Modelle. Das Kapitel thematisiert zum Abschluss die neue Netzwerkperspektive zu psychischen Störungen, eine radikale Alternative zu den traditionellen kategorischen und dimensionalen Modellen, die ungeachtet ihrer vielen Einschränkungen unser Fachgebiet dominieren.

2.1 Einleitung

Vor einigen Jahren gab die American Psychiatric Association (APA) unter heftigen Kontroversen die 5. Auflage des Diagnostic and Statistical Manual of Mental Disorders (DSM-5; American Psychiatric Association 2013) heraus (dt. Ausgabe: Falkai u. Wittchen 2015). Unmittelbar vor ihrer Enthüllung verlautbarte der Direktor des National Institute of Mental Health (NIMH), dass das DSM nicht mehr als erforderliches Rahmenwerk für die dem NIMH zur Förderung vorgelegte Anträge gelten werde (Insel 2013). Er gab an, dass das Institut „seine Forschung ohne DSM-Kategorien neu orientieren" sowie Anträgen, die sich transdiagnostischen Mechanismen widmeten, wie von der Initiative Research Domain Criteria (RDoC) erläutert, der Vorzug gegeben werde (ebd.). Sogar der Vorsitzende der vorangegangenen Ausgabe des Manuals verurteilte das DSM-5 als „weitgehendes Fiasko" (Frances 2014, S. 372) in der Medikalisierung normaler Formen emotionalen Leidens (Frances u. Nardo 2013).

Letztlich betrifft dieser Tumult das **Abgrenzungsproblem** in unserem Fachgebiet – das heißt, wie unterscheiden wir psychische Störungen von gewöhnlichen psychischen Leiden (McNally 2011)? Die durch mehrfache Ereignisse verschärfte Kontroverse über den eigentlichen Zuständigkeitsbereich der Psychopathologie hat sich in den letzten Jahren vertieft. Eine der gründlichsten je durchgeführten epidemiologischen Untersuchungen hat ergeben, dass 50% aller Erwachsenen in den USA zu einem bestimmten Zeitpunkt in ihrem Leben einmal (Kessler et al. 2005a) und 25% im vorangegangenen Jahr psychisch krank gewesen waren (Kessler et al. 2005b). Solche Befunde erregten vielfach die Sorge, etwa dass die Psychiatrie viel zu viel Raum im emotionalen Alltagsleben einnehme, normale Traurigkeit als wesentliche depressive Störung interpretiere und die gewöhnliche Schüchternheit als Sozialphobie fehldeute.

Tatsächlich war die Anzahl der einzelnen diagnostischen Kategorien im DSM seit dem Ersterscheinen im Jahr 1952 mit 106 distinkten psychischen Störungen stark ausgeweitet worden. Als die vierte Auflage 1994 erschien, war die Anzahl der Störungen auf 365 angewachsen. Man fragte sich, wie Gesundheitsexperten tatsächlich mehr als 250 neue Wege des psychischen Krankseins entdeckt hatten, so wie Botaniker neue Pflanzenspezies entdecken. Oder würden durch die Psychiatrie nichtpsychopathologische Zustände als psychische Erkrankungen klassifiziert werden, wie Diagnosen des Stotterns, der Koffeinintoxikation und des Jetlag-Subtyps der zirkadianen Dysrhythmie nahezulegen schienen?

Zweck dieses Kapitels ist es, neuere Versuche, das Abgrenzungsproblem zu lösen, zu besprechen – wie können wir psychische Leiden von psychischen Störungen unterscheiden?

2.2 Warum waren die DSM bei aller Fehlerhaftigkeit so erfolgreich?

Was ist angesichts der von ihnen ausgelösten Kontroverse der Nachweis für die nachhaltige Wirkung der DSM? Zunächst einmal wurden seit dem Erscheinen des DSM-III (American Psychiatric Association 1980) in jeder nachfolgenden Ausgabe psychische Störungen durch die Angabe expliziter diagnostischer Kriterien charakterisiert. Dadurch wurde die Wahrscheinlichkeit zunehmend erhöht, dass ausgebildete Kliniker eine zufriedenstellende Interrater-Reliabilität erzielen konnten. Zweitens erhalten Psychopathologen mit (relativ) atheoretischen Kriterien eine Lingua Franca. So könnten sich Kliniker verschiedener (etwa psychoanalytischer, biologischer, kognitiv-verhaltenswissenschaftlicher) Orientierungen im Prinzip trotz Uneinigkeit im Hinblick auf die Ätiologie über das Vorhandensein von Zeichen und Symptomen einigen. Drittens haben die DSM ab der 3. Ausgabe eine Grundlage für die massive Zunahme an Forschungen zu den Ursachen und Therapien psychischer Störungen geschaffen.

2.3 Sind psychische Störungen nichts anderes als soziale Konstruktionen?

Eine radikale Kritik behauptet, dass unsere diagnostischen Kategorien nicht wirkliche Krankheitsentitäten beschreiben, sondern vielmehr sozial konstruierte Idiome des Leidens identifizieren (für eine Übersicht: s. McNally 2011, S. 128–158). Anders als die Grippe, der Krebs oder AIDS sind demnach psychische Störungen die Produkte sozialer, in spezifischen kulturellen sowie historischen Nischen befindlicher Prozesse.

Unter Berücksichtigung der Verdienste dieser Kritik ist es wichtig, zwischen dem **Konzept** und dem **Referenten** zu unterscheiden – in unserem Bereich also der diagnostischen Kategorie und der Störung. Ganz offenkundig sind diagnostische Kategorien von Menschen konstruiert. Die Kontroverse bezieht sich darauf, ob die Störungen selbst Produkte sozialer Prozesse oder Erzeugnisse natürlicher Prozesse sind.

Zu starr ist allerdings die Dichotomie zwischen sozial oder kulturell Konstruiertem versus in der Natur Entdecktem. Tatsächlich variieren Störungen je nach dem Grad ihrer kulturellen Durchdringung. Manchmal kratzt die Kultur kaum an der Oberfläche, wie im Fall der Inhalte von Wahnvorstellungen bei psychotischen Erkrankungen. Patienten, die noch nie von der CIA gehört haben, können diesbezüglich auch keinen Verfolgungswahn entwickeln.

Bei Panikstörungen und anderen Syndromen dringt die Kultur etwas tiefer ein. Während westliche Patienten sich z.B. charakteristischerweise vor Palpitationen und Schwindelanfällen als Vorboten für einen drohenden Herzstillstand oder Schlaganfall fürchten (McNally 1990), verfallen Angehörige der traditionellen kambodschanischen Kultur bei Genickstarre in Panik, da diese als Vorbote für potenziell fatale „Windblockaden" im Kreislauf aufgefasst werden (Hinton et al. 2006). Die volkstümliche kambodschanische Physiologie vertritt die Auffassung, dass die Arterien sowohl von Winden als auch von Blut durchströmt werden. Das Fazit der körperlichen Sinnesempfindung → katastrophale Fehlinterpretation der Empfindung → erhöhte Furcht → als richtig angenommene Einschätzung der bevorstehenden Gefahr → Panik (Clark 1986) ist über alle Kulturen hinweg gleich, wiewohl der Fokus der Besorgnis sehr unterschiedlich sein kann.

Schließlich scheinen einige Syndrome durch soziale Prozesse in hohem Ausmaß geformt – vielleicht konstruiert – zu sein. Die Dissoziative Identitätsstörung, vormals Multiple Persönlichkeitsstörung, ist ein klassisches Beispiel für ein Idiom des Leidens, das durch soziale Prozesse stark geformt ist und ausschließlich in gewissen kulturellen und historischen Nischen gedeiht (Lilienfeld et al. 1999).

Zusammenfassend variieren Störungen nach dem Grad der kulturellen Durchdringung. Umgekehrt impliziert diese Variabilität, dass viele davon eine biologische Substanz besitzen, wodurch Fragen zu ihrem evolutionären Stellenwert entstehen.

2.4 Die Lösung eines evolutionären Paradoxons

Psychische Störungen sind schädlich, vererblich und verbreitet. Warum hat dann die natürliche Selektion nicht Risikoallele aus dem Genpool eliminiert? Noch rätselhafter ist, dass junge Menschen von psychischen Störungen überproportional betroffen sind, und das lange vor dem Ende der reproduktiven Phase. In der Tat brechen 50% aller psychischen Störungen vor dem 15. Lebensjahr und 75% aller Störungen vor dem 25. Lebensjahr aus (Kessler et al. 2005a). Risikoallele für später ausbrechende Störungen, wie etwa die Alzheimer-Krankheit, bleiben für die Selektion unerkennbar, da Personen, die für die Entwicklung solcher Störungen anfällig sind, zu diesem Zeitpunkt bereits ihre Gene an ihre Nachkommen vererben konnten.

Obwohl die Herpetophobie, Akrophobie und einige andere Störungen Formen der Überanpassung an die pleistozäne Umgebung, in welcher sich der Mensch entwickelte, darstellen könnten (für eine Übersicht: s. McNally 2011, S. 98–127), eignet sich eine solche Erklärung für die meisten Syndrome nicht. Auch die Fähigkeit, Trauer und andere aversive Emotionen zu erleben, zählt zu den entwickelten Anpassungen, aber das bedeutet nicht, dass das Syndrom der Depression selbst eine Anpassung darstellt.

Warum bestehen psychische Störungen fort? Die plausibelste Erklärung für die meisten Syndrome bietet die „polygenic mutation-selection balance theory“ (Keller u. Miller 2006). Etwa 55% unserer proteinkodierenden Gene sind im Gehirn exprimiert, und dementsprechend ist die Mutationszielgröße des Gehirns sehr groß. Dinge können auf verschiedene Art und Weise im Gehirn genetisch schiefgehen. Dementsprechend ereignen sich viele Fehlanpassungen wahrscheinlich in gemeinsamen Genen, die geringe Wirkungen auf das psychopathologische Risiko haben (daher „polygenes“ Risiko). Es gibt auch seltene Varianten größerer Effekte, die wahrscheinlich zur Psychopathologie beitragen. Die Schlüsselerkenntnis ist allerdings, dass die Rate und die Anzahl der Mutationen vermutlich eine schnellere Entwicklung nehmen als jene der natürlichen Selektion. Das Ergebnis des erfolgreichen Rüstungswettlaufs von Mutationen gegen die Selektion ist, dass psychische Störungen ungeachtet ihrer Häufigkeit, Schädlichkeit und Vererblichkeit fortbestehen, auch wenn sie junge Menschen betreffen.

2.5 Die „Harmful Dysfunction Analysis“ nach Wakefield

Nach Wakefield (1992, 1999) ist die Essenz von Störungen die schädliche Dysfunktion. Er argumentiert, dass die Störung ein Hybrid-Konzept darstellt. Dieses enthält eine faktische Komponente, die angibt, was an einer natürlichen (entwickelten) psychobiologischen Funktion fehlgeschlug, sowie ein soziales Werturteil, das die sich ergebenden Schäden angibt. Natürliche Funktionen sind diejenigen, welche in anzestralen Populationen die Fitness – das Überleben und die Fortpflanzung – gefördert haben und daher auch heute noch präsent sind. Die soziale Wertkomponente legt die Art und Weise fest, in der eine Störung einer natürlichen Funktion Schaden anrichtet. Zweckloses Leiden, das nicht durch ein begleitendes Benefit eingelöst wird, die Zunahme der Sterblichkeit, der Freiheitsverlust, die Arbeitsunfähigkeit und Beeinträchtigung der sozialen Funktionalität zählen allesamt zu den Schäden.

Gemäß der „Harmful Dysfunction Analysis" (HDA) ist eine Dysfunktion, die der betroffenen Person keinen Schaden zufügt, keine Störung. Daher würden Dysfunktionen in den „gender modulatory systems" (Cosmides u. Tooby 1999, S. 458) nicht als Störungen gelten, wenn etwa homosexuelle Personen kein Leiden im Hinblick auf ihre sexuelle Orientierung empfinden. Umgekehrt ist der Schaden, der nicht aus einer Dysfunktion entsteht, ebenfalls nicht als Störung qualifiziert. So gilt auch das Leiden von Hinterbliebenen nicht als psychische Erkrankung.

In das Rahmenwerk Wakefields passen einige Syndrome recht bequem hinein. Nach Klein (1993) rühren Panikattacken von einer Unordnung in einem entwickelten Alarmsystem her, das ansteigende Mengen an zentralem Kohlenstoff und damit eine drohende Erstickung andeutet. Genauso wie ein defekter Rauchmelder auch ohne Feuer ausgelöst werden kann, signalisiert die Dysfunktion im Erstickungsalarmsystem auch ohne bestehende Gefahr die Möglichkeit zu ersticken. Im Gegensatz dazu hat Clark (1986) argumentiert, dass die katastrophale Fehlinterpretation harmloser körperlicher Sinneswahrnehmungen (z.B. Herzrasen, Schwindel) als Vorboten für ein bevorstehendes Unglück Furcht auslöst. Diese wiederum verschärft die Wahrnehmungen und bestätigt gleichsam ihre katastrophale Fehlbeurteilung. So wird die Panik durch die Dysfunktion in den kognitiven Mechanismen, welche die Einschätzung der Bedrohung vermitteln, als Störung bestätigt.

Bedauerlicherweise fällt die HDA konzeptuellen und klinischen Problemen zum Opfer (McNally 2001). Beispielsweise impliziert die Dysfunktion Fehler, um eine Funktion zu erfüllen. Urteile dieser Art sind ausnahmslos normativ und nicht rein deskriptiv. Beurteilungen einer Dysfunktion sind nicht bloß Aussagen zur Evolutionsgeschichte. Berücksichtigen wir den Fall der Homosexualität, die vor Jahrzehnten aus dem DSM entfernt wurde, um zu erkennen, wie Normativität in die Beurteilungen von Dysfunktionen eindringt. Wie Wakefield sind auch Cosmides und Tooby der Meinung, dass die Homosexualität nicht als Störung gilt, da sie nicht schädlich ist, obwohl sie auf etwas aufbaut, „das mit ziemlicher Gewissheit eine evolutionäre Dysfunktion ist" („what is almost certainly an evolutionary dysfunction", Cosmides u. Tooby 1999, S. 458). Ich nehme an, dass wenige Homosexuelle auf die Behauptung gleichgültig reagieren würden, sie wären „dysfunktional" oder gar „gestört". In der Tat sind sowohl „Dysfunktion" als auch „Störung" normative Begriffe.

Das Ziel der HDA ist, Nicht-Störungen aus dem DSM zu löschen. Leiden ohne Nachweis von Dysfunktion kann nicht als Störung gelten, und Dysfunktion in Abwesenheit von Leiden zählt ebenfalls nicht. Allerdings ist das Ergebnis ein Paradoxon (Henriques 2002). Berücksichtigen wir z.B. eine Person, deren Depressionssymptome sich in Folge des Verlusts des Arbeitsplatzes, des Ehepartners oder einer Zwangsräumung entwickeln. Im Geiste der HDA könnten Kliniker dieser Person, deren Depression eine normale Antwort ihrer entwickelten Stimmungsregulationsmechanismen darzustellen scheint, die Diagnose (und damit eine erstattungsfähige Therapie) verweigern. Dieselben Kliniker könnten hingegen bereitwillig eine wohlhabende Frau diagnostizieren, deren Depression ausgebrochen war, ohne dass sie derartigen substanziellen Stressoren ausgesetzt gewesen wäre, da ihre Stimmungsregulationsmechanismen einen Verlust signalisierten, der sich nicht ereignet hatte.

Abgesehen von diesen paradoxen Implikationen entstehen auch andere Schwierigkeiten bei der Anwendung der HDA in der diagnostischen Praxis – ein an sich schon großes Problem. Da die Kognition keine Fossilberichte hinterlässt, ist es z.B. schwierig, die Naturgeschichte der Kognition so zu rekonstruieren, dass entwickelte, natürliche und dysfunktional gewordene Funktionen identifiziert werden können. Darüber hinaus sind die afrikanische Savanne im Pleistozän, in der sich der Mensch entwickelte, und die heutige postindustrielle Welt in vielerlei Hinsicht vollkommen unterschiedlich. Warum sollten dann heute prähistorische Standards als Richtwert für die Zuschreibung einer Dysfunktion herangezogen werden? Statt uns auf Spekulationen zu evolutionären Ursprüngen zu verlassen, könnten wir Störungen in der gegenwärtigen Kausalrolle einer psychobiologischen Funktion als Basis für die Annahme einer Dysfunktion identifizieren (Wouters 1995). Das heißt, dass distale, evolutionäre Funktionen mit ihren undeutlichen historischen Urspüngen gegenwärtig nicht der beste Maßstab für die Formulierung eines geeigneten Konzepts zur Störung sind. In der Tat hat William Harvey die proximale Funktion des Kreislaufs erkannt, ohne überhaupt etwas über die Evolution zu wissen.

2.6 Die Netzwerkperspektive zu psychischen Störungen

Die meisten Ansätze konzeptualisieren psychische Störungen in kategorischer oder in dimensionaler Weise (für eine Übersicht: s. McNally 2011, S. 184–211). Wie von Borsboom (2008) beobachtet, werden in einigen kategorischen und dimensionalen Modellen Symptome so interpretiert, dass sie auf zugrunde liegende Störungen, welche ihre Entstehung und Kovarianz bewirken, hinweisen. Diese Modelle basieren auf dem Axiom der lokalen Unabhängigkeit. Das heißt, dass Symptome unkorreliert sind, sobald auf das Vorhandensein einer zugrunde liegenden „Krankheitsentität" konditionalisiert wird. Wie Borsboom betont, funktioniert dieses Modell bei vielen Erkrankungen, wie etwa beim bösartigen Tumor, der als gemeinsame Ursache der auf seine Präsenz hinweisenden Symptome fungiert.

Allerdings scheint es unwahrscheinlich, dass dieses Modell auf die meisten psychischen Störungen Anwendung finden kann (Borsboom u. Cramer 2013). In der Tat ist es offensichtlich, dass Störungssymptome nicht lokal unabhängig sind, wie von den traditionellen, latenten, kategorischen oder dimensionalen Modellen gefordert. Vielmehr interagieren Symptome, statt auf eine bestimmte zugrunde liegende Entität hinzuweisen (die Furcht bewirkt Vermeidung, Obsessionen bewirken Zwänge, die Schlaflosigkeit verursacht Erschöpfung). Dementsprechend haben Borsboom und Mitarbeiter eine radikal andere Perspektive zu psychischen Störungen im Sinne von Kausalnetzwerken interagierender Symptome vorgelegt (Borsboom u. Cramer 2013; Cramer et al. 2010). Der Netzwerkansatz argumentiert, dass Symptome für Störungen grundlegend und nicht auf sie hinweisend sind. Störungen sind Phänomene, die aus den zwischen ihren Symptomen bestehenden Interaktionen entstehen. Borsbooms Team hat leistungsstarke rechnerische Verfahren entwickelt, um Syndrome als Symptomnetzwerke charakterisieren zu können (z.B. Epskamp et al. 2012). Diese Verfahren sind etwa zur Verdeutlichung der Netzwerkstrukturen der Depressionsstörung (z.B. Cramer et al. 2012), der komplexen Trauerstörung (Robinaugh et al. 2014) sowie der Posttraumatischen Belastungsstörung (McNally et al. 2015) angewendet worden.

Zusammenfassend stellt die Netzwerkperspektive zu psychischen Störungen eine radikale Alternative zu kategorischen wie auch dimensionalen Ansätzen dar, welche unsere Disziplin ungeachtet ihrer Beschränkungen dominieren (für eine Übersicht: s. McNally 2011, S. 184–211). Der Netzwerkansatz führt eher zu einer Auflösung als zu einer Lösung des Abgrenzungsproblems, das impliziert, dass alle Beispiele für psychische Störungen gemeinsame Essenzen teilen, die sie zu Störungen machen (Wakefield 1999), und dass die konzeptuelle Aufgabe der Psychopathologie darin besteht, diese Essenzen zu artikulieren. Die Netzwerkperspektive ist ein nichtessentialistischer Ansatz zu psychischen Störungen (Borsboom u. Cramer 2013), der für die Verbesserung unseres Verständnisses der Ursachen psychischer Erkrankungen vielversprechend ist.

Literatur

American Psychiatric Association (1980) Diagnostic and statistical manual of mental disorders, 3rd ed. American Psychiatric Press, Washington, DC

American Psychiatric Association (2013) Diagnostic and statistical manual of mental disorders, 5th ed. American Psychiatric Press, Arlington, VA

Borsboom D (2008) Psychometric perspectives on diagnostic systems. Journal of Clinical Psychology 64: 1089–1108
Borsboom D, Cramer AOJ (2013) Network analysis: An integrative approach to the structure of psychopathology. Annual Review of Clinical Psychology 9: 91–121
Clark DM (1986) A cognitive approach to panic. Behaviour Research and Therapy 24: 461–470
Cosmides L, Tooby J (1999) Toward an evolutionary taxonomy of treatable conditions. Journal of Abnormal Psychology 108: 453–464
Cramer AOJ, Borsboom D, Aggen SH, Kendler KS (2012) The pathoplasticity of dysphoric episodes: Differential impact of stressful life events on the pattern of depressive symptom inter-correlations. Psychological Medicine 42: 957–965
Cramer AOJ, Waldorp LJ, van der Maas HLJ, Borsboom D (2010) Comorbidity: A network perspective. Behavioral and Brain Sciences 33: 137–150
Epskamp S, Cramer AOJ, Waldorp LJ, Schmittmann VD, Borsboom D (2012) qgraph: Network visualization of relationships in psychometric data. Journal of Statistical Software 48(4): 1018
Falkai P, Wittchen H-U (Hrsg) (2015) Diagnostisches und Statistisches Manual Psychischer Störungen DSM-5. Hogrefe, Göttingen
Frances A (2014) ICD, DSM and the Tower of Babel. Australian & New Zealand Journal of Psychiatry 48: 371–377
Frances A, Nardo JM (2013) ICD-11 should not repeat the mistakes made by DSM-5. British Journal of Psychiatry 203: 1–2
Henriques GR (2002) The harmful dysfunction analysis and the differentiation between mental disorder and disease. Scientific Review of Mental Health Practice 1: 157–173
Hinton DE, Chhean D, Pich V, Um K, Fama JM, Pollack MH (2006) Neck-focused panic attacks among Cambodian refugees: A logistic and linear regression analysis. Journal of Anxiety Disorders 20: 119–138
Insel T, Cuthbert B, Garvey M, Heinssen R, Pine DS, Quinn K, Sanislow C, Wang P (2010) Research Domain Criteria (RDoC): Toward a new classification framework for research on mental disorders. American Journal of Psychiatry 167: 748–751
Keller MC, Miller G (2006) Resolving the paradox of common, harmful, heritable mental disorders: Which evolutionary genetic models work best? Behavioral and Brain Sciences 29: 385–452
Kessler RC, Berglund P, Demler O, Jin R, Merikangas KR, Walters EE (2005a) Lifetime prevalence and age-of-onset distributions of DSM-IV disorders in the National Comorbidity Survey Replication. Archives of General Psychiatry 62: 593–602
Kessler RC, Chiu WT, Demler O, Walters EE (2005b) Prevalence, severity, and comorbidity of 12-month DSM-IV disorders in the National Comorbidity Survey Replication. Archives of General Psychiatry 62: 617–627
Klein DF (1993) False suffocation alarms, spontaneous panics, and related conditions: An integrative hypothesis. Archives of General Psychiatry 50: 306–317
Lilienfeld SO, Lynn SJ, Kirsch I, Chaves JF, Sarbin TR, Ganaway GK, Powell RA (1999) Dissociative identity disorder and the sociocognitive model: Recalling the lessons of the past. Psychological Bulletin 125: 507–523
McNally RJ (1990) Psychological approaches to panic disorder: A review. Psychological Bulletin 108: 403–419
McNally RJ (2001) On Wakefield's harmful dysfunction analysis of mental disorder. Behaviour Research and Therapy 39: 309–314
McNally RJ (2011) What is mental illness? The Belknap Press of Harvard University Press, Cambridge, MA
McNally RJ, Robinaugh DJ, Wu GWY, Wang L, Deserno MJ, Borsboom D (2015) Mental disorders as casual systems: A network approach to posttraumatic stress disorder. Clinical Psychological Science 3: 836–849
Robinaugh DJ, LeBlanc NJ, Vuletich HJ, McNally RJ (2014) Network analysis of persistent complex bereavement disorder in conjugally bereaved adults. Journal of Abnormal Psychology 123: 510–522
Wakefield JC (1992) The concept of mental disorder: On the boundary between biological facts and social values. American Psychologist 47: 373–388
Wakefield JC (1999) Mental disorder as a black box essentialist concept. Journal of Abnormal Psychology 108: 465–472
Wouters A (1995) Viability explanation. Biology and Philosophy 10: 435–457

■ Internetadresse

Insel T (2013) Transforming diagnosis. My Blog, Tom Insel, M.D., NIMH Director. http://www.nimh.nih.gov/about/director/2013/transforming-diagnosis.shtml?utm_source=rss_readers&utm_medium=rss&utm_campaign=rss-full (Retrieved February 12, 2015)

Der Mensch dem Menschen ein Mensch: Spiritualität als Grundmelodie des Lebens

Arnold Mettnitzer

F. Riffer, E. Kaiser, M. Sprung, L. Streibl (Hrsg.), *Die Vielgestaltigkeit der Psychosomatik*, Psychosomatik im Zentrum, DOI 10.1007/978-3-662-54146-3_3

Für die Antike ist die Sorge um die Gesundheit des Menschen ein „ganzheitliches Unterfangen", das auch die Sorge um die spirituelle Dimension mit einschließt. Wird heute im Zusammenhang von ärztlicher und therapeutischer Heilkunst die spirituelle Dimension zur Sprache gebracht, kommt nicht selten Verlegenheit auf – bis hin zum Vergessen oder bewussten Ausklammern des Spirituellen aus der medizinischen Behandlung. Der Text wagt den Versuch, diese spirituelle Dimension des Menschen als wesentliches Instrument ärztlicher Heilkunst darzustellen.

3.1 Einleitung

In seinen Satiren übte Decimus Junius Juvenalis (ca. 55 n. Chr.) sprachlich und stilistisch brillant geschliffene Kritik an den Zuständen im alten Rom. Aus seinen Werken stammen viele uns lieb gewordene Redewendungen wie *panem et circenses* (Brot und Spiele) oder der Satz *mens sana in corpore sano* (In einem gesunden Körper ein gesunder Geist). Wie so oft bei geflügelten Worten ist im Lauf der Zeit der Zusammenhang vergessen und die Aussage verfälscht worden. Vor Jahren hatte in Österreich eine politische Partei den Satz „Nur in einem gesunden Körper wohnt auch ein gesunder Geist" öffentlich plakatiert. Drastischer konnte das Anliegen des Juvenal nicht missverstanden werden. Wer den Text im richtigen Kontext liest, entdeckt eine hintergründig klug argumentierte Spiritualität:

Juvenal geht in seiner 10. Satire der Frage nach, ob es sich lohne, zu den Göttern zu beten und sie um etwas zu bitten; er gibt seinen Lesern den Rat, beim Beten um nichts Konkretes zu bitten und die Gottheiten selbst abwägen zu lassen, was für die Menschen gut und ihrem Leben dienlich wäre. Statt des Angenehmen, um das die Menschen in der Regel zu beten gewohnt seien, würden die Götter ihnen nämlich das Geeignetste schenken, denn der Mensch liege den Göttern mehr am Herzen als der Mensch sich selbst. Und dann sagt Juvenal:

> » Solltest du dennoch etwas verlangen und den Heiligtümern Eingeweide geloben und gottgeweihte Würstchen vom weißen Schwein, so musst du beten um einen gesunden Verstand in einem gesunden Körper (orandum est ut sit mens sana in corpore sano). (Adamietz 1993, S. 228–229)

Nach Juvenal will der gesunde Verstand also eher erbeten als durch Leistung erarbeitet werden, er ist nicht das Ergebnis von körperlicher Tüchtigkeit, sondern unverdient geschenkte Gabe. Körperliche Ertüchtigung und die aus eigener Kraft zu leistende Sorge um die Gesundheit des Menschen ist die eine Seite. Erst ergänzt durch die andere Seite, ich nenne sie die „spirituelle Dimension", weiß ein Mensch von der Wiege bis zur Bahre – „von innen her" –, dass er ein Hilfsbedürftiger, ein auf Hilfe Angewiesener ist und bleibt.

In diesem Zusammenhang verstehe ich unter „Spiritualität" (lat. *spiritus* = Hauch, Atem, Geist) den im wahrsten Sinne des Wortes „hörbar gemachten Atem" eines Menschen, mit dem er als Resonanzwesen anderen Einblick gewährt in die Tiefendimensionen seines Inneren. Der biblische Schöpfungsbericht erkennt im „Atem" des Schöpfers den Grund, wodurch der Mensch zum lebendigen Wesen wird. Solange ein Mensch lebt, wird er Kraft dieses seines Atems den Mund auftun, zu sprechen beginnen, sich mitteilen und so mit anderen Menschen teilen, was in seinem Innersten vor sich geht. Die Stimme eines Menschen ist so gesehen nicht nur hörbar gemachter Atem, sondern auch und zuallererst der akustische Fingerabdruck der innersten Regungen eines Menschen.

Die Stimme eines Menschen, sein hörbar gemachter Atem, ist immer original.

- Es klopft! Du fragst: „*Wer ist da?*" – „*Ich!*" – ruft jemand!
- „*Ah, Du!*" – sagst Du – und öffnest ihm die Tür!

Die *Stimme* eines Menschen ist der „*akustische Fingerabdruck*" seiner Seele. Stimme und Stimmung gehören untrennbar zusammen. Stimme verrät die innere Stimmung. Als Ausdruck des Seelischen führt sie den Menschen, der sein Atmen hörbar macht, zu sich selbst und gleichzeitig über sich selbst hinaus.

„Beten" heißt im Lateinischen *orare,* abgeleitet von lat. *os*, der Mund. Wörtlich kann man *orare* deshalb übersetzen mit „den Mund auftun" und Inneres zur Sprache bringen. Erst wenn der Mensch so zu reden beginnt, dass er sich im Vertrauen öffnen kann, erst dann bekommt seine Persönlichkeit Kontur:

Im Mitteilen, im Anteil-Geben und Miteinander-Teilen von Angst und Freude erlebt der Mensch sich als Gemeinschaftswesen. Im Beten, im Bitten, im Sich-helfen-Lassen, im Eingeständnis seiner Hilfsbedürftigkeit rückt der Menschen dem anderen Menschen näher und versteht dadurch besser, wer er getrennt von den anderen ist. Die moderne Gehirnforschung jedenfalls belegt eindrucksvoll, dass Menschen von Natur aus auf soziale Resonanz und Kooperation angelegt sind.

» Kern aller menschlichen Motivation ist es, zwischenmenschliche Anerkennung, Wertschätzung, Zuwendung oder Zuneigung zu finden und zu geben. (Bauer 2006, S. 21)

Herausragende Wissenschaftler im Bereich der Biologie und der Medizin, unter ihnen die amerikanische Biologin Lynn Margulis, sind der Meinung, Begriffe wie „Konkurrenz" und „Überlebenskampf" seien menschliche Konstruktionen, die aus dem Wirtschaftsleben kommen und von außen an die Biologie herangetragen worden seien. Die Biologie kenne kein Erfolgsdenken, wie es die Wirtschaft beherrsche. Für die Natur seien derartige Kriterien irrelevant (vgl. Bauer 2006, S. 18f).

Ganz in diesem Sinne und ohne die Erkenntnisse der modernen Hirnforschung befragen zu müssen, hat Susanne Hennemann schon 1984 ein Gedicht publiziert:

» Ein Mensch
Da findet man einen Menschen
der ein Mensch ist
ein Mensch bleibt
und die Menschen für Menschen hält
weil er ein Mensch ist
Unfassbar
so ein Mensch
(Hennemann 1984, S. 61)

3.2 Das Wort als Medikament

Der deutsche Logiker und Wissenschaftstheoretiker Matthias Varga von Kibéd hat mich im Rahmen eines seiner Seminare drei Ebenen der menschlichen Sprache zu unterscheiden gelehrt:

Die deskriptive Ebene Die Sprache der Naturwissenschaft, die das, was sie sieht und untersucht, beschreibt. Ohne eine solche Sprache gäbe es in der Medizin keine Diagnose.

Die normative Ebene Eine Sprache, die Regeln aufsetzt, Rezepte verordnet und Medikamente verschreibt, ist natürlich auch ein zentraler Aspekt in der Medizin und in vielen anderen Bereichen helfender Berufe. Dabei aber stehen-, um nicht zu sagen: steckenzubleiben, wäre gründlich verfehlt.

Die kurative Ebene Allem voran müsste eine kurative Ebene liegen: eine Sprache, die wie eine Kur wirkt, die wohltut, zu Herzen geht, aufbaut, ermutigt, hilft und schließlich heilt.

„Zuerst heile mit dem Wort, dann mit dem Pharmakon, und erst danach mit dem Messer" – so lautet das medizinische Ethos in der Tradition des Asklepios. Genau genommen, ist es aber nicht das Wort, das heilt, sondern der Klang hinter den Worten und zwischen den Zeilen. Das zeigt sich schon in einer anatomischen Besonderheit:

Zwischen dem Kopf, dem Kehlkopf und dem Herzen gibt es einen geheimnisvollen Zusammenhang. Gewöhnlich nehmen alle vom Gehirn ausgehenden, „effektiven" Nervenbahnen den kürzesten Weg hin zu jenen Muskelregionen, die eine bestimmte Bewegung ausführen sollen. Bei jenen Nerven jedoch, die die Bewegungen der Kehlkopfmuskulatur und damit den Klang der Stimme formen, gibt es einen – und zwar für beide Körperhälften einen unterschiedlichen – Strang, der sonderbarerweise zunächst bis zum Herzen geht und dann wieder zum Kehlkopf zurückläuft. Dieser, anatomisch betrachtet, durchaus unübliche Umweg wird von den Anatomen als „nervus laryngeus recurrens" bezeichnet. In die Praxis übersetzt bedeutet das: Ohne Herz keine Stimme, kein Klang! In jedem durch den ausströmenden Luftzug hervorgehenden und erklingenden Ton, in jedem Klang der menschlichen Stimme schwingt und wirkt das Herz auf wundersame Weise mit.

Noch rätselhafter und wissenschaftlich überhaupt nicht erklärbar scheinen zwei kleine Ausbuchtungen an den Innenwänden der beiden Vorhöfe des Herzens selbst zu sein, denen man den sinnfälligen Namen „Herzohren" gegeben hat. Sollte also vielleicht selbst das Herz auf etwas hinlauschen und hinhorchen, ohne das die Stimme eines Menschen leblos und seelenlos bliebe? (Vgl. dazu die Erkenntnisse des internationalen Klangforschers Alexander Lauterwasser, zit. in Mettnitzer 2009, S. 30.)

3.3 Die Stimme eines Menschen, seine hörbare Seele

Als „Seel-Sorger", der immer wieder danach gefragt wird, wie man sich denn die menschliche Seele vorstellen könne, weise ich gerne darauf hin, dass nicht nur der Mensch, sondern auch ein Fußball eine „Seele" hat und braucht. Als kleine Fußnote dazu führe ich gerne den Kärntner Konzeptkünstler Werner Hofmeister an, der die Existenz einer „Seele" dadurch außer Streit stellt, dass er mithilfe eines Kassenbelegs des Sport-Möbelhauses TRÜGLER aus Klein St. Paul nachweist, dass am 5.10.1985 der „Einbau einer Seele" zum Preis von öS 110,– durchgeführt wurde. Hofmeister stellt mit dieser in den Kunst-Kontext übergeführten Rechnung ein vielschichtiges Betrachtungssystem her, in dem er die Mehrdeutigkeit des Seelenbegriffs, die Instrumentalisierung und die Käuflichkeit der Seele zur Diskussion stellt (Hofmeister 1985).

Bälle ohne Luft in ihrer Seele sind nicht spielbar. An dieser Luft, an dieser Kraft von innen, nicht also nur an der Oberflächenstruktur, entscheiden sich die Dynamik und Spielbarkeit eines Balls. Übertragen auf den Menschen bedeutet das: Ohne Seele keine Luft! Ohne Luft keine Kraft! Ohne innere Kraft, ohne Geist von innen keine Dynamik nach außen! Ohne Begeisterung keine Lebendigkeit!

Kiki Kogelnik als österreichische Vertreterin der Pop Art international anerkannt, wird in einem Interview gefragt, ob sie in ihrem Werk so etwas wie ein spirituelles Element einfließen lasse. Sie gibt zur Antwort:

> Ja. Jedes meiner Werke enthält ein spirituelles Element, das deswegen nicht notwendigerweise gleich in Erscheinung treten muss. Ich erinnere mich an eine Diskussion in den 1960er-Jahren mit Roy Lichtenstein über die Seele. Roy glaubte nicht daran, dass es eine Seele gibt und fragte mich, wo im menschlichen Körper sie ihren Sitz habe und wie sie meiner Meinung nach aussehe. Ich konnte ihm die Seele nicht definieren, aber ich bin überzeugt davon, dass es sie gibt. Und ich sagte ihm: „Auch wenn ich Dir die Seele nicht erklären kann, so hoffe ich doch, dass Du sie in meinen Arbeiten findest." (Kogelnik and the Venetian Heads 1996)

Was hier die Künstlerin von ihren Werken sagt, lässt sich leicht übertragen auf den Menschen und seine Sprache. Wie die Seele eines Künstlers in seinen Werken spürbar wird, ist die Seele eines Menschen hörbar in dem, was er sagt. Sein Reden und Schweigen, die Art, wie er auf Menschen zu- und mit ihnen umgeht, sagt mehr über ihn aus, als er selbst bewusst wahrzunehmen vermag. Diese seine „auratische Präsenz", seine geheimnisvoll vielsagende Gegenwärtigkeit, die spricht, auch wenn er schweigt, und die manchmal verstummt, wenn er zu reden beginnt, eröffnet in jeder Kommunikation ein psychokriminologisches Begegnungsfeld voller Rätsel und offener Fragen. Dort ist Gedachtes noch nicht gesagt, Gesagtes noch nicht gehört, Gehörtes noch nicht verstanden und Verstandenes nicht automatisch schon Einverstandenes. Ein Gedicht von Peter Turrini belegt eindrucksvoll die diesbezügliche Rätselrallye („Ein paar Schritte zurück").

3.4 Im Irrgarten der Sprache

Die moderne ärztliche Heilkunst hat aus dem Wort ein Bollwerk von Kraftausdrücken gemacht, das selten zu heilen vermag und nur von Fachleuten mit Mühe verstanden wird. Statt durch Sprache ergriffen zu werden, wird um Begriffe gerungen, die je nach Kontext Verschiedenes bedeuten. In der Folge wird nicht selten nach (zu) wenigen Worten (zu) schnell zum Messer gegriffen. Deshalb muss unserer gesamten Kultur die heilende Kraft des Wortes wieder in Erinnerung gerufen werden. Von der Wiege bis zur Bahre, vom Katheder über die Kanzel bis zum Sterbebett hungern wir im Grunde zuallererst nach dem Pharmakon eines zu Herzen gehenden Wortes.

Dazu braucht es eine Leidenschaft des Herzens, hinter den Worten und zwischen den Zeilen das Ungesagte und vielleicht auch Unsagbare herauszufiltern und mitzuhören, wie Michael Ende das von der kleinen Momo erzählt: Momo kann so zuhören, dass selbst dummen Menschen sehr gescheite Fragen einfallen und Schüchterne sich plötzlich frei und mutig fühlen.

Demgegenüber hört sich die Fachsprache in unseren Wissenschaftsbereichen geradezu „leblos" an, keine Rede davon, dass sie, wie der Dichter es liebt, die Dinge zum Klingen bringen könnte. Denn nicht selten verstecken sich die Experten hinter ihrer durchaus beeindruckenden Fachsprache und kaschieren damit ihr Nicht-Wissen. So erscheint mir auch der Arzt als kleiner „Konfuzius": Seine Sprache verwirrt. Ein negativer Befund ist positiv und ein positiver negativ. Je weniger gesichertes Wissen, desto beeindruckender die Sprache im Behandlungszimmer und am Krankenbett. Dem stelle ich ein Wort des großen Konfuzius gegenüber:

> Wenn die Worte nicht stimmen, dann ist das Gesagte nicht das Gemeinte. Wenn das, was gesagt wird, nicht stimmt, dann stimmen die Werke nicht. Gedeihen die Werke nicht, so verderben Sitten und Künste. Darum achte man darauf, dass die Worte stimmen. Das ist das Wichtigste von allem. (Konfuzius, 551–479 v. Chr.)

In diesem Sinne ist „Spiritual Care" die Kunst, hinter den Worten und zwischen den Zeilen die spirituelle Dimension eines Menschen zu erahnen und ihr Raum zu geben.

P. Eckhard Frick SJ, Professor für Spiritual Care an der Universität München, weist darauf hin, dass Krisen zu allen Zeiten wichtig sind, weil dabei die wesentlichen, bisher noch nicht gelösten Hintergrundfragen auftauchen, die im Prinzip auch ohne die Krise gegeben sind. Krisen sind so betrachtet Chancen, Katalysatoren, die das Leben „verwesentlichen". Es ist deshalb, so Frick, ein Gebot ärztlicher Klugheit, bei jeder Behandlung auch nach der spirituellen Dimension eines Patienten zu fragen bzw. hinter den Worten und zwischen den Zeilen empathisch-achtsam, hellhörig und sensibel die spirituelle Dimension eines Menschen zu ergründen; und das bedeutet, um es mit den Worten Alfred Adlers zu sagen: „mit den Augen des anderen zu sehen und mit dem Herzen des anderen zu fühlen" (Adler 1930–1932, S. 224).

Erst dadurch dringt ein Mensch in den inneren Bereich eines anderen Menschen vor, erst dadurch gelangt er dort hin, wo das liegt, was der andere nicht sagt, was ihm auf der Zunge liegt, was im Inneren des anderen Menschen vor sich geht und sehnsüchtig darauf wartet, zur rechten Zeit, im richtigen Moment, im richtigen Ton „endlich" an- und ausgesprochen zu werden, worüber vielleicht in seinem bisherigen Leben noch überhaupt nie gesprochen werden konnte und wozu er noch nie ermutigt worden ist.

3.5 „Alles wirkliche Leben ist Begegnung"

Dieser wunderbare Satz des jüdischen Religionswissenschaftlers und Philosophen Martin Buber erlaubt die Schlussfolgerung, dass an der Wurzel jeder Behandlungs- und Heilungsgeschichte eine Begegnungsgeschichte steht. Die zentrale Voraussetzung aber dafür, dass Begegnungsprozesse heilsam sind und heilend wirken, ist eine Grundhaltung, die ich „Sokratischer Optimismus" nenne. Damit meine ich, dass jeder Heilungsprozess erst dann gelingen kann, wenn er zum innersten Kern eines Menschen vordringt und dessen ganz persönliche Wahrheit berührt. Das allerdings erfordert eine unerschütterliche Zuversicht, dass es in einem ruhig verlaufenden Gespräch möglich ist, diesen innersten Kern eines Menschen finden zu können. Im Umgang mit seinen Schülern war Sokrates davon überzeugt, dass jeder Mensch die Wahrheit seines Lebens in sich trage, dass sie sich aus jedem Menschen herausarbeiten lasse und dass sie ihm nicht von außen „hineingesagt" werden müsse oder könne. Sokrates begreift sein therapeutisches Handeln als „Hebammendienst" bei einem Erkenntnisprozess, der einer Neugeburt gleicht. Voraussetzung dafür allerdings ist eine Art „sokratischer Demut", die weiß, dass sie nichts weiß und darunter leidet, dass manche nicht einmal das wissen. In einer solchen Grundhaltung sieht der Weise aus Athen die Grundvoraussetzung jeder Begegnung und der daraus resultierenden Ermutigung und Heilung. Denjenigen, die zu ihm kommen, um ihn reden zu hören, ruft er entgegen: „Sprich, damit ich dich sehe!" Öffne deinen Mund, damit wir beide eine Ahnung davon bekommen, was in dir vor sich geht!

Ganz in diesem Sinne wird Jean-Paul Sartre der folgende Satz zugeschrieben:

> » Die Heilung eines Kranken muss damit beginnen, sich gegenseitig ins Gesicht zu sehen, sie kann nur erfolgen im Verlaufe eines langen Abenteuers zu zweit, in der Intimität menschlicher Wechselbeziehungen, nicht anonym, unpersönlich, mit Worten wie aus Stein.

Ohne Zweifel ist die kompetente Begleitung eines Menschen während seiner Krankheit „ein langes Abenteuer zu zweit". Dabei ist eine ausgewogene Balance von Nähe und Distanz nötig.

Diese Balance bildet in jeder Art der Kommunikation, aber vor allem in der in den helfenden Berufen die wesentliche Voraussetzung für effektive Hilfestellung.

Diese ist aber nur zu erreichen, wenn die Krankenschwester/der Arzt/die Ärztin/der Pfleger/die Seelsorgerin, wer auch immer für einige Zeit auf einen Teil ihrer/seiner eigenen Identität verzichten kann. Diese Grundhaltung führt in eine Beziehung zur Patientin/zum Patienten, die in ihrer Eigenart nur paradox beschrieben werden kann:

Man muss dem Patienten gegenüber offen, echt und natürlich und gleichzeitig distanziert und neutral sein. Der Helfende wendet sich dem Patienten emotional und in exklusiver Weise zu. Er wird dadurch zur begehrten Person, welche die unbewussten Wünsche, Phantasien und Konflikte des Patienten auf sich zieht. Gleichzeitig bleibt der Helfende Helfender und nur Helfender und wahrt den Übertragungskonflikten gegenüber Distanz und Neutralität. Beide Beziehungsaspekte – Zuwendung und Versagung – sind notwendig, um die Übertragungskonflikte in dieser Situation zu halten und durchzuarbeiten.

Seit ein paar Jahren glaube ich diese hier beschriebene Spannung durch eine humoristische Erzählung der türkischen Volksliteratur aus dem 14. Jahrhundert besser zu verstehen:

Nasreddin Hodscha, der sprichwörtliche Held dieser Erzähltradition, geht am Ufer eines Flusses spazieren und sieht am anderen Ufer einen etwas verwirrt suchenden Menschen. Er ruft hinüber: „Was suchst du denn? Kann ich dir helfen?" Der andere antwortet: „Wie komme ich hinüber ans andere Ufer?" Nasreddin antwortet ihm: „Bleib, wo du bist! Du bist schon am anderen Ufer!"

Diese Geschichte beantwortet mir, worin meine tägliche Arbeit, aber im Grunde auch jede andere hilfreiche Art solidarischen Beistands besteht. Da stehen oder sitzen zwei Menschen einander gegenüber. Je länger sie sich kennen, umso mehr wissen sie voneinander. Aber beiden ist klar, dass sie, obwohl durch den Fluss des Lebens verbunden, getrennt voneinander ihren Weg zu gehen haben. Dieser Weg eines jeden verläuft entlang des eigenen Ufers. Was die beiden ermutigt? Sie sind froh, dass der jeweils andere da ist, drüben zwar, aber da. Gegenseitig ermutigen sie sich durch Zuruf hinüber ans andere Ufer. Gemeinsam gehen sie eine Strecke des Weges, getrennt voneinander und doch auch wieder miteinander. Mehr brauchen sie nicht? Weniger nicht!

3.6 Kairos: Der Gott des rechten Augenblicks

Im griechischen Götterhimmel Olymp gibt es zwei Götter für die Zeit: Chronos, der für die Kunst der Aneinanderreihung von Handlungsabläufen verantwortlich ist, und Kairos, der die Handlungsabläufe so zu koordinieren weiß, dass im richtigen Augenblick das Richtige geschieht.

Kairos erscheint den Griechen als Jüngling, der vorne eine Locke und hinten eine Glatze trägt. Wer die Gelegenheit nicht von vorne beim Schopf packt, greift bereits einen Augenblick später von hinten ins Leere. „Kairologie" ist demnach die Lehre vom rechten Augenblick, die Kunst, die Gunst der Stunde rechtzeitig zu erkennen. Im Unterschied zur „Kairologie" kann die „Chronologie" bis zur Perfektion geübt werden. „Kairologie" aber als Übung schafft nie Gewissheit und kennt keine Perfektion. „Kairologie" ist der in nicht schwindender Geduld immer wieder neue Versuch, wach und achtsam der geheimnisvollen Komplexität eines Menschen gerecht zu werden.

In Schillers Gedicht „Resignation" (1786) wird das Streitgespräch einer verstorbenen Seele mit der Ewigkeit skizziert. Darin fordert die Tote von der Ewigkeit eine Gegenleistung für die

Entbehrungen, die sie zu Lebzeiten getragen hat. Die Antwort ist ernüchternd: Versäumtes bleibt Versäumtes. In der letzten (18.) Strophe heißt es:

> Du hast gehofft, dein Lohn ist abgetragen,
> Dein Glaube war dein zugewognes Glück.
> Du konntest deine Weisen fragen,
> Was man von der Minute ausgeschlagen,
> Gibt keine Ewigkeit zurück.

3.7 Mensch sein heißt „ganz" sein mit Leib und Seele, mit Hirn und Herz

Im ersten Buch der Bibel (1. Mose 17,1) steht der Satz: „Als aber Abram neunundneunzig Jahre war, ließ ER von Abram sich sehen und sprach zu ihm: Ich bin der Gewaltige Gott. Geh einher vor meinem Antlitz! Sei ganz!" (Buber u. Rosenzweig 1954, S. 44). Vielleicht meinen wir das ja auch, wenn Menschen einander zurufen: „Nimm dich zusammen!" – „Zeig dich von deiner besten Seite!"

Warum das so ist und im Idealfall auch glückt, hat mit der inneren Struktur des Menschen zu tun. Nach nichts hat demnach ein Mensch größere Sehnsucht als nach dem anderen Menschen. Der Hirnforscher Joachim Bauer nennt den Menschen schlichtweg eine „Beziehungsbestie", die ohne den anderen Menschen nicht leben kann.

Schon die griechische Antike hat den Menschen als Gemeinschaftswesen, als zoon politikon begriffen. Nichts kränkt diesen Menschen so sehr wie die Tatsache, nicht beachtet, nicht wertgeschätzt, übersehen und übergangen zu werden. Darum kränkt ihn auch nichts tiefer als die Erfahrung, in Kanzleien, Büros und Krankenhäusern lediglich als „Fall" behandelt bzw. dort überhaupt nicht beachtet zu werden.

Bei ärztlichen Kunstfehlern etwa ist es erwiesen, dass die Betroffenen nicht in erster Linie deswegen zu Gericht gehen, weil Ärzte Fehler gemacht haben, sondern weil sie bei „Kunstfehlern" ihre Patienten „von oben herab" behandeln und dabei als Menschen versagen.

Denjenigen, der im alten Griechenland sein Haus außerhalb der *polis*, außerhalb der Stadtmauer also, weit weg von der Gemeinschaft gebaut hat, weil er nicht bereit war, seinen Beitrag zum Gemeinwohl zu leisten, hat man „idiotes" genannt (lat. *privatus* von lat. *privari*: „berauben"). Der sprichwörtliche „Idiot" ist demnach einer, der sich um den Beitrag bringt, den er von anderen zu erwarten hätte und im Gegenzug auch der Gemeinschaft seinen Beitrag vorenthält. Die Schärfe dieses Schimpfwortes ist also vom Ursprung her der Vorwurf der Verweigerung gegenseitiger Hilfeleistung.

Die abgesonderte Idylle erscheint den alten Griechen und Römern als „Privatisierungsfalle", als Verweigerung, Hilfe zu leisten und Hilfe anzunehmen. Ganz in diesem Sinne lautet das schlimmste Schimpfwort der Navajo-Indianer: „Er benimmt sich so, als hätte er keine Verwandten." Demgegenüber gibt es ein Grundgesetz menschlichen Miteinanders, das sinnstiftend wirkt: „Andere tragen zu können, trägt dich; anderen helfen zu können, hilft dir!"

Von einem Professor der Chirurgie erzählt mir einer seiner Studenten:

Er operiere so, dass ihm niemand dabei zusehen könne. Der Stolz darauf, der Beste zu sein, ist größer als der Wunsch, möglichste viele seiner Studenten die Praxis des Operierens zu lehren. So wird ein Star zum „idiotes", der Besondere zum Sonderling, der Begabte zum Pfau, der Retter zum Gott im weißen Kittel, der Beste zur Bestie seiner Studenten und eine Heilanstalt zum Exklusivklub.

Eine andere wahre Geschichte betrifft eine andere Berufsgruppe:

Ein Bischof, zu Besuch im Kindergarten, fragt die Kinder, ob sie wüssten, wer er sei. Um es den ratenden Kindern leichter zu machen, zeigt er ihnen seinen Ring und das goldene Brustkreuz, das er über seinen rot gesäumten Talar trägt. Da meldet sich ein Kind und sagt: „Ich weiß, wer Du bist! Ein Angeber!"

Ein Chirurg als Pfau und ein Bischof als Angeber stehen als Repräsentanten für alle Arten von Einseitigkeiten, die verstörend wirken müssen, weil sie nicht aufs Gemeinsame verweisen, geschweige denn, darauf hinarbeiten. Sie definieren sich über das sie von den anderen Menschen Unterscheidende. Das Entscheidende aber ist das Gemeinsame, die Bereitschaft, mit unserem ureigenen Vermögen als kleines, aber wichtiges Rad im großen Ganzen dazu beizutragen, dass das Ganze unverwechselbar funktionieren kann. Und wo es funktioniert, haben Menschen es nicht nötig, mit stolzer Brust auf ihren Beitrag hinzuweisen, sie staunen über das Miteinander in gegenseitiger Bereicherung. Dann sagt vielleicht der eine zum anderen den wunderbaren Satz: „Ich verstehe mich mit dir so gut!" und bringt damit zum Ausdruck, dass der eine sich selbst besser versteht, wenn der andere da ist, dass die beiden durch ein gemeinsames Drittes zu einem geglückten Miteinander finden konnten. Sie prahlen nicht, sie strahlen! In diesem Kontext versteh ich auch den biblischen Satz: „Sprich nur ein Wort und mein Diener wird gesund!" (Lk 7,7; Mt 8,8)

Voraussetzung dafür aber ist eine spirituelle Grundhaltung, die gibt, was sie hat und die dankbar annimmt, was sie kriegen kann. Das alles nicht unter dem Vorzeichen der Leistung, sondern in der Grundhaltung der Dankbarkeit und des Staunens darüber, was Menschen, wenn jeder gibt, was er hat, miteinander vollbringen können.

3.8 Vier Grundhaltungen gelebter Spiritualität

3.8.1 Offene Weite

Sarvepalli Radhakrishnan, Indiens erster Staatspräsident, greift in seinem Werk „Östliche Religionen und westliches Denken" eine kleine Erzählung auf:

> » Zu seiner Zerstreuung ruft ein König von Benares etliche Bettler zusammen, die von Geburt an blind sind, und setzt einen Preis aus für denjenigen, der ihm die beste Beschreibung eines Elefanten geben würde. Zufällig gerät der erste Bettler, der den Elefanten untersucht, an dessen Bein, und er berichtet, dass der Elefant ein Baumstamm sei. Der zweite, der den Schwanz fasst, erklärt, der Elefant sei wie ein Seil. Ein anderer, welcher das Ohr greift, beteuert, dass der Elefant einem Palmenblatt gleiche, und so fort. Die Bettler beginnen miteinander zu streiten, und der König ist überaus belustigt. Den ausgesetzten Preis allerdings kann er keinem überreichen! (Küng 1978, S. 665)

Keiner hat Recht, wenn er glaubt, dass nur er Recht hat, jeder hat Recht, wenn er es aushalten kann, dass auch der andere ein Stück der Wirklichkeit im wahrsten Sinn des Wortes „begriffen" hat.

Wir wissen alle miteinander mehr, wenn wir anderen eine Chance geben, auch ihr Wissen einzubringen. Aber es bleibt ein mühsames Unterfangen, das „Entweder-oder" in ein „Sowohl-als-auch" zu verwandeln – es ist nicht für Menschen gedacht, denen es nicht schnell genug gehen kann, es setzt die Bereitschaft voraus, in zäher Geduld um Gemeinsames zu ringen.

Im wissenschaftlichen Diskurs verhalten sich Menschen manchmal nicht viel anders als die Bettler in dieser Geschichte. Ganz besonders tritt das auch in theologischen Diskussionen rund um die Frage der Spiritualität zutage: Überall dort, wo Menschen in ihren Gesprächen in die Nähe der Gottesfrage geraten, bekommen ihre Argumente nicht selten eine eigenartige Brisanz und Bedrohlichkeit. Die einen wollen mit solchen Fragen nichts zu tun haben, andere steigern sich darin bis zu fanatisch-blinder Rechthaberei.

Der Hirnforscher und Religionswissenschaftler Andrew Newberg, ein Pionier der Neurotheologie, hat vor einigen Jahren gemeinsam mit dem Therapeuten Mark Robert Waldman ein Buch geschrieben und dort zu zeigen versucht, wie spirituelle Erfahrungen unser Gehirn verändern. Darin beschreiben die Autoren acht Wege der Fitness für Leib und Seele, Herz und Hirn. Die beiden wichtigsten dieser Wege erkennen sie darin, Gespräche mit anderen Menschen zu führen und dabei sich ganz besonders auf Fragen des Glaubens zu konzentrieren (Newberg u. Waldman 2012).

Die Begründung dafür ist einleuchtend: Die Sprache und das menschliche Gehirn haben sich zusammen weiterentwickelt. Wenn wir also unser Sprachvermögen nicht trainieren, führt dies dazu, dass große Teile des Gehirns nicht wirksam mit anderen neuronalen Strukturen verbunden sind. Ein Gespräch fordert und fördert also soziale Interaktion. Und wer sich in solcher Interaktion auf Fragen des Glaubens einlässt, wird für sich und andere erkennen müssen, dass Glaube aus dem Vertrauen lebt. Aber weil ein Mensch einem anderen Menschen nie zu 100% vertrauen und sich auch nicht einmal auf seine eigenen Augen verlassen kann, wenn es z.B. darum geht, Farben zu erkennen, braucht er bei allem, was er denkt, sagt und tut, Offenheit und Weite, Hoffnung, Optimismus und Zuversicht. In dieser Grundhaltung von Offenheit und Weite entwickelt er seine soziale Kompetenz und gleichzeitig damit auch sein spirituelles Vermögen. Soziale Kompetenz und spirituelles Vermögen erscheinen so als die zwei Seiten einer Medaille.

Unter „Glaube" verstehe ich in diesem Zusammenhang alles, was ich in gelebtem und erlebtem Vertrauen erfahre, alles, was mich als staunenden Menschen so da sein lässt, dass ich davon „ganz weg" bin. Für diesen Bereich persönlichen Erlebens gibt es keinerlei Beweis für seine Richtigkeit. Es geht dabei nicht um das „Begreifen", sondern um „Ergriffen-Sein". Darüber mit anderen Menschen ein Gespräch zu führen erfordert ein Höchstmaß an Achtsamkeit und gegenseitiger Wertschätzung. Darum besteht der Sinn solcher Gespräche nicht in numerischer Auflistung von Glaubenssätzen, sondern im heilsamen Interesse daran, was im Innersten eines anderen Menschen vor sich geht.

3.8.2 Geduld

Die zweite Grundhaltung gelebter Spiritualität heißt „Geduld".

Zu Beginn des vorigen Jahrhunderts wendet sich der junge Dichter Franz Xaver Kappus an Rainer Maria Rilke mit der Bitte um Rat bezüglich seiner ersten literarischen Werke. So entstehen in den Jahren zwischen 1903 und 1908 an verschiedenen Orten in Europa zehn Briefe, in denen Rilke seinem jungen Kollegen mit Rat und Tat zur Seite steht. In einem dieser Briefe, geschrieben am 23. April 1903 in Viareggio bei Pisa, schreibt Rilke:

> » Lassen Sie Ihren Urteilen die eigene stille, ungestörte Entwicklung, die, wie jeder Fortschritt, tief aus Innen kommen muss und durch nichts gedrängt oder beschleunigt werden kann. Alles ist austragen und dann gebären. Jeden Eindruck und jeden Keim eines Gefühls ganz in sich, im Dunkel, im Unsagbaren, Unbewussten, dem eigenen Verstande Unerreichbaren sich vollenden lassen und mit tiefer Demut und Geduld die Stunde der Niederkunft einer neuen Klarheit abwarten: das allein heißt künstlerisch leben: im Verstehen wie im Schaffen.
> Da gibt es kein Messen mit der Zeit, da gilt kein Jahr, und zehn Jahre sind nichts, Künstler sein heißt: nicht rechnen und zählen; reifen wie der Baum, der seine Säfte nicht drängt und getrost in den Stürmen des Frühlings steht, ohne die Angst, dass dahinter kein Sommer

kommen könnte. Er kommt doch! Aber er kommt nur zu den Geduldigen, die da sind, als ob die Ewigkeit vor ihnen läge, so sorglos, still und weit. Ich lerne es täglich, lerne es unter Schmerzen, denen ich dankbar bin: Geduld ist alles! (Rilke 1929, S. 17)

Und am 16. Juli 1903 schreibt Rilke in einem Brief aus Worpswege bei Bremen:

» Sie sind so jung, so vor allem Anfang, und ich möchte Sie, so gut ich es kann, bitten, lieber Herr, Geduld zu haben gegen alles Ungelöste in ihrem Herzen und zu versuchen, die Fragen selbst liebzuhaben wie verschlossene Stuben und wie Bücher, die in einer sehr fremden Sprache geschrieben sind. Forschen Sie jetzt nicht nach den Antworten, die Ihnen nicht gegeben werden können, weil sie sie nicht leben könnten. Und es handelt sich darum, alles zu leben. Leben sie jetzt die Fragen. Vielleicht leben Sie dann allmählich, ohne es zu merken, eines fernen Tages in die Antworten hinein. (ebd., S. 21)

3.8.3 Humor

Das Wort „Humor“ kommt aus dem Lateinischen und bedeutet ursprünglich die aus dem Boden (*humus*) gezogene „Feuchtigkeit“ oder „Flüssigkeit“. Auf den menschlichen Körper bezogen, sind es die Körpersäfte (*humores*) Schleim, Blut, schwarze Galle und gelbe Galle. Ihre jeweilige Dominanz gilt für die antike Temperamentenlehre, wie sie vom Leibarzt des Kaisers Marc Aurel, dem griechischen Arzt Galenos von Pergamon (129 oder 131 n. Chr.) überliefert wurde, als Ursache für die typologischen Besonderheiten von Phlegmatikern, Sanguinikern, Melancholikern und Cholerikern. Die innere Balance und Ausgeglichenheit eines Menschen, so Galen, hängt von der Balance dieser seiner Körpersäfte ab. Humor ist so gesehen die Kunst, wieder in Balance zu kommen, herauszufinden aus wie auch immer gearteter Einseitigkeit. Diese innere Balance ist für mich mit dem Wort „Heiterkeit“ noch besser beschrieben.

Die Bedeutung einer humorvollen, heiteren Gemütsverfassung als Ausdruck seelischer Gesundheit ist von Alfred Adler immer wieder herausgestellt worden. Dies mag zunächst ein Ausdruck seiner eigenen Lebenseinstellung gewesen sein, die, ganz im Gegensatz zu der zurückhaltenden Behandlungspraxis von Sigmund Freud, von augenzwinkernder, fröhlicher Offenheit geprägt war.

Alfred Adler geht davon aus,

» dass die Messung des Gemeinschaftsgefühls eines Menschen leicht gelingt, wenn wir zu prüfen versuchen, wie groß seine Bereitschaft ist zu helfen, zu fördern und zu erfreuen. Diese Fähigkeit, Freude zu bringen, bewirkt, dass solche Menschen schon zufolge ihrer äußeren Erscheinung größerem Interesse begegnen. Sie kommen uns leicht näher, und wir beurteilen sie schon rein gefühlsmäßig viel sympathischer als andere Menschen. Ganz instinktiv empfinden wir ihre Züge als Kennzeichen des Gemeinschaftsgefühls. Es sind Menschen, die ein heiteres Wesen haben, nicht immer bedrückt und besorgt einhergehen, auch die anderen nicht immer zum Objekt oder Träger ihrer eigenen Sorgen machen, die es über sich bringen, im Zusammensein mit anderen Heiterkeit auszustrahlen, das Leben zu verschönern und lebenswerter zu machen. Man spürt die guten Menschen nicht nur in ihren Handlungen, in der Art, wie sie sich uns nähern, mit uns sprechen, auf unsere Interessen eingehen und für dieselben wirksam sind, sondern auch in ihrem ganzen äußeren Wesen, in ihren Mienen und Gebärden, in freudigen Affekten und in ihrem Lachen. Ein tief blickender Psychologe, Dostojewski, sagt, dass man einen Menschen am Lachen viel besser erkennen und verstehen könne als aus langwierigen psychologischen Untersuchungen. (Adler 1927, S. 199f)

So ist auch aus der Sicht Adlers ärztliches Handeln in „sozialer Gleichwertigkeit" begründet. Der Arzt und der Patient treffen dabei die Vereinbarung, miteinander in einer Atmosphäre, die von gegenseitigem Respekt und Kooperation geprägt ist, als Gleichwertige miteinander zu arbeiten. Adler begründet diese humorvolle Offenheit durch Hinweise auf die „sozial verbindenden Affekte" der Freude und Heiterkeit. Diese sind für ihn wichtige Kennzeichen psychischer Gesundheit. Heitere Menschen sind demnach „gute Menschen", und „Gutsein" fördert Heiterkeit, ist Adler überzeugt.

Humor ist die Kunst, die Welt und das eigene Leben auch aus anderer Perspektive anzuschauen. Deshalb ist Humor nicht in erster Linie eine Methode guter Unterhaltung, sondern die Kunst differenzierter Wahrnehmung.

In meiner Praxis halte ich für schwierige Gesprächssituationen einen „Glückswürfel" bereit, ein Kunstwerk des deutschen Konzept-Künstlers Timm Ulrichs, das auf allen sechs Würfelseiten sechs Punkte zeigt. Diesen Würfel schenke ich seit Jahren denen, die mir in besonders aussichtslos scheinenden Situationen ihr Vertrauen schenken. Und ich habe es noch nie erlebt, dass mein kleines Geschenk meinem Gegenüber nicht ein spontanes Lächeln hätte entlocken können.

3.8.4 Stille

Die deutsche evangelische Theologin und Mystikerin Dorothee Sölle (1997) unterscheidet zwei Arten des Schweigens: das vorsprachliche und das nachsprachliche Schweigen, die Erfahrung, dass endlich zur Sprache kommen könnte, was längst gesagt gehörte, und das erfüllte Schweigen, nachdem endlich das längst Fällige zur Sprache kommen konnte. Mit Stille ist hier aber etwas noch Tieferes gemeint, wenn etwa der Dirigent Daniel Barenboim sagt: „Musik kommt aus der Stille und endet in ihr." Wie hier ein Künstler mit der „Stille" Musik zu erklären versucht, so löst sich auch in der menschlichen Kommunikation aller Klang in Stille auf und kommt aus ihr. Am intensivsten erlebe ich das in der Intimität inniger Gespräche, in denen sich wie von selbst lange Pausen ergeben, erfülltes und bedrücktes Schweigen. Die in diesen Pausen erlebbare Stille ist vielfältig und in ihrer Tragweite nicht ins Wort zu bringen. Solche Erfahrung spielt auch am Kranken- und Sterbebett eine unüberbietbar kostbare Rolle. Hier wächst ein Miteinander, von dem Betroffene nachher dankbar erzählen, wie wohltuend es sein kann, gemeinsam zu schweigen, es aushalten zu können, dass es im Moment nichts (mehr) zu sagen gibt.

Stille ist vor allem dort das Gebot der Stunde, wo die Majestät der Krankheit als die kleine Schwester des Todes unangemeldet in der Tür steht. Damit fällt ein neuer Blick auf das Leben eines Menschen. Bisher mag er vielleicht wie „der Wilde mit seiner Maschin" unterwegs gewesen sein, frei nach Helmut Qualtingers Devise: „Ich weiß zwar nicht, wohin ich will, dafür aber bin ich schneller dort." Plötzlich steht diese Maschine still, stottert, zieht nicht mehr! Jetzt ist Anhalten, Absteigen, Nachschauen, „Innehalten" angesagt. Der Blick richtet sich nicht mehr „zielgierig" getrieben nach vorne, sondern nach „innen". Damit ist mit einem Schlag nicht mehr relevant, wohin ein kranker Mensch will, auch nicht, was andere von ihm erwarten, sondern einzig und allein die Frage, was mit ihm los ist, wie es ihm jetzt, wo nichts mehr geht, geht, was in ihm vor sich geht, was das alles hier und jetzt für ihn zu bedeuten hat. Die Antwort auf diese Fragen ist nicht delegierbar. Das diesen so „verunfallten" Menschen betreuende Team aber handelt aus der Überzeugung, dass es auf der Welt nichts Wichtigeres zu tun gäbe, als diesem einen bestimmten Menschen den Raum (der Stille) zu geben, damit er (endlich) der sein kann, der er ist. Der Prozess der Heilung ist – so verstanden – die Kunst, dem inneren Potenzial eines Menschen neue Möglichkeiten der Entfaltung anzubieten, ohne dabei wissen zu können, wie sich der Verlauf der Krankheit entwickelt und ob es sich überhaupt lohnt. Keine Garantie, nur das bedingungslose

Vertrauen in die Kraft der Begegnung und des Verstehens steht am Anfang dieses therapeutischen Weges. Dadurch wird der Ort solcher Behandlung zur Asylstätte für das menschliche Leid, die Menschen, die dort arbeiten, zu Vertrauten, im Idealfall zu „Wahlverwandten".

Dass eine solche Nähe in helfenden Berufen möglich ist, beweist in vielen Situationen die tägliche Erfahrung, freilich aber auch, dass diese Nähe nicht planbar ist. Wo sie sich ereignet, wenn auch nur „ein Lächeln lang" (Rilke), bewirkt sie überfließende Dankbarkeit auf beiden Seiten. Ich glaube daran und weiß aus tiefer Erfahrung, dass dort, wo solches gelingt, die Welt in Erstaunen gerät! Gefragt nach einer geeigneten Methode, um das zu erreichen, gibt der indische Philosoph und spirituelle Meister Jiddu Krishnamurti (1895–1986) eine verblüffend einfache Antwort: „Es gibt keine Methode! Es gibt nur Achtsamkeit!"

Literatur

Adamietz J (Hrsg) (1993) Juvenal Satiren (Lateinisch-deutsch). Artemis & Winkler Verlag, München

Adler A (1927) Menschenkenntnis. In: Rüedi J (Hrsg) Alfred Adler Studienausgabe, Bd 5. Vandenhoeck & Ruprecht 2001, Göttingen, S 199–200

Adler A (1930–1932). Psychotherapie und Erziehung. Ausgewählte Aufsätze, Bd 2: 1930–1932. Fischer, Frankfurt a. M. 1982

Bauer J (2006) Prinzip Menschlichkeit. Warum wir von Natur aus kooperieren. Hoffmann und Campe, Hamburg

Buber M, Rosenzweig M (1954) Die Schrift. Die fünf Bücher der Weisung, 11. verbesserte Aufl. der neubearb. Ausg. v. 1954. Verlag Lambert Schneider, Heidelberg 1987

Hennemann S (1984) Ein Mensch. In: Kruppa H (Hrsg) Wo liegt Lächeln begraben? Gedichte gegen den Frust. Fischer, Frankfurt a. M., S 61

Hofmeister W (1985) Rechnung. In: Ringel E. Die Kärntner Seele. Hermagoras Verlag, Klagenfurt 1988, S 202–203

Kogelnik K, the Venetian Heads (1996) „The Chicago Athenaeum". Museum of Architecture and Design. In: Berengo Fine Arts und Galerie J. Walker (Hrsg) Interview von Christian K. Narkiewicz-Laine (President of the Chicago Athenaeum) mit Kiki Kogelnik

Küng H (1978) Existiert Gott? Antwort auf die Gottesfrage der Neuzeit. Piper & Co., München

Mettnitzer A (2009) Klang der Seele. Styria Verlag, Wien

Newberg A, Waldman R (2012) Der Fingerabdruck Gottes. Wie religiöse und spirituelle Erfahrungen unser Gehirn verändern. Goldmann, München

Rilke RM (1929) Briefe an einen jungen Dichter. Insel, Leipzig

Schiller F, Viehoff H (1856) Gedichte (Vol. 3). Becher, Stuttgart

Sölle D (1997) Mystik und Widerstand. Hoffmann und Campe, Hamburg

Wilhelm R (2008) Die Lehren des Konfuzius. Die vier konfuzianischen Bücher – Chinesisch und Deutsch. Übersetzt und erläutert von Richard Wilhelm. Matrix-Verlag, Wiesbaden

Religion und Gewalt – ein Beitrag zu einer aktuellen Gesellschaftsproblematik

Gerd Eichberger

F. Riffer, E. Kaiser, M. Sprung, L. Streibl (Hrsg.), *Die Vielgestaltigkeit der Psychosomatik*, Psychosomatik im Zentrum, DOI 10.1007/978-3-662-54146-3_4

In diesem Beitrag wird der Zusammenhang zwischen Religion und Gewalt problematisiert. Im Vordergrund steht dabei die Monotheismus-Debatte, welche vom Ägyptologen Jan Assmann ausgelöst wurde und zu einer intensiven Diskussion über das Thema führte, für welches der Philosoph Sloterdijk das Zitat prägte: „Am Berg Sinai wird eine moralisch neue Qualität des Tötens erfunden: es dient nicht mehr nur dem Überleben eines Stammes, sondern dem Triumph eines Prinzips." In der Folge soll – wegen des Überwiegens des gegenwärtigen Terrors von islamistischer Seite aus – eine kurze Einführung in das dschihadistische Denken vermittelt werden. In der Folge wird die Sozialisation muslimischer Männer psychoanalytisch interpretiert und auch der Begriff des Fundamentalismus einer psychoanalytischen Reflexion unterzogen. Im Anschluss daran folgt eine Beschreibung der Radikalisierungsprozesse europäischer Jugendlicher und der Möglichkeiten des Umgangs mit diesem Phänomen.

4.1 Die Monotheismus-Debatte

Nach der Monotheismus-Debatte verdanken wir die Welle der gegenwärtigen religiös motivierten terroristischen Aktionen der Entwicklung monotheistischer Religionen. Dazu der Theologe Graf (2014), welcher Religionen zunächst ganz allgemein kritisiert:

> » Fromme Menschen, die sich in ihrer Heilsgewissheit dazu legitimiert sehen, zu morden und zu brandschatzen, „heilige Kriege" zu führen, Mädchen zu vergewaltigen, Kinder als Selbstmordattentäter in den Tod zu schicken, zwingen uns, darüber nachzudenken, ob Religion als solche immer gut ist. Der Glaube an Gott kann den Menschen enthemmen, brutalisieren, mit Ekel und Hass erfüllen. Angriffe auf andere und deren Ermordung können als heilige Handlung liturgisch inszeniert werden. Dies gab es seit den Anfängen der menschlichen Religionsgeschichte, und es betrifft keineswegs nur bestimmte Religionen im Unterschied zu anderen, sondern jede historisch bekannte Religion.

Assmann (1998, 2014) hebt im Gegensatz dazu die Bedeutung des Monotheismus hervor. Er löste die Diskussion mit der Publikation des Werkes „Moses der Ägypter. Entzifferung einer Gedächtnisspur" im Jahre 1998 aus und sprach dabei von der „intrinsischen Gewalt der monotheistischen Religionen" (Assmann 2014, S. 36). Das erste Gebot („Ich bin der Herr Dein Gott, Du sollst keine anderen Götter haben neben mir") sei die Quelle von Intoleranz, Fanatismus, Glaubenshass und Bereitschaft zur Vernichtung Andersgläubiger. Durch den Monotheismus sei eine neue Form der Gewalt in die Welt gekommen, nämlich die Gewalt „im Namen Gottes". Zurückzuführen sei diese Gewalt auf die „mosaische Unterscheidung", welche in die Beurteilung von Religionen die Kriterien „wahr" und „falsch" eingeführt hätte. Wobei zu beachten ist, dass die Gewalt des Monotheismus sich weniger gegen die vielen Götter im Außenbereich wendete, sondern vor allem im Inneren wirksam wurde – gegen die Abtrünnigen, gegen jene Menschen, die sich vom „wahren Glauben" abwenden.

Eine extreme Form religiöser Gewalt wird in der Episode des Goldenen Kalbes (Exodus 32) erzählt – ein Text, auf den auch Sloterdijk (2014) hinweist:

> » Und Mose trat in das Tor des Lagers und sprach: Zu mir, wer für den Herrn ist! Da sammelten sich alle Leviten um ihn. Er aber sprach zu Ihnen: So spricht der Herr, der Gott Israels. Es lege sich ein jeder das Schwert an die Hüfte. Zieht hin und her im Lager von Tor zu Tor, und es töte ein jeder seinen Bruder, jeder seinen Freund und jeder seinen Verwandten. Und die Leviten handelten nach dem Wort des Mose. So fielen vom Volk an jenem Tag an die dreitausend Mann. (2. Mose, 32,26–28)

Dazu Sloterdijk:

> » In dem Mose-Wort: „es töte ein jeder seinen Bruder, Freund und Nächsten" (2. Moses, 32,27) hört man erstmals die Parole jenes Eifers für das Eine und den Einen, dessentwegen die Geschichte des Monotheismus über weite Strecken – namentlich in ihren christlichen und islamischen Redaktionen – als ein Bericht heiliger Rücksichtslosigkeit gelesen werden muss. Am Berg Sinai wird eine moralisch neue Qualität des Tötens erfunden: es dient nicht mehr nur dem Überleben eines Stammes, sondern dem Triumph eines Prinzips. (Sloterdijk 2007, S. 45)

Das heißt: „mit Gewalt wird die Realität der göttlichen Ordnung angeglichen" (Graf 2014).

Dazu ein kurzer historischer Ausflug in die Geschichte des Islam und seiner „Prinzipientreue": Lohlker (2015b) beschreibt pietistische Reformbewegungen im Islam bereits im 17. Jahrhundert. Schon damals wurde der gesellschaftlichen Amoralität Widerstand entgegengebracht, jener Amoralität, welche sich im Genuss von Wein, aber auch Kaffee und Tabak sowie Singen, Tanzen und Musik verkörpert sah. In der weiteren pietistischen Entwicklung im Islam kam es zum Bündnis zwischen der Herrscherfamilie Ibn Saud und dem Begründer der Bewegung des Wahabismus, Muhammad Ibn Abdalwahhab. Basis ihres Denkens war ein erneuter Rekurs auf den Koran und die Hadithe sowie die Betonung eines strikten Monotheismus (Seidensticker 2014).

Dies führte wieder hin zur gegenwärtigen, bedrohlichen Form einer islamischen Religionsausübung – nämlich zum Salafismus (Ceylan u. Kiefer 2013) als einer neo-fundamentalistischen Bewegung, welche auf mehreren Stufen existiert – auf einer puristisch-religiösen Bewegung bis zu einer aggressiv-gewalttätig-dschihadistischen Strömung, welche man für die Terroranschläge in Paris (Charlie Hebdo u.a.) und Brüssel verantwortlich machen kann. Wir können das aber auch wieder als Konsequenz eines unerbittlich durchgehaltenen Monotheismus ansehen, dem es nicht unbedingt um Gott oder den Menschen geht, sondern um das machtvolle Aufrechterhalten eines Prinzips – wie Sloterdijk das formulierte.

Jan Assmann sprach die Vermutung aus, dass aufgrund der „mosaischen Unterscheidung" der Monotheismus als „Gegenreligion" gegen die bestehende polytheistische Götterwelt ein besonderes Potenzial zur Entwicklung von Gewalt bereitgestellt hätte. Er verteidigt sein Konzept einer „intrinsischen Gewalt" des Monotheismus auch durch den Hinweis auf die Entwicklung einer rigiden Orthodoxie, die das Falsche festlegt und ausmerzt. „Dass das Gefühl der Unvereinbarkeit unter bestimmten Umständen in Intoleranz und Intoleranz in Gewalt umschlagen kann, ist kaum zu bestreiten." (Assmann 2014, S. 47)

Sloterdijk weist auf die kultisch explizit gemachte Pflicht zur Grausamkeit hin, die bei der Exekution von strengen Gottes- bzw. Führergeboten demonstriert werden soll: So gebietet Moses den Kriegern bei dem Rachefeldzug gegen die Midianiter die vollständige Auslöschung dieses Volkes. Es erzürnt ihn, als er erfährt, dass das israelitische Heer lediglich alle Männer niedergemacht hatte, Frauen und Kinder jedoch in Gefangenschaft führen wollte. In seinem Eifer besteht Moses darauf, auch sämtliche Knaben und alle erwachsenen Frauen zu töten. Sloterdijk weiter:

> » Die vielfach reflektierten und redigierten Brutalismen der Heiligen Schrift, die um das Jahr 400 v. Chr. ihre Endgestalt erreicht haben dürften, sind nur aus ihrer religiösen Grammatik begreiflich zu machen. Die drei Religionskollektive teilen miteinander den in der sinaitischen Verschärfung prägnant ausgeformten Zugriff auf das Leben ihrer Angehörigen im Modus der totalen Mitgliedschaft. Dies verrät sich nicht zuletzt in ihrer gemeinsamen tiefen Nervosität angesichts der Gefahr von Apostasie. Noch der heutige Islam ist vom Problem der Apostasie geradezu besessen, wie unter anderem eine fatales Urteil des

> Fatwa-Ausschusses der al-Azhar-Universität in Kairo bezeugt: nach diesem sind noch heute Apostaten unter gewissen Umständen als Verräter an Allah zu töten. Zudem wird der Islam in diesen Tagen mehr denn je vom Argwohn gegen reale oder vermeintliche Blasphemien heimgesucht. Als Angehörige eines Eiferkollektivs, dessen Mitglieder die eigenen kulturellen Schwächen mit zunehmender Deutlichkeit verspüren, versäumen manche muslimische Eiferer heute keine Gelegenheit, sich von Ungläubigen beleidigt zu fühlen. (Sloterdijk 2014, S. 138)

In der Assmann-Sloterdijk-Diskussion wurde hinsichtlich der Grausamkeit monotheistischen Denkens allerdings auch die Tatsache formuliert, dass der menschliche Hang zur Grausamkeit nicht unbedingt an den Monotheismus gekoppelt sein müsse. In einer Liste menschlicher Grausamkeit (Brumlik 2014) liegt der Zweite Weltkrieg mit etwa 60 Millionen Toten an erster Stelle, gefolgt von den Tötungsdelikten im Rahmen der mongolischen Eroberungskriege und der Politik Mao Zedongs mit etwa 40 Millionen Toten. Allerdings tauchen unter dem Mantel islamistischer Fundamentalismen, wie z.B. von Abu Bakr al Bagdhadi geprägt, Formen menschlicher Grausamkeit auf, welche doch auch wieder eine gewisse Spitze der Rangliste zu erreichen scheinen, weswegen ich mich – noch vor der psychoanalytischen Diskussion – dem religiösen Denken der Dschihadisten zuwenden möchte.

4.2 Dschihadismus

Ein Grundbegriff im Denken von aggressiven Teilen des Islam – im Speziellen des wahabitischen Sunnismus – ist der „Dschihad". Darunter verstand man im Laufe der Geschichte zunächst den „inneren Kampf gegen die negativen Regungen der Triebseele", sodann einen „gewaltlosen Widerstand" und „gerechten Krieg" sowie einen „antikolonialen Kampf" und – in seiner extremsten Ausprägung, der dschihadistischen Position – den gewaltsamen Kampf gegen eine ungläubige Umwelt (Lohlker 2015a). Etwa um 1980 – im Kontext des Afghanistan-Krieges – wandten sich bewaffnete Untergrundgruppen in Ägypten zusammen mit Strömungen aus Pakistan, Libyen und Palästina einer Formulierung zu, welche den Dschihad als gewaltsamen Kampf ansah, der die individuelle Pflicht eines jeden Gläubigen sei.

Nach dem Attentat vom 11.9.2001 entwickelte sich eine globale religiöse Subkultur. Ihren Höhepunkt erreichte diese mit der Ausrufung des „Islamischen Staates" am 29.6.2014. Es wäre daher unzureichend, den Dschihadismus im IS lediglich als politisch-militärisches Phänomen anzusehen – begleitet von einer religiösen Ideologie. Das religiöse Denken ist vielmehr zentral für die dschihadistische Subkultur und wird zum „subkulturellen Kapital" (Lohlker 2015a). Entscheidend ist die Praxis. Die Gewalttheologie des Islamischen Staates begründet sich durch den gewaltsamen Dschihad, durch die extreme Gewaltausübung des Kalifates und durch die Entwicklung eines spezifischen Todeskultes. Es wird und soll der Eindruck vermittelt werden, dass hier der „wahre Islam" verwirklicht werde. Es werde der Glaube gebracht „mit einem Buch, das rechtleitet, und einem Schwert, das Sieg verleitet".

Zu den – vor allem im Internet transportierten – Bildern gehören Embleme eines apokalyptischen Inhalts: das „schwarze Banner aus dem Osten als Zeichen für den Anbruch der Endzeit". Das dschihadistische Denken glaubt an die stabile Bedeutung des koranischen Textes und der Hadithe und verschreibt sich einem textuellen Atomismus. Differenzierte Interpretationsweisen werden abgelehnt.

Zentrale Themen sind die Zugehörigkeit zum einzigen wahren Glauben, was bedeutet, dass Abweichler unter den Begriff des „takfir" fallen – somit zum Glaubensabtrünnigen erklärt werden. Es wird eine als absolut sichere Kenntnis des göttlichen Willens deklarierte Lehre zur Abgrenzung der eigenen Gruppe gegen alle anderen benutzt, die militärisch zu bekämpfen sind. Im Konzept des „tauhid" wird die Einheit und Einzigartigkeit Gottes betont. Koranverse werden atomistisch isoliert, um die Verwerflichkeit von Demokratie zu belegen und den Vorrang des göttlichen Rechts zu betonen.

Um den Problemen zu begegnen, in denen sich die muslimische Weltgemeinschaft (umma) befindet, gebe es nur eine Lösung: „die Einigung der kämpfenden Avantgarde unter einem Kalifat". Das Ziel ist „die Befestigung des militärischen Dschihad gegen die Abgründe des Abgleitens in die Bedeutungslosigkeit und die Vernichtung der Furcht vor dem Westen" (Lohlker 2015b).

Der Titel einer islamistischen Zeitschrift bezieht sich auf diese apokalyptischen Traditionen, die besagen, dass „eine der größten Schlachten zwischen Muslimen und Kreuzfahrern nahe Dabiq stattfinden" wird, einem Gebiet nahe Aleppo.

Es werden vier Gründe angeführt, um dem IS-Kalifat zu folgen (ebd.):

1. Das Kalifat ist kein politisches Projekt.
2. Die moralische Überlegenheit der Gründer.
3. Die Gründer seien Mudschahids, also Kämpfer, die den militärischen Dschihad kämpfen.
4. Sie verfügen über religiöse Legitimität, da sie die von Gott, dem Propheten und den *salaf* versprochenen Anführer sind.

Der ideale Staat à la IS ist konstruiert als Garant für Frömmigkeit, Moralität und Reinheit. Der Text demonstriert die Selbstdefinition des IS als einzig wahrhaft islamischer Kraft, die sich notwendig der Gewalt bedient und bedienen muss. Diese Selbstdefinition macht auch eine scharfe Abgrenzung erforderlich: gegen andere Strömungen, seien sie dschihadistisch oder nicht. Sehr deutlich ist die Abgrenzung im Falle der Jabhat al-Nusra (JN), dem Hauptkonkurrenten des IS in Syrien. Aber auch andere islamische Organisationen wie die Muslimbrüder werden dafür kritisiert, dass sie den IS nicht unterstützen. Ebenso wird Saudi Arabien für IS-Anhänger als „Haus des Unglaubens" (dār al-kufr) angesehen, da die regierende Familie ungläubig sei. Sich aber der Gemeinschaft zu verweigern heißt für Muslime und Musliminnen letztlich glaubensabtrünnig zu werden, was in der Weltsicht des IS nur mit der Todesstrafe geahndet werden kann.

Eine sehr kritische und islamische Sicht vertritt Fahrhad Khosrokhavar (2010, S. 155) in seiner „Psychologie des globalen Jihad": „Die totale Gewalt gegen den Westen und seine Kultur und Dominanz ist die größte Charakteristik des globalen Dschihad." Dabei wird die Scheinanpassung an die Regeln der Demokratie lediglich als List betrachtet, um an die Macht zu kommen. Die Demütigung durch den Westen erzeuge ein Gefühl der Hoffnungslosigkeit und der Unfähigkeit. Viele Jugendliche empfinden sich in einer Opferrolle. Diese rechtfertige die Anwendung absoluter Gewalt gegen eine gottlose Gesellschaft, welche Muslime zurückweist, eben weil sie Muslime sind. Dem Westen wird eine Haltung der Gottlosigkeit und Unmoral attestiert, welche sich im Erlauben von Homosexualität, weiblicher Nacktheit, Alkohol- und Drogenkonsum zeigt. So wäre förmlich eine Gegenkultur notwendig – durch traditionelle islamische Werte. Die westliche Welt wird als fundamental pervers und für Muslime als demütigend empfunden, weil ihre eigene Lebenshaltung infrage gestellt wird. Diese Infragestellung wird vor allem der Säkularisierung zugeordnet, welche als beschämend empfunden wird.

Das ist der Grund, warum viele Dschihadisten Muslime der moderneren Generation sind, welche nicht nur westliche Werte zurückweisen, sondern auch die Dominanz des Westens durch diese Werte. Der globale Dschihadismus ist somit eine Reaktion auf diese Dominanz und die daraus folgende Demütigung. Er ist eine Vision des Selbst als gedemütigt durch den Westen, und die logische Reaktion ist es, diesen demütigenden Westen selbst zu demütigen. Hier spielt die Religion eine hervorragende Rolle. Die „anderen" sind in der Folge gottlos und daher unwert zu leben. Deren

Tod wird zu einem zentralen Ziel und einem Akt, welcher die Erniedrigung in Stolz überführt, indem man anderen – den ungläubigen Westlern – ihr Leben nimmt. Diese „Gegendemütigung" mischt sich mit einer Politik des Todes. Da der Westen waffentechnisch überlegen bleibt, bleibt für die Dschihadisten nur der Weg, sich in einer symbolischen Weise gegen die Demütigung zu wehren. Das Märtyrertum ist der einzige Weg, den feigen Westen, der den Tod fürchtet, zu treffen.

Bombenattentate zeigen die Macht der Gruppe und ebenso die Hilflosigkeit des arroganten Westens; die erlebte Demütigung wird in Ruhm überführt. Die einzige Grenze bleibt nur noch die physische Kapazität der „menschlichen Bomber", welche im Namen einer radikalen Version des Islam sterben.

Auf diese Weise wird der narzisstische Wunsch nach Anerkennung befriedigt, obwohl diese Bewunderung durchwegs negativ ist und auf Angst und Unterdrückung beruht. Der 11. September öffnete den Weg zu einem symbolischen Königreich mit erschreckenden Bildern der Gewalt. Die Bilder des TV zeigten eine unfassbare Gewalt, welche den Status einer Apokalypse einnahm. Bin Laden wurde in der Folge ein symbolischer Robin Hood in einer Welt, in der die Gewalt ursprünglich ein Monopol des Westens gegenüber dem Islam war. Die Gewalt erfüllt somit eine doppelte Funktion – einerseits als Rache an den USA, andererseits in der Herbeiführung einer generellen Berühmtheit.

In den Augen der radikalisierten Gruppen werden die Muslime zu Eroberern; sie sind fähig, Geschichte zu machen, in der sie selbst aktiv, nicht passiv sind, dominant, nicht dominiert. In diesem Denken müssen Rache und Gewalt mit noch mehr Gewalt beantwortet werden. Im westlichen Denken zieht die gesteigerte Gewalt mehr Aufmerksamkeit auf sich: Je mehr Gewalt, desto mehr Ehrfurcht wird durch die Medien vermittelt. Die Säkularisierung bietet die größte Begründungsstruktur für einen globalen Dschihadismus. In gewissem Sinn wird allerdings die ganze Welt als säkular angesehen – alles, was sich außerhalb des authentischen Islam befindet. Die Tötung von Menschen im Westen wird somit als Schutz des Islam angesehen und führt folgerichtig zu keinerlei Schuldgefühlen. Diese Vision zeigt eine Unverträglichkeit zwischen der Moderne und dem totalen Islam. Die islamischen Werte sind die einzigen, welche die Welt retten können, weil die von Menschen geschaffenen Werte häretisch sind, sich also vom wahren Glauben abwenden und sündig sind – somit eine Überschreitung der Gesetze Allahs darstellen.

Das dschihadistische Denken scheint darüber hinaus durch die Verbindung von Heiligung und Läuterung mit Gewalt und Tod geprägt zu sein. Das Blutvergießen scheint eine notwendige Voraussetzung für die Erlösung zu sein. Dies hängt offenbar mit einem spezifischen Gottesbild zusammen, welches einen rachedurstigen, strafenden und übermächtigen patriarchalischen Gott zeigt – getreu der tribalen Struktur arabischer Populationen im Verlauf der Geschichte. Die grundsätzliche Unterwerfungshaltung des Islam wurde bereits angesprochen; die Polarisierung zeigt sich als einheitliches Denkmuster, und der missionarische Charakter einer Unterdrückungsreligion mit Endzeitvisionen wird im gegenwärtigen europäischen Alltag des salafistisch-dschihadistischen Denkens verwirklicht. Charakteristisch für den Fundamentalismus sind ferner die meistens unkritische, wortgetreue Rezeption heiliger Texte („Textfetischismus") und die Ablehnung kritischer Auseinandersetzung mit religiösen Texten oder gar zeitangepasste Interpretationen, die die historische Situation der Textentstehung berücksichtigen.

4.3 Religion, Gewalt und Dummheit

Clemens Sedmak hat 2014 in seinem Vortrag „Macht Bildung glücklich? Macht Religion dumm?" das Problem der Auswirkung und Bestimmung von Dummheit im religiösen Bereich angesprochen und sie als „Kategorienmangel" interpretiert. Teile der islamischen Welt bieten erschreckende Beispiele für diesen Mangel – vor allem im Gender-Bereich. Als bedrückendes Beispiel dient hier das 2014 erfolgte Attentat auf die pakistanische Friedensnobelpreisträgerin Malala Yousafzai, ebenso das Verhalten der Gruppierung Boko Haram gegenüber Schülerinnen in Nigeria. Eine drohende Klugheit von Frauen kann von einzelnen muslimischen Gruppierungen offenbar nicht toleriert werden.

Ein beklemmendes Beispiel für wissenschaftliche Erkenntnis im Rahmen religiösen Denkens bot vor kurzem der saudiarabische Prediger Bandar al-Khairbari (www.spiegel.de). Er meinte, dass sich die Erde keineswegs um die Sonne drehe, sondern still stehe. Er steht damit in Übereinstimmung mit der katholischen Kirche in ihrer Haltung vor über 400 Jahren gegenüber Galileo Galilei. Übertroffen wird diese erkenntnistheoretische Haltung nur noch von jungen muslimischen Selbstmordattentätern, die sich vor dem Attentat ihren Penis fest umwickeln – offenbar um ihn zu schützen –, was angesichts der Wirkung des Sprengstoffs um ihren Körper im Bereich wahnhafter Illusionen zu liegen scheint (Information aus dem Lehrgang über Neosalafistischen Islamismus an der Donau-Universität Krems, 2015/2016).

Es könnte allerdings zu einfach sein, obiges Verhalten mit schlichter Dummheit oder psychischen Störungen zu erklären, eher ist von einer religiösen Großartigkeit und einem Gefühl der Unverwundbarkeit auszugehen. So wie die Erde im Mittelpunkt steht, ist auch der Penis des jungen Mannes der nicht zu schädigende Mittelpunkt seiner Existenz. Man könnte sich das aber auch mit einem ungeheuren, fast schon malignen Narzissmus erklären (Kernberg 2009) – und ist angehalten, über die Erziehung junger muslimischer Männer nachzudenken.

Die aus dem Iran kommende und in Deutschland arbeitende Psychoanalytikerin Marokh Charlier (2007) hat dazu beeindruckende Publikationen geliefert: Zunächst wird der Prozess der Säkularisierung beschrieben, der einen „Prozess ständiger Interpretationen, Verhandlungen und Verwandlungen" meint. In der westlichen Kultur hat dieser Säkularisierungsprozess in der intensiven Auseinandersetzung mit der gesellschaftlichen Ordnung in der Zeit der Renaissance, Reformation und Aufklärung begonnen. In patriarchalischen Gesellschaften wird mit solchen Veränderungen allerdings eher Sündhaftigkeit verbunden. Für Lévi-Strauss (zit. nach Erdheim 1984) ist das Charakteristische traditioneller Gesellschaften, dass sie bemüht sind, gegen „jede Veränderung ihrer Struktur, verzweifelt Widerstand zu leisten". Hierfür prägte er den Begriff der „kalten Gesellschaften". Die Frage ist nun: Geht es in islamischen Gesellschaften in der Tradition der Unveränderbarkeit um eine Folge der islamischen Theologie oder um die weitergehende Absicherung der Macht des Patriarchats?

Charlier vertritt nun die These, dass die Tradition der patriarchalisch-islamischen Kultur durch die Sozialisation des Jungen tradiert wird. Die islamischen Erziehungspraktiken werden aus dem Koran abgeleitet und damit als unveränderliche Wahrheiten geltend gemacht. Die islamische Erziehung erlaubt keine individuellen Entfaltungsmöglichkeiten im Sinne einer autonomen Ich-Bildung, sondern fordert eine kollektive Identität und Unterwerfung unter das patriarchalische Prinzip. Im Zentrum der islamischen Theologie steht der absolutistische Glaube an und die Unterwerfung unter einen einzigen Gott. Eine progressive Bewegung und die Vorstellung einer Veränderung in der Zukunft bedeuten für die islamische Theologie gleichsam einen Abfall vom Glauben, weil damit die Bewahrung des Ideals und des idealen Objekts der Vergangenheit infrage gestellt wird. Das Lebensbestreben der Muslime gilt folglich nicht der Gegenwart und der Zukunft, sondern der Vergangenheit, der Unveränderlichkeit der Prophetentradition. Das Ideal des Westens hingegen liegt in der Vorstellung eines stetigen Wandels und einer Progression. Die gläubigen Muslime dagegen sehen ihr Ideal in der Vergangenheit, nämlich in der Offenbarung Mohammeds. Im Islam als dem radikaleren Monotheismus gibt es keinen Raum für eine ambivalente Gefühlseinstellung Gott/Vater gegenüber. Jad Jiko (2004) beschäftigt sich anhand der Geschichten von Hiob und Abraham, die sowohl in der Bibel als auch im Koran zu finden sind, mit den Unterschieden in der unbewussten „Rezeption der Vater-Sohn-Beziehung". Die zentrale These lautet, „dass der Islam nach einer Zwischenphase der christlichen Religion, während der der Monotheismus in der Dreifaltigkeit als Sohnes- und Mutterreligion eine deutliche Lockerung erfuhr, einen strengeren Monotheismus als sein Vorbild eingeschlagen hat. Nach dem Übergang von der Vaterreligion zur Sohnes- und Mutterreligion kehrte der Vater in strengerer Form in den Islam zurück." (Jiko 2004, S. 27)

Das Geschlecht „männlich" ist in einer auf den Islam ausgerichteten Gesellschaft mit der Vorstellung von Überlegenheit und Stärke besetzt. Die primären Bezugspersonen für das Kind in den ersten Lebensjahren sind ausschließlich weiblich, die Mutter und/oder andere weibliche Familienmitglieder. Den Vater erlebt der Junge zunächst überwiegend über die Mutter und ihre Beziehung zum Vater; als Besitzer der Mutter, als deren Beschützer und Versorger, als Instanz, die Gehorsam verlangt und grenzenlos grausam sein kann, wenn die Mutter nicht gehorsam ist. Das Abwehrkonzept der globalen Identifizierung kann in diesem Zusammenhang auch für die psychische Entwicklung des Jungen und sein Verhältnis zum Vater verwendet werden. Um der Todesangst vor und den Todeswünschen gegenüber dem Vater zu entgehen und seine Liebe nicht zu verlieren, wird durch eine globale Identifizierung eine ambivalente und damit konflikthafte Beziehung zum Vater vermieden, was aber gleichzeitig mit einer Hemmung der Individuation einhergeht. Der für den Jungen in der Frauenwelt eher schattenhafte Vater konturiert sich im Alter von ca. 7–9 Jahren als „realer Vater". Der Weg des Jungen zur Männlichkeit liegt aus der Sicht des Vaters im Gehorsam und in der Unterwerfung unter ihn und die religiösen Autoritäten. Hierbei spielt die Angst eine wesentliche Rolle. Die Fähigkeit, Angst zu erzeugen, verschafft Achtung und Respekt und gilt als Tugend von Autoritäten.

Gehad Mazarweh formuliert dies so (Lehrgang über Neosalafistischen Islamismus, Donau-Universität Krems, 2015/2016):

» Der Hass auf den Vater und die Todes- und Mordwünsche werden aus Angst und Schuldgefühlen verdrängt. Die Ängste der Knaben in vielen arabischen Familien werden bestätigt durch die Gewalttätigkeit der Väter, die Angst bleibt nicht nur im Bereich der Phantasie, sondern ist eine Realität, von der das Kind physisch und psychisch vergewaltigt wird. Die Furcht vor dem Vater zwingt die Söhne, ihre Hassgefühle zu verdrängen, den Hass nicht bewusst werden zu lassen. Kaum ein arabischer Sohn würde mit einem bewussten Hass gegen den Vater leben können.

Charlier (2010) sieht hier nicht den Abwehrmechanismus der Verdrängung am Werk, sondern eine Abwehr durch Identifizierung, welche an die von Anna Freud beschriebene Identifizierung mit dem Angreifer erinnert. Es kommt zu einer Unterwerfung des Sohnes unter die Bedürfnisse des Vaters und macht aus dem Sohn einen Diener des Vaters. Statt einer wirklichen Objektbeziehung wird die Einheit mit dem Vater durch Identifikation nur vorgetäuscht. Die Intensität der durch globale Identifizierung verleugneten aggressiven Affekte einerseits und das Ausmaß des Verlangens nach Liebe und Anerkennung andererseits können dazu führen, dass der Junge später im Extremfall bereit ist, sich für den Vater bzw. für die Gewinnung seiner Liebe zu opfern. Dies findet seinen Ausdruck am stärksten im Mythos des Opfertodes und Märtyrertums als Beweis von Männlichkeit, religiöser Treue und Unterwerfung, was bis hin zur Selbst- und Objektvernichtung als Zeichen von Liebe und Stolz führen kann.

Die Intoleranz gegenüber Ambivalenz durchzieht die historische und religiöse Struktur des Islam. Wer sich nicht nach den strengen Gesetzen des Islam richtet, sich also nicht bedingungslos den Autoritäten unterwirft wird, als „Kufr" bezeichnet, als jemand, der vom Glauben abfällt. Er wird verstoßen, im Extremfall getötet. Der Kufr leistet also einen Widerstand gegen die Autorität, was nach psychoanalytischer Terminologie als Ausdruck adoleszenten Verhaltens, eines

Neins und eines Versuchs der Separation verstanden werden kann. Die Gedanken und Taten des Kufr werden als abtrünnig und schändlich angesehen und das autonome Handeln des Kufr damit praktisch dem Tod zugesprochen. Durch solche projektive Mechanismen, mit denen die eigenen aufbegehrenden Wünsche auf den Kufr, der ausgestoßen wird, projiziert werden, wird die Gruppenkohäsion der islamischen Gemeinschaft gestärkt – das individuelle Wachstum aber be-/verhindert. Oevermann (2006) charakterisiert in seiner Arbeit über monotheistische Religionen den Islam als eine Gehorsamsreligion, die eine Hemmung von Autonomisierung und Individuierung zugunsten der Konformität mit der Gemeinschaft beinhaltet.

Dies wäre nun eine Erklärung des terroristischen Verhaltens muslimischer Männer aufgrund ihrer Sozialisation – nicht erklärt ist damit aber die islamische Grundhaltung des totalitären, faschistoiden Fundamentalismus.

Lassen Sie mich daher noch einige Gedanken des New Yorker Psychoanalytikers Charles Strozier (2010, S. 59) über Denkstrukturen des Fundamentalismus anführen: „Fundamentalisten erleben die Moderne als eine heftige Bedrohung, auf die sie reagieren müssen." Die psychische Tendenz zu Dualismus und Paranoia spielt im fundamentalistischen Denken eine zentrale Rolle. Fundamentalistische Vorstellungen tragen stets apokalyptische Züge, weil sie auf das Ende der gegenwärtigen und die Erlösung in einer neu entstandenen Welt zielen. Viele Fundamentalisten schöpfen daraus, dass sie sich großen Gefahren ausgesetzt sehen und sich in der Opferrolle erleben, die Kraft und Leidenschaft, die sie brauchen, um dem „Bösen" zu widerstehen und neue Wege zur Erlösung erkunden zu können. Dschihadisten legen die Worte des Korans oft in radikaler Weise aus und greifen auf Aspekte der Hadith-Überlieferungen zurück, um den Islam in den Dienst ihres extrem apokalyptischen, paranoiden und von Gewalt durchtränkten Weltbildes zu stellen.

Bei der Erkundung des Phänomens der Gewalt liegt das Augenmerk vor allem auf der apokalyptischen, vom Tod durchdrungenen Dimension des fundamentalistischen Denkens. Eine Erlösung ist letztlich nur durch absolute Auslöschung der Welt und all ihrer Übel möglich. Das Ende im Tod aber soll den Tod selbst überwinden, in einer Erneuerung der Welt, die mit gewaltigen Hoffnungen verbunden ist. Der Paranoiker lebt in einer Welt erregter Übertreibungen, die bar jeden Einfühlungsvermögens ist. Ihm mangelt es an Sinn für Humor, Kreativität und Weisheit. Sein Universum ist bestimmt von Beschämung und Demütigung, Argwohn, Aggressivität und Dualismen, die das ausschließlich Gute vom puren Bösen scheiden. Der Paranoiker schwelgt in Größenphantasien und pflegt in jedem Fall eine apokalyptische Weltsicht. Die „Bösen" sind in den Augen der Islamisten die Abendländer – Osama bin Laden sprach von „Zionisten" und „Kreuzfahrern". Der grauenerregende und abstoßend böse andere, der aus den Tiefen des eigenen Inneren entsteht, dient als ein externer Bezugspunkt.

Der Paranoiker durchschaut den bösen anderen, weil er ihn selbst geschaffen hat. Er ist mit der geheimen Welt des Bösen, die er in seinen projektiven Manipulationen geschaffen hat, innig vertraut. Die starr dualistische Perspektive wehrt die Niedertracht durch Verschiebung nach außen ab und weist dem Selbst die Position der Tugendhaftigkeit und Rechtschaffenheit zu. Der andere wird zur Verkörperung des Bösen und kann nicht nur, sondern *muss* ausgeschaltet werden. Wenn in extremeren Fällen die Phantasie zur Tat wird, fühlt sich der Paranoiker nicht einfach nur berechtigt, sondern geradezu verpflichtet, zu töten. Wir müssen uns leider klarmachen, dass diejenigen, die zur Gewalt gegen den apokalyptischen Anderen greifen, seine Vernichtung subjektiv als im Dienste hehrer Ziele stehend erleben, und zwar auch dann, wenn wie in der Offenbarung (Johannes) nicht der Mensch, sondern Gott als die handelnde Instanz dargestellt wird.

Die kollektive Beseitigung des anderen, d.h. der Genozid, entspringt einer tief empfundenen idealistischen und moralischen Verpflichtung, die Welt besser zu machen (Lifton 1961). Militante apokalyptische Bewegungen belassen es nicht bei der Aufteilung der Welt in unversöhnliche

Widersacher, sondern sehen mit Freuden dem Ende der Zeiten entgegen. Ihnen geht es auch um deren Reinigung. Und Reinigung verbindet sich hier mit dem gewaltsamen Tod. Zahlreiche Religionen verknüpfen das Thema der Reinigung mit dem Opferthema. Das Opfer ist eine Möglichkeit, etwas zu heiligen, zu läutern. „Ohne Blutvergießen keine Sündenvergebung" – diese Verknüpfung von Reinigung, Verdammnis und Blutvergießen spielt für einen großen Teil religiös motivierter Gewalt eine zentrale Rolle.

Der Terrorist opfert sich selbst und bringt die Menschen, die er mit in den Tod reißt, zum Opfer dar. Post und seine Mitarbeiter (2003) haben einen Palästinenser interviewt, der ihre Verwendung des Begriffs „Selbstmord" zornig zurückwies und ihnen erklärte: „Es ist kein Selbstmord. Wer Selbstmord begeht, ist eigennützig, schwach, psychisch gestört. Es ist istishad (Märtyertum oder Selbstaufopferung im Dienste Allahs)." Ein Hamas-Führer sagte: „Die Liebe zum Märtyrertod wurzelt tief im Herzen. Doch diese Belohnungen sind nicht das Ziel des Märtyrers. Sein Ziel besteht einzig darin, Allahs Wohlgefallen zu finden. Auf die einfachste und schnellste Weise geschieht dies, indem man für Allahs Sache stirbt."

Die Angriffe vom 11. September waren folglich kein politischer Akt. Sie waren ein religiöser Akt. Entscheidend für die Psychologie des religiös motivierten Terrorismus ist vielmehr die Verbindung von Heiligung und Läuterung mit Gewalt und Tod.

Warum wird das Blutvergießen als notwendige Voraussetzung für die Erlösung erlebt? Diese Vorstellung hängt zweifellos mit dem Gottesbild zusammen, das hier ins Spiel kommt – das Bild von einem rachedurstigen, strafenden und übermächtigen patriarchalischen göttlichen Wesen. Der Gläubige muss eine Möglichkeit finden, in Kontakt zu einem omnipotenten Wesen zu treten, das seine Vernichtung fordert. Er muss sich demütigen und erniedrigen, sich absolut wertlos und abgrundtief schuldig fühlen. Zugleich gilt es, das strafende, omnipotente Wesen zu besänftigen und zu beschwichtigen. Dies erfordert ein Blutopfer. Abermals erkennen wir die inzwischen vertraute Kombination: das Bild eines Rache fordernden strafenden Gottes, das sich mit der kompromisslosen Forderung nach Reinigung und dem Thema des Blutopfers verbindet.

Volkan (2016), ein Psychoanalytiker zyprisch-türkischer Herkunft, welcher lange Zeit auch im palästinensischen Bereich therapeutisch gearbeitet hat, meinte dazu, es drehe sich alles darum, einen Dialog zu eröffnen, einen Kommunikationsraum zwischen den sich bekriegenden Parteien herzustellen. Selbstmordattentäter werden aufgrund bestimmter Erfahrungen, zugefügter Erniedrigungen und Traumata ausgewählt und zwei Jahre lang ausgebildet. Normale selbstmordgefährdete Menschen besitzen ein schwaches Selbstwertgefühl. Dagegen haben Selbstmordattentäter ein hohes Selbstwertgefühl, weil sie zum Wortführer der Großgruppe aufsteigen.

> » Wenn wir einfach das Böse verurteilen, dann werden wir niemals dahin gelangen, die Handlungen dieser Menschen zu studieren. Sehen wir aber hinter diesen Handlungen die Menschen, dann können wir versuchen zu erforschen, was sie so furchtbar macht. Außerdem können wir Strategien entwickeln, die darauf abzielen, sie zu befrieden.

4.4 Die Gegenwart religiöser Gewalt in Europa

Zur Gegenwart religiöser Gewalt in Europa stellte der norwegische Terrorismus-Experte Petter Nesser 2010 fest: Der dschihadistische Terrorismus ist kein „Nach-9-11-Phänomen". Bereits in den frühen 90er-Jahren hatte die Algerische Dschihad-Organisation GIA Netzwerke in Frankreich und anderen europäischen Ländern aufgebaut. Vor den Madrid-Attentaten im Jahr 2004 waren diese Gruppen durch nordafrikanische Immigranten dominiert. Die Gegenwart hat das Bild verändert:

Im Verlauf seiner Forschungen (Nesser 2011, 2014; Nesser u. Stenersen 2014) stellte Nesser folgende Typologie dschihadistischer Terrorzellen in Europa fest: Die einzelnen Gruppen würden durch einen „entrepreneur“ (Unternehmer) angeführt: Dieser würde sich proaktiv mit dschihadistischen Netzwerken verbinden, rekrutiere Personal, sozialisiere und trainiere ihre Kader. Manchmal waren diese Führungskräfte Dschihad-Aktivisten in ihren Heimatländern, z.T. wurden sie trainiert in Afghanistan, Pakistan, Tschetschenien, Bosnien oder anderen Plätzen. Sie sind erfahrener als ihre Untergebenen und sozial gut funktionierend. Einige sind gut ausgebildet und angestellt. Etliche haben Frauen und Kinder. Sie sind charismatisch-religiöse und politisch aktive Personen.

Ihnen folgen „Protegees“: Diese seien den „entrepreneurs“ ähnlich, aber jünger und mit weniger Einfluss. Sie seien oft sehr intelligente, gut ausgebildete und wohlerzogene Personen, welche sich professionell, akademisch und sozial gut verhalten könnten. Durch ihr Wissen würden sie innerhalb der Gruppen für die Herstellung von Bomben benötigt oder auch wegen ihres Wissens in der Informationstechnologie.

In der weiteren Gruppenstruktur unterscheidet Nesser „Misfits“, welche sozial weniger integrierte Personen seien, einen gestörten sozialen Hintergrund und eine kriminelle Vergangenheit hätten. Ideologisch seien sie weniger beteiligt als „entrepreneurs“ und „Protegees“. Rekrutiert werden sie zumeist aus Gefängnissen. Als letzten Teil der Gruppierung führt er „Drifters“ an. Diese hättten wenig spezifische Gründe, um in obigen Teams mitzumachen. Die Rekrutierung nütze Elemente der Jugendrebellion und der Abenteuerlust.

Auf persönliche Befragung meint Nesser dazu, dass man gegenwärtig vor allem gegen die „entrepreneurs“ – und damit auch gegen die einzelnen islamistischen Terrorzentren – ziemlich machtlos sei, weil vor allem diese „entrepreneurs“ zu gut angepasst seien und sich vor allem darum bemühten, den Geheimdiensten und der jeweiligen nationalen Polizei nicht aufzufallen.

4.5 Die Gegenwart der Deradikalisierung in Deutschland

In Anlehnung an Kaplan und Gordon (Kiefer 2015b) gilt es, drei Ebenen zu unterscheiden: eine primäre universelle Prävention, eine sekundäre, auch selektive Prävention und eine tertiäre, auch indizierte Prävention. Die Prinzipien der primären Prävention seien vor allem im Schulbereich wichtig. Dabei stünden Mädchen laut Dantschke (Lehrgang Neosalafismus, Donau-Universität Krems, 2015/2016) bereits ab dem 14. Lebensjahr unter Risiko, Jungen erst ab dem 16. Lebensjahr. Bezüglich des Neosalafismus kommt insbesondere dem islamischen Religionsunterricht eine besondere Bedeutung zu (Kiefer 2015b). Eine profunde religiöse Bildung könne hier einen wichtigen Beitrag zur „Immunisierung“ gegen radikale Inhalte leisten.

In der sekundären Prävention geht es u.a. um pädagogische Maßnahmen, die sich an solche junge Menschen richtet, deren Lebenssituation als „belastet“ gilt. Hier gehe es vor allem um Schulorte, die in sozialen „Brennpunkten“ liegen. Klassische Präventionsprogramme betreffen Sucht-, Gewalt- und Kriminalitätsprävention. Eine herausragende Strategie stellt hier die Straßensozialarbeit dar. Spezielle Projekte – vor allem in Deutschland – stellen die Aktivitäten der Berliner Beratungsstelle HAYAT dar (Dantschke 2015, mündl. Mitteilung).

Die tertiäre Prävention (Kiefer 2015b) schließlich richte sich an Personen, die bereits besondere Problemlagen aufweisen. Hier richtet sich das Augenmerk auf junge Menschen, die sich bereits radikalisiert haben. Zu den direkten Maßnahmen zählen z.B. Aussteigerprogramme, die sich an Mitglieder von gewaltbereiten Gruppierungen wenden. Nach Ansicht der Experten lasse sich z.B. eine neosalafistische Mobilisierung nur dann eindämmen, wenn in allen Bereichen aufeinander abgestimmte Maßnahmen entwickelt werden. Dazu bedürfe es eines landesweiten Präventionskonzeptes.

Zur konkreten Praxis meint Neumann (2015), dass es nach Ansicht der meisten Forscher unmöglich sei, nach einem einzigen, universell gültigen Radikalisierungsmodell zu suchen. Wenn es um die konkrete Praxis von Deradikalisierung bzw. Ausstiegsbegleitung geht, dann ist es wichtig, sich zunächst Modelle von Elementen der Radikalisierung zu vergegenwärtigen:

Zunächst ist hier die Erfahrung von Unmut, Unzufriedenheit und Konflikt hervorzuheben. Hier geht es darum, „kognitive Öffnungen" zu produzieren, also eine Bereitschaft herzustellen, eigene Denkmuster zu überprüfen und mit neuen Ideen und Wertvorstellungen zu experimentieren. Ein weiteres Element von Radikalisierung stellt die Annahme einer extremistischen Ideologie dar. Die Funktion von Ideologien besteht nach Neumann (2015) hauptsächlich darin, einen Schuldigen zu identifizieren und anschließend daran eine Lösung bereitzustellen und zur Mitarbeit an diesem Projekt zu motivieren.

Und schließlich gehe es im Radikalisierungsprozess um die Einbindung in Sozial- und Gruppenprozesse. Risikoreiche Formen des politischen Aktivismus, z.B. illegale und gewalttätige Aktionen, würden besonders viel Einsatz und Mut erfordern, die typischerweise das Ergebnis von starken sozialen Bindungen und Gruppenloyalität seien.

In der konkreten Praxis von Deradikalisierung und Ausstiegsbegleitung sind alle Aktivitäten anzuführen, die sich gegen die genannten Phänomene richten, also z.B. die Verstärkung von Gefühlen des Zweifels und der Enttäuschung bei Mitgliedern extremistischer Gruppen. Diese unter dem Begriff „Kognitive Deradikalisierung" (Neumann 2015) zusammengefassten Aktivitäten wurden im Lehrgang Neosalafismus an der Donau-Universität Krems 2016 von Moussa Al-Hassan Diaw und Elhakam Sukhni vorgestellt. Beide schilderten mit großer Übereinstimmung, dass sie im Verlauf ihrer Deradikalisierungsgespräche zunächst die religiösen Überzeugungen von radikalisierten Jugendlichen äußerst ernst nahmen, im weiteren Verlauf der Gespräche aber fundierte theologische Ansichten vermittelten. Dazu gehöre nach Ansicht dieser Experten eine genaue Kenntnis des Korans, die Fähigkeit, die arabische Sprache zu verstehen, und die Identität als überzeugte Muslime. Zu kritisieren sei dabei, dass nicht eine den säkularen Werten der westlichen Welt angepasste Haltung weitergegeben wird, sondern eine radikale Form der Religionsausübung durch eine weniger radikale bekämpft wird – was an das alte Sprichwort erinnert, den „Teufel mit dem Belzebub" auszutreiben. Ein weiterer Eckpunkt der Deradikalisierungsarbeit sei die Demobilisierung, d.h. die Aufgabe, eine Haltung herbeizuführen, welche das Unterlassen von Gewalt und des bewaffneten Kampfes befürwortet. Diese Demobilisierungsarbeit könne sowohl individuell als auch im Kollektiv erfolgen.

Generell sei auch die wissenschaftliche Untersuchung von Radikalisierungs- und Deradikalisierungsphänomenen zu fördern, wie dies z.B. in den Niederlanden seit dem Jahr 2007 im Centre for Terrorism & Counterterrorism (CTC) geschieht – und ebenso in dem an das King's College in London angebundenen und von Peter Neumann geleitete International Centre for the study of Radicalisation and Political Violence (ICSR), gegründet 2008.

Abschließend muss festgehalten werden, dass es sich bei dem Dschihadismus wohl um eine extreme Ausformulierung der islamischen Theologie handelt, welche mit den damit verbundenen Terroraktivitäten eine nicht zu unterschätzende Bedrohung der westlichen Welt darstellt. Die oben angeführten Deradikalisierungsbemühungen sind wohl ein erster Schritt im Umgang mit dieser Bedrohung, sollten aber nicht daran hindern, sich weiterhin mit der Ideologie des radikalen dschihadistischen Islams – und daher auch mit dem Islam generell – kritisch auseinanderzusetzen.

Literatur

Assmann J (1998) Moses der Ägypter: Entzifferung einer Gedächtnisspur. Hanser, München

Assmann J (2014) Monotheismus und Gewalt. Eine Auseinandersetzung mit Rolf Schieders Kritik an „Moses der Ägypter". In: Schieder R (Hrsg) Die Gewalt des einen Gottes. University Press, Berlin, S 36–55

Brumlik M (2014) Respektabel, aber falsch: Peter Sloterdijks Verschärfung von Jan Assmanns „Mosaischer Unterscheidung". In: Schieder R (Hrsg) Die Gewalt des einen Gottes. University Press, Berlin, S 196–217

Ceylan R, Kiefer M (2013) Salafismus. Fundamentalistische Strömungen und Radikalisierungsprävention. VS Springer, Wiesbaden

Charlier M (2007) Macht und Ohnmacht: Religiöse Tradition und die Sozialisation des muslimischen Mannes. Psyche 61(11): 1116–1131

Charlier M (2010) Macht und Ohnmacht. Religiöse Tradition und die Sozialisation des muslimischen Mannes. In: Leuzinger-Bohleber M, Klumbies PG (Hrsg) Religion und Fanatismus. Vandenhoeck & Ruprecht, Göttingen, S 198–214

Dantschke C, Mansour A, Müller J, Serbest Y (2011) Ich lebe nur für Allah-Argumente und Anziehungskraft des Salafismus. Schriftenreihe Zentrum Demokratische Kultur (ZDK), Berlin

Erdheim M (1984) Die gesellschaftliche Produktion von Unbewußtheit. Eine Einführung in den ethnopsychoanalytischen Prozeß. Suhrkamp, Frankfurt a. M.

Jiko J (2004) Die Verleugnung der Ambivalenz. Eine psychoanalytische Annäherung an den Monotheismus im Islam. Psyche 58(1): 26–46

Kernberg OF (2009) Narzißmus, Aggression und Selbstzerstörung. Fortschritte in der Diagnose und Behandlung schwerer Persönlichkeitsstörungen, 2. Aufl. Klett-Cotta, Stuttgart

Khosrokhavar F (2010) The Psychology of the Global Jihadists. In: Strozier CB, Terman DM, Jones JW (eds) The Fundamentalist Mindset. Psychological Perspectives on Religion, Violence, and History. Oxford University Press, New York, pp 139–155

Lifton RJ (1961) Thought reform and the psychology of totalism: A study of "brainwashing" in China. Norton, New York

Lohlker R (2015a) Dschihadismus – eine religiös legitimierte Subkultur der Moderne. Religionen unterwegs 21 (1). (http://www.weltreligionen.at/files/dschihadismus.dr.r.lohlker.pdf) (Zuletzt gesehen am 1.1.2016)

Lohlker R (2015b) Die Gewalttheologie des IS: Gewalt, Kalifat und Tod. Vortrag im Rahmen des Lehrgangs „Neosalafistischer Islamismus" an der Donau-Universität Krems – Universität für Weiterbildung, Department Migration und Globalisierung. Zentrum Religion und Globalisierung, Krems an der Donau

Lohlker R (2015c) Um Gottes Willen – Dschihad. Die Deutung als „Heiliger Krieg" greift zu kurz. Das Parlament 16–17. (http://www.das-parlament.de/2015/16/themenausgaben/-/369326) (Zuletzt gesehen am 1.1.2016)

Mazarweh G (2015) Vortrag im Rahmen des Lehrgangs „Neosalafistischer Islamismus" an der Donau-Universität Krems – Universität für Weiterbildung, Department Migration und Globalisierung. Zentrum Religion und Globalisierung, Krems an der Donau

Nesser P (2010) Joining Jihadi Terrorist Cells in Europe – Exploring Motivational Aspects of Recruitment and Radicalization. In: Ranstorp M (Hrsg) Understanding Violent Radicalisation: Terrorist and Jihadist Movements in Europe. Routledge, New York

Nesser P (2011) Ideology of Jihad in Europe. Terrorism and Political Violence 23(2): 173–200

Nesser P (2015) Islamist Terrorism in Europe: A history. Hurst, London

Nesser P, Stenersen A (2014) The modus operandi of Jihadi Terrorists in Europe. Perspectives on Terrorism 8(6)

Oevermann U (2006) Modernisierungspotentiale im Monotheismus und Modernisierungsblockaden im fundamentalistischen Islam. In: Franzmann M, Gärtner C, Köck N (Hrsg) Religiosität in der säkularisierten Welt. VS Verlag für Sozialwissenschaften, Wiesbaden, S 395–428

Post JM (ed) (2003) The psychological evaluation of political leader: With profiles of Saddam Hussein and Bill Clinton. University of Michigan Press, Lansing, Michigan

Schieder R (Hrsg) (2014) Die Gewalt des einen Gottes, 2. Aufl. University Press, Berlin

Sedmak C (2014) Macht Bildung glücklich? Macht Religion dumm? Festvortrag 60 Jahre KBW Ebensee 18.10.2014. CD Zeit für Bildung. Kongressdokumentationen

Seidensticker T (2014) Islamismus. Geschichte, Vordenker, Organisationen. Beck, München

Sloterdijk P (2007) Gottes Eifer. Suhrkamp, Frankfurt a.M.

Sloterdijk P (2014) Im Schatten des Sinai. Fußnote über Ursprünge und Wandlungen totaler Mitgliedschaft. In: Schieder R (Hrsg) Die Gewalt des einen Gottes, 2. Aufl. University Press, Berlin, S 124–149

Strozier CB (2010) Die fundamentalistische Denkweise. Psychologische Überlegungen zu Gewalt und Religion. In: Leuzinger-Bohleber M, Klumbies PG (Hrsg) Religion und Fanatismus. Vandenhoeck & Ruprecht, Göttingen, S 57–76

■ Internetadressen

Centre for Terrorism & Counterterrorism (2007) The Centre for Terrorism and Counterterrorism (CTC) of Leiden University. https://www.universiteitleiden.nl/en/governance-and-global-affairs/institute-of-security-and-global-affairs (Zuletzt gesehen am 25.11.2016)

Centre for the study of Radicalisation and Political Violence (2008) The International Centre for the study of Radicalisation and Political Violence (ICSR). http://www.kcl.ac.uk/sspp/departments/warstudies/research/groups/icsr.aspx (Zuletzt gesehen am 1.1.2016)

Graf WF (2014) Religion und Globalisierung. Über Gottesbilder und Gewalt. http://www.swr.de/swr2/programm/sendungen/wissen/religion-und-gewalt/-/id=660374/did=14213288/nid=660374/mcplks/index.html (Zuletzt gesehen am 2.7.2016)

Khairbari B (2015) Video: Saudi cleric (Scheik Bandar Al-Khalbari) rejects that Earth revolves around the sun. http://www.spiegel.de/panorama/bild-1018916-812547.html (Zuletzt gesehen am 1.1.2016)

Kiefer M (2015a) Auf dem Weg zur wissensbasierten Radikalisierungsprävention? Neosalafistische Mobilisierung und die Antworten von Staat und Zivilgesellschaft. http://www.forum-kriminalpraevention.de/files/1Forum-kriminalpraevention-webseite/pdf/2015-01/2015-01-radikalisierungspraevention.pdf (Zuletzt gesehen am 1.1.2016)

Kiefer M (2015b) Prävention gegen neosalafistische Radikalisierung in Schule und Jugendhilfe: Voraussetzungen und Handlungsfelder. http://www.bpb.de/politik/extremismus/212435/praevention-in-schule-und-jugendhilfe (Zuletzt gesehen am 1.1.2016)

Neumann P (2015) Radikalisierung, Deradikalisierung und Extremismus. http://www.bpb.de/apuz/164918/radikalisierung-deradikalisierung-und-extremismus?p=all (Zuletzt gesehen am 1.1.2016)

Volkan VD (2016) Woraus besteht das Zelt? Der Freitag – Kultur. https://www.freitag.de/autoren/der-freitag/woraus-besteht-das-zelt (Zuletzt gesehen am 25.11.2016)

www.spiegel.de/panorama/bild–1018916–812547.html

Wertekonflikte als Herausforderung und Chance: Strategisches Coaching im klinischen Setting

Gernot Hauke und Ellen Flies

F. Riffer, E. Kaiser, M. Sprung, L. Streibl (Hrsg.), *Die Vielgestaltigkeit der Psychosomatik*, Psychosomatik im Zentrum, DOI 10.1007/978-3-662-54146-3_5

Im Folgenden werden Rahmenbedingungen der Arbeit im stationären klinischen Setting insbesondere in psychosomatischen Kliniken skizziert und mögliche Konflikte als Wertekonflikte beschrieben. Strategisches Coaching kann im Spannungsfeld von wirtschaftlichen und medizinisch-therapeutischen Zielen konstruktive Lösungen für Kliniken anbieten. Die Arbeit mit Werten und der gezielte Einsatz spezifischer Interventionsstrategien ermöglichen eine Veränderung der Wertelandschaft und der Führungskultur. Die emotionsaktivierende Arbeitsweise, die beim Coaching der Leitungsebene ansetzt und in die Supervision des Einzelfalls mündet, wird von Kliniken eingesetzt, um Führung zu professionalisieren, Wertebalance und Commitment zu etablieren, Stress zu überwinden und ein kreativ vertrauensvolles Miteinander zu fördern.

5.1 Psychosomatische Kliniken als Bühne gesundheits- und wirtschaftspolitischer Umwälzungen

Kliniken stehen heutzutage vor großen wirtschaftlichen und gesundheitspolitischen Herausforderungen. Dies wird besonders dort spürbar, wo die Behandler-Patient-Beziehung eine herausragende Rolle spielt, z.B. in psychosomatischen Kliniken oder in Ambulanzen. Die Konflikte, die mit dem zunehmenden wirtschaftlichen Druck zusammenhängen, zeigen ihre Auswirkungen bis in die Sphäre der Behandler-Teams. Traditionelle Formen der Klinik-Supervision müssen überdacht und erheblich erweitert werden.

Das DRG-System mit diagnosebezogenen Fallgruppen führt seit Jahren in den Kliniken zu erheblichem zusätzlichen abrechnungstechnischen Aufwand. Von den Ärzten wird eine über die rein medizinische Fallorientierung hinausgehende Berücksichtigung veränderter ökonomischer Standards gefordert. Die Konsequenzen sind weitreichend: Ärzte sind teilweise auf die Hilfe von speziell ausgebildetem Fachpersonal angewiesen, die Zusammenarbeit an den Schnittstellen Arzt, Pflegedienst, Geschäftsführung und Vertretung der Krankenkassen ist wesentlich komplexer geworden. Neu ist die Notwendigkeit interdisziplinärer Zusammenarbeit innerhalb der Klinik. Die Leitungsteams, die gewohnt waren, relativ unabhängig voneinander agieren zu können, brauchen eine Kommunikation, die Teamgeist fördert und den Blick über den Tellerrand des eigenen Fachgebietes ermöglicht. Nur so kann das System Klinik langfristig ökonomisch arbeiten, ohne das Wohl des Patienten aus dem Auge zu verlieren.

Anders als in Österreich waren psychosomatische Kliniken in Deutschland bis zuletzt vom DRG-System ausgenommen. Seit 2013 findet auch in Deutschland eine Umstellung auf das pauschalisierende Entgeltsystem Psychiatrie und Psychosomatik (PEPP) statt. Was zunächst auf freiwilliger Basis eingeführt war, soll ab 2017 für alle Kliniken verpflichtend sein. Kritiker befürchten eine Verschlechterung der Versorgung psychisch Erkrankter in den Kliniken, denn das leistungsorientierte Vergütungsprinzip setzt auf Fallpauschalen. Die Folge: Es gilt, Patienten schnell zu entlassen, um rentabel zu wirtschaften. Nur plausibel, dass unter diesem Druck medizinische Erwägungen auf wirtschaftliche treffen. Bei in der Psychosomatik oft schwer absehbaren Behandlungsverläufen, die mitunter monatelange Aufenthalte nötig machen, kann dies zu ausgeprägten Interessen- und Wertekonflikten führen. Da die Tagessätze, die in Abhängigkeit von Erkrankung und deren Schwere definiert werden, über die Aufenthaltsdauer abnehmen, haben Patienten mit schweren Erkrankungen oder komplizierten Verläufen möglicherweise den Nachteil der verfrühten Entlassung zu tragen. Dazu kommt, dass die Situation in den psychosomatischen Kliniken hinsichtlich Personalausstattung ohnehin schon als eher ungünstig eingestuft wird.

5.1.1 Coaching und Supervision

Die Beratungsform der Supervision hat in Kliniken Tradition – im Gegensatz zum Coaching. Beiden gemeinsam ist der Fokus auf Selbstreflexion und Optimierung beruflichen Handelns. War Supervision ursprünglich ein Entwicklungsinstrument in der Szene der sozialen Berufe, ist sie heute nicht mehr auf bestimmte Zielgruppen beschränkt. Dennoch fand der Begriff „Management-Supervision" keinen echten Anschluss in den Führungsetagen der Kliniken. So gilt bis heute ein Verständnis von Supervision als „Beratung für Berater" im Gegensatz zu Coaching als „Beratung für Manager" (Rauen 2014). Die Implikation an dieser Stelle ist klar: Vom Coach wird über die psychologische Beratung hinaus der Blick auf betriebswirtschaftliche Zusammenhänge gefordert. Es scheint daher wichtig, der Beratung von Kliniken eher ein Coaching-Verständnis zugrunde zu legen.

Angesichts der hohen Anpassungsleistung an veränderte ökonomische Standards haben Kliniken einen erweiterten Bedarf an Beratung, der mit der klassischen Supervision nicht gedeckt werden kann. Zielführend ist ein Strategisches Coaching, das auf Managementebene ansetzt, um die notwendigen Anpassungsprozesse innerhalb der Organisation nachhaltig voranzubringen. Strategisches Coaching arbeitet mit persönlichen Werten aller Beteiligten und nutzt Erkenntnisse moderner Embodimentforschung (Hauke 2010, 2014). Im Fokus stehen betriebswirtschaftliche, medizinische und psychologische Notwendigkeiten, die professionelle Zusammenarbeit der Leitungsteams, der Teams bis hin zur Arbeit am Patienten (vgl. ◘ Tab. 5.1).

◘ **Tab. 5.1** Überblick der Struktur und Arbeitsschritte im Strategischen Coaching

Zielgruppe	Inhalte und Ziele	Methoden
Leitungsteams	Kohäsion Austausch von Fakten und Informationen Wertemanagement: Transparenz der Werte Wertekonflikte ermitteln Wertebalance ermöglichen Commitment für Klinikziele Regeln für die Kommunikation der Change-Projekte fixieren	Psychoedukation: Was sind Werte? Was ist Embodiment? Arbeit mit Werten und Einsatz von Embodimenttechniken (Einsatz des Körpers, von Bildern und Symbolen) Skulpturarbeit (Imitation, Synchronisation) Haltungsziele/Motto mit Embodiment entwickeln Prozessbegleitung
Führungskräfte	Führungsstil auf der Basis der Emotionalen Überlebensstrategie identifizieren Emotionale Klarheit über Emotionsregulation in kritischen Situationen Identifizieren primärer und sekundärer Emotionen Werthaltung für konkrete Führungsaufgabe nutzen Verändern und Handeln: professionell führen	Übungen zu Körperfokus/ Achtsamkeit/ Embodiment Szenische Imagination einer kritischen Führugssituation Emotionales Feld mit Embodimenttechniken Werthaltung für konkrete Führungsaufgabe mit Embodimenttechniken Begleitung persönlicher Projekte

Tab. 5.1 Fortsetzung

Zielgruppe	Inhalte und Ziele	Methoden
Teams (Abteilungen/ Stationen)	Kohäsion, Vertrauen, angstfreie Konfliktkultur Professioneller Umgang mit schwierigen Situationen innerhalb des Teams durch Werte/Ressourcenarbeit Commitment für Klinikziele und Wertebalance Prestige für das Team erarbeiten	Körperfokus, Achtsamkeit Transparenz emotional schwieriger Situationen mit Skulpturarbeit Emotionalisierung von Werten und Wertebalance mit Embodimenttechniken Werthaltung/Motto mit Embodimenttechniken Prozessbegleitung
Mitarbeiter	Falldarstellung/Fallkonzeption „Emotional Mastery": emotionale Bewusstheit, emotionale Klarheit, emotionale Differenzierungsfähigkeit, emotionale Flexibilität	Körperfokus/Achtsamkeit Emotionale Überlebensstrategie Emotionales Feld Begleitung gezielter Veränderungsprojekte

5.1.2 Coaching des Leitungsteams

Das Ziel dieses wichtigen Schrittes besteht in einer dezidierten Bestandsaufnahme, einer Faktensammlung über die verschiedenen Arbeitsbereiche sowie Transparenz sämtlicher Prioritäten und vertretener Werte. Die Arbeitsbereiche müssen hier wechselseitig einen Zuwachs an Informationen gewinnen und lernen, dass es psychologisch und ökonomisch notwendig ist, Interesse und Verständnis füreinander aufzubringen. Beim Coaching der Leitungsteams werden die Wertekonflikte, die im Spannungsfeld wirtschaftlicher und medizinisch-therapeutischer Zielsetzung auftreten, besonders deutlich. Die Arbeit mit Werten ermöglicht es, eine Baseline für die weiteren Schritte zu setzen, und fokussiert auf Wertebalance: Antagonistische Werte müssen ausbalanciert werden, um das Funktionieren des Gesamtsystems Klinik zu optimieren.

5.1.3 Einzelcoaching der leitenden Personen

Im Einzelcoaching haben die Führungskräfte der Klinik Gelegenheit, den eigenen Führungsstil zu validieren und wertorientiert zu optimieren. Dazu werden anhand konkreter Problemsituationen aus dem Klinikalltag die Schemata identifiziert – wir sprechen von emotionalen Überlebensstrategien –, die sich im Führungsstil manifestieren (Hauke 2009). Für diesen Arbeitsschritt nutzen wir spezielle Embodimenttechniken, um präzise und schnell die emotionale Thematik der Führungskraft auf den Punkt zu bringen. Anschließend entwickeln Coach und Führungskraft das „Emotionale Feld" (Hauke u. Dall'Occhio 2015). Das Vorgehen bildet moderne Erkenntnisse der Emotionsforschung derart ab, dass es die Gelegenheit gibt, in klassisch kognitiver Weise über Themen zu reden (top down). Zudem kann in eine achtsamkeitsbasierte Perspektive mit interozeptivem Zugang (bottom up) zu den eigenen Emotionen gewechselt werden. Der Wechsel zwischen diesen Positionen ermöglicht es, die komplexe Emotionsregulation gerade in schwierigen Führungssituationen bewusst zu machen und zielführend zu regulieren. Durch einfache Embodimenttechniken können auch blockierende oder vermiedene Emotionen erlebbar gemacht werden. Häufig ist dieser Arbeitsschritt sehr intensiv, ermöglicht er doch mitunter ein vorsprachliches, da verkörpertes Verständnis eigener Regulationsmechanismen.

5.1.4 Teamcoachings in Abteilungen und auf Stationen

Nicht nur die Führungsriege, auch die Klinikmitarbeiter benötigen Unterstützung bei der Umsetzung der geforderten Leistungsstandards. Typische Wertekonflikte, die innerhalb des Teams zur Spaltung führen können, ergeben sich meist aus Situationen des Klinikalltags, wie z.B. unterschiedlicher Umgang mit Regelverstößen der Patienten oder mit unterschiedlichen medizinisch-therapeutischen Sichtweisen. Derartige Situationen können, verbunden mit zunehmendem Leistungsdruck, zu Stress, Sinn- und Identitätskrisen führen – schlimmstenfalls zu Erkrankung, Fehlzeiten oder zunehmender Fluktuation. Um dem entgegenzuwirken, spielen im Coaching die Wertschätzung der einzelnen Teammitglieder sowie die Würdigung der erbrachten Leistung jedes Einzelnen zentrale Rollen. Strategisches Coaching setzt mit gezielten Interventionen unter einer Embodimentperspektive das berufliche Selbstkonzept ins Zentrum der Betrachtung, um einer konstruktiven Identitätsbildung im gewandelten Klinikalltag Vorschub zu leisten, Vertrauen zu fördern, Engagement und Teamgeist zu ermöglichen.

5.1.5 Fallsupervisionen

In der Fallsupervision werden die Mitarbeiter der Teams in der Behandlung konkreter Einzelfälle supervidiert. Strategisches Coaching ist in der Tradition kognitiv-behavioraler Ansätze verwurzelt, insbesondere der Strategisch Behavioralen Therapie (SBT; Hauke 2013) mit ihrem Kernelement der Emotionalen Überlebensstrategie. Die Weiterentwicklung der SBT mit konkreten Embodimenttechniken im Emotionalen Feld (Hauke u. Dall'Occhio 2015) stellt ein geeignetes Instrument dar, das sowohl im Coaching der Führungskräfte als auch im Coaching der Mitarbeiter der Klinik zum Einsatz kommt (◘ Tab. 5.1).

5.2 Konflikte im Klinikalltag werden am besten als Wertekonflikte verstanden

Was sind Werte? Werte sind Leitprinzipien, die ein Leben „gut", „wahr" oder „richtig" machen, sie offenbaren, was Menschen für wichtig halten. Sie variieren in der Wichtigkeit als Leitprinzipien, sind in die Zukunft gerichtet und repräsentieren angestrebte Ergebnisse/Endzustände und Verhaltensweisen (Hauke 2013). Die Arbeit mit persönlichen Werten im Coaching hat mehrere Vorteile. Werthaltungen sind als persönliche Ressourcen mit Identität und Selbstbild verbunden und dienen in günstiger Weise dem Schutz vor emotionalen Verletzungen (Sherman u. Cohen 2006). Die Beschäftigung mit Werten senkt den Stresslevel und erleichtert gleichzeitig den Umgang mit negativen Informationen (Creswell et al. 2005).

Welche Werte gibt es? Bei der Suche nach einer möglichst umfassenden Systematik menschlicher Werte fand man auf empirischem Wege eine zweidimensionale Wertestruktur, die weltweit inzwischen für 75 Länder validiert werden konnte (Schwartz 2011).

Hier lassen sich zehn verschiedene Arten von Werten (statistisch, aber auch inhaltlich) voneinander abgrenzen und unterscheiden: Dadurch entstehen Segmente mit unterschiedlichen Bezeichnungen, wir wollen sie als Wertedomänen bezeichnen (◘ Abb. 5.1).

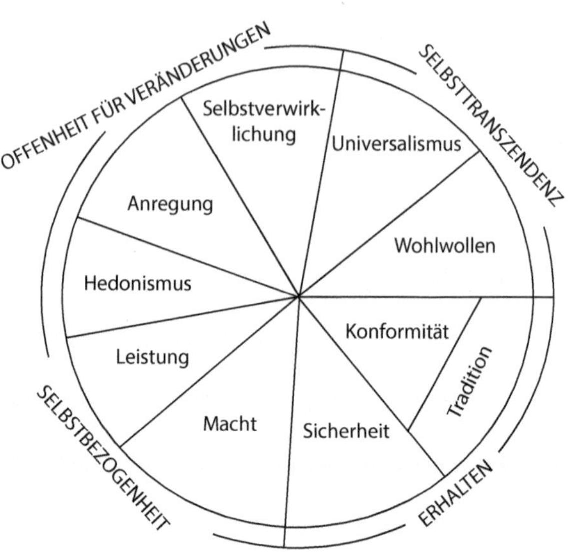

Abb. 5.1 Zehn unterschiedliche Werte in einer zirkulären Struktur. Ihre Anordnung entspricht übereinstimmender und gegensätzlicher motivationaler Ausrichtung

Jedes dieser zehn Segmente enthält kompatible, motivationale Ziele, z.B. „eigene Ziele auswählen", „unabhängiges Denken"; „Kreativität" usw. und wird mit der Kategorie „Selbstverwirklichung" bezeichnet. Das Segment mit der Bezeichnung „Macht" steht z.B. für „Position", „Status", „Autorität", „Einfluss" usw.

- **Definition der zehn Wertedomänen (Mod. nach Schwartz 1992)**

Macht Sozialer Status und Prestige, Kontrolle oder Dominanz über Menschen und Ressourcen (soziale Macht, Autorität, Wohlstand)

Leistung Persönlicher Erfolg durch Zeigen von Kompetenz im Hinblick auf soziale Standards (erfolgreich, tüchtig, ehrgeizig, einflussreich)

Hedonismus Vergnügen und emotionale Befriedigung für sich selbst (Freude, Genuss)

Anregung Begeisterung, Neuheit und Herausforderung im Leben (Wagnisse, abwechslungsreiches, bewegtes, aufregendes Leben)

Selbstverwirklichung Unabhängiges Denken und Handeln, Schaffen, Erforschen (Kreativität, Verrücktsein, Freiheit, eigene Ziele auswählen)

Universalismus Verständnisvoll, Dankbarkeit, Toleranz und Schutz für das Wohlergehen aller Menschen und der Natur (Verstehen, Akzeptieren anderer, Frieden, soziale Gerechtigkeit, Weisheit, Gleichheit, Schutz der Natur)

Wohlwollen Erhalten und Stärken des Wohlergehens von Menschen, mit denen man in häufigem persönlichen Kontakt steht (hilfsbereit, ehrlich, verzeihend, loyal, verantwortlich)

Tradition Respekt, Verpflichtung und Akzeptanz gegenüber Bräuchen, Sitten und Vorstellungen aus Kultur und Religion (Respekt für die Tradition, gemäßigt, bescheiden, aufopferungsbereit, Akzeptieren der Gegebenheiten des eigenen Lebens)

Konformität Zurückhalten solcher Impulse, Neigungen und Handlungen, die andere Menschen, soziale Erwartungen oder Normen verletzen könnten (Höflichkeit, Gehorsam, Selbstdisziplin, Verehrung der Eltern und der Alten)

Sicherheit Sicherheit, Harmonie und Stabilität der Gesellschaft, von Beziehungen und des Selbst (Sicherheit der Familie, der Nation, soziale Ordnung, Anstand, Gegenseitigkeit von Wohlwollen und Gefälligkeit)

Die gefundene zirkuläre Struktur hat einige wichtige Konsequenzen. Einander ähnliche Wertebereiche, wie z.B. Leistung und Macht, liegen näher beieinander. Wie in ◘ Abbildung 5-1 dargestellt, kann der Wertekreis zudem in vier Wertebereiche höherer Ordnung eingeteilt werden, wobei zwei bipolare Dimensionen benannt werden können. Die Wertedomänen Konformität, Sicherheit und Tradition lassen sich somit zu Werten des **Erhaltens** im Sinne des Schützens und Bewahrens gruppieren. Diese Wertorientierung steht in klarem Konflikt mit Motiven der Neugier, der Selbstverwirklichung und des Genusses. Jene gruppieren sich zum Wertebereich „**Verändern**". Die zweite bipolare Dimension unterscheidet Werte, die sich einerseits auf die Stärkung des Selbst beziehen (Macht, Leistung, z.T. auch Genuss) – dieser Pol wird deshalb **„selbstbezogen"** benannt – und andererseits auf **„selbsttranszendente"** Werte (Wohlwollen, Universalismus). Ganz wichtig: Für das Überleben und Funktionieren komplexer sozialer Systeme sind Motive und Verhaltensweisen *aller* Wertebereiche notwendig (Schwartz 2011).

5.2.1 Wertekonflikte

Bestimmte Wertorientierungen passen auf Anhieb zusammen, weil ihre Ziele in die gleiche Richtung tendieren; wir bezeichnen sie als Synergisten (z.B. Leistung und Macht). Andere Wertorientierungen stehen sich aufgrund ihrer gegensätzlichen Zielsetzungen scheinbar unvereinbar gegenüber; wir bezeichnen sie als Antagonisten (z.B. Macht und Universalismus).

Generell in Kliniken, aber vielleicht noch ausgeprägter in psychosomatischen Kliniken, sehen wir z.B. recht häufig die beiden Konfliktparteien, die gebildet werden einerseits aus den für die Betriebswirtschaft des Unternehmens „Klinik" zuständigen Personengruppen und andererseits den Personen, die die so genannten multiprofessionellen Behandlungsteams bilden. Der wirtschaftliche Kontext erfordert ein Denken und Handeln, dass sich mit Themen des Behauptens im Konkurrenzkampf, der Gewinnschöpfung und damit der Leistungsmessung befasst. Neben den Leistungsaspekten sind hier Aspekte der Macht wie z.B. Kontrolle, Lenken und Steuern von großer Bedeutung; sie sind auch explizite Bestandteile dieser Berufsbilder. In multiprofessionellen Behandlungsteams sind unterschiedliche Berufsgruppen medizinischer, psychologischer, psychotherapeutischer und pflegerischer Provenienz versammelt. Sie stehen besonders intensiv mit den Patienten in Kontakt, müssen ihnen therapeutische Führung und Halt bieten und z.T. auch deren lebensbedrohliche Krisen meistern. Ihre berufliche Sozialisation bestimmt auch die Priorisierung von Werten aus dem Bereich selbstranszendenter Motive. Diese für Heilberufe typische Orientierung (Universalismus, Wohlwollen) steht der Priorität für wirtschaftsbezogene Berufe diametral entgegen (Schwartz 2016). Schon die Studien- und Berufswahl steht offenbar in engem Zusammenhang mit der Priorisierung entsprechender Werte (ebd.). Somit wird deutlich, dass die Konfliktparteien weitgehend zueinander antagonistische Wertebereiche vertreten.

Dies bildet sich auch immer wieder im Verlauf unserer Coachings ab, wenn jede Konfliktpartei in einer gänzlichen eigenen Kultur agiert. Eine wesentliche Aufgabe des Coachings besteht daher in der Entwicklung und Förderung einer Form der „interkulturellen Kommunikation". Ähnliche Probleme gibt es auch in beruflich eher homogenen Teams. Hier gibt es gelegentlich verschiedene „Minikulturen": So unterscheiden sich ältere von jüngeren, sozialpädagogische von psychologischen Psychotherapeuten in ihren Werthaltungen etc. Wertekonflikte spiegeln sich z.B. wider in unterschiedlichen Auffassungen bezüglich der Umsetzung von Grenzen und Regeln, etwa bei der Behandlung von Patienten mit schwerer Persönlichkeitsstörung. Verdeckte Konkurrenz und problematischer Kommunikationsstil innerhalb des Behandler-Teams bieten dann Ansatzpunkte für Spaltungen.

5.2.2 Werte und Identität

Werte sind eine integrierende Kraft innerhalb der persönlichen Identität. Betrachtet man Werte als Kernelemente der persönlichen Identität, so gelangt man unmittelbar zu einem Verständnis der für eine Person wichtigen, manchmal sogar unverzichtbaren sowie stärkenden Aspekte ihrer Arbeit. Unterschiedliches Verständnis solcher Aspekte muss nicht automatisch zu Konflikten führen. Es hängt aber davon ab, wie mit unterschiedlichem Werteverständnis umgegangen wird. Generell fällt auf: Die Offenheit für antagonistische Werthaltungen nimmt mit zunehmendem Stress im Gesamtsystem ab. Das hat freilich massive Auswirkungen auf die berufliche Identität und das Selbstverständnis. Im Einklang mit seinen persönlichen Werten zu sein stärkt die innere Homöostase. Dies wird durch den so genannten Identitätsprozess gesteuert, der nur dann erfolgreich arbeiten kann, wenn bestimmte Leitprinzipien erfüllt sind (Breakwell 1986; Vignoles et al. 2006; Jaspal u. Cinnirella 2010). Diese Leitprinzipien sind mit relevanten Beispielen in ◘ Tab. 5.2 dargestellt.

◘ **Tab. 5.2** Leitprinzipien für erfolgreiche Identitätsprozesse und inneres Gleichgewicht

Durch Identität bewirktes Gefühl	Fördernde Maßnahmen
Kontinuität	Wandel so gestalten, dass Personen an Bisheriges anknüpfen, den roten Faden erkennen können, der Vergangenheit, Gegenwart und Zukunft verbindet. Konzepte, Vorgehensweisen und Strukturen, die vor dem Wandel bestanden würdigen, nicht entwerten.
Unverwechselbarkeit	Verschiedenheit der Arbeitsrollen sowie Besonderheiten individueller Kompetenzen für das Klinikkonzept deutlich machen und als Ressourcen wertschätzen. Prestige für ganze Teams ermöglichen.
Selbstwert, Vertrauen auf Selbstwirksamkeit	Erfolge werden gesehen und thematisiert, Unterstützung bei der Weiterentwicklung der Arbeitsrolle, günstige Fehlerkultur.
Zugehörigkeit	Hohe Kohäsion in den Teams, das Gefühl, ein wichtiger Bestandteil der Klinik zu sein. Themen gegenseitiger Akzeptanz und unterschiedlicher Nähe beachten.
Sinn	Verdeutlichen: Tun ist im größeren Klinikkontext wichtig. Raum schaffen für Sinnfragen im Zusammenhang mit Vorgehensweisen, Inhalten und Grenzen.
Kohärenz	Verschiedene Rollen einer Person sehen, anerkennen und wertschätzen (z.B. Rolle als Chef und Kollege und Familienvater).

Werden diese Leitprinzipien ständig frustriert, so entwickeln sich Schutzmechanismen, weil sich Menschen in ihrer beruflichen Identität bedroht fühlen. Territorialkämpfe und Wagenburgmentalität verhindern dann die notwendige Durchlässigkeit und Offenheit für Neues.

5.2.3 Aus Antagonisten werden Synergisten

Der Alltag mit der Herausforderung diverser komplexer Situationen in Kliniken kann nicht von Menschen auf Dauer effizient bewältigt werden, denen das Gespür für die Notwendigkeit aller vier Pole der Wertestruktur abgeht.

Werteinseitigkeiten mögen kurzfristig erfreuliche Konsequenzen erzeugen. Mittel- oder längerfristig leiden die Person und ihr System darunter. Im Kontext moderner Kliniken müssen antagonistische Zielsetzungen konstruktiv miteinander verbunden werden. Aus „Entweder-Oder" wird „Sowohl-als-auch", und dies löst Wertekonflikte konstruktiv auf (◘ Abb. 5.2).

▪ Sowohl Erhalten als auch Offenheit für Veränderungen

Offenheit für Veränderungen schützt das Erhaltenswerte. Häufig wird Veränderung von außen oder durch Leidensdruck geradezu erzwungen. Wer sich hier in allen Bereichen verweigert, verursacht empfindliche Schäden im System, scheitert, wird krank oder zerbricht. Wer aber für Veränderungen offen bleibt, kann Bedingungen schaffen, die das Erhaltenswerte in die veränderte Situation mit hinübernimmt. Wandel bringt Turbulenzen und Ungewissheiten mit sich. Wer sein Arbeitsleben erfolgreich verändern will, braucht einen Bestand, auf den er sich in solch belastenden Zeiten zurückziehen kann. Hier sind die Abläufe wohltuend bekannt, hier ist vieles vorhersehbar. Hier ist die Person im Auge des Sturms, findet sich auf vertrautem Boden wieder, kann auftanken für weitere anstrengende Veränderungsprozesse.

▪ Sowohl Selbstbezogenheit als auch Selbsttranszendenz

Selbsttranszendente Ziele fördern selbstbezogene Zielsetzungen. Indem Personen die Perspektive erweitern, betten sie selbstbezogene Ziele in größere Zusammenhänge ein, sorgen so für Realitätskontrolle. Am besten machen sie sich auch stark für die Interessen aller Beteiligten und erhöhen so die Wahrscheinlichkeit für den eigenen Erfolg. Öffne ich mich für die Interessen anderer Menschen und zeige für ihre Anliegen Verständnis und Sympathie, so werde ich bei ihnen am ehesten Bereitschaft oder Sympathie für meine selbstbezogenen Ziele auslösen, deren Verwirklichung sie dann bereitwilliger unterstützen. Blockadehaltungen können somit aufgelöst werden, soziale Unterstützung wird wahrscheinlicher. Die ausschließlich selbsttranszendente

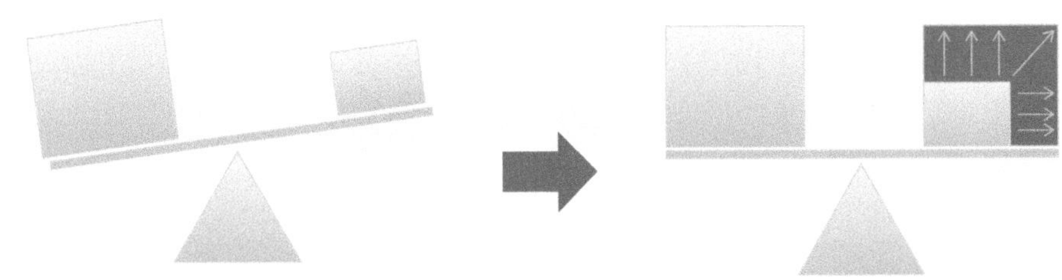

◘ **Abb. 5.2** Niedrige Prioritäten in einem Wertebereich können erhöht werden. Durch eine neue „Dosierung" entsteht mehr Balance zwischen antagonistischen Werten

Person läuft jedoch Gefahr, sich selbst zu verlieren und die Achtung der anderen zu verspielen. Sie vermeidet es, sich zu zeigen und sich zu profilieren.

Anhand dieser Betrachtung wird deutlich, dass Wertorientierungen, die zueinander in Konflikt stehen, einander brauchen und Synergien erzeugen. Alle vier Bereiche sind offenbar wichtig, für Personen wie für kleinere und größere soziale Systeme wie Leitungsteams, Behandler-Teams usw. Jedoch lassen sich die jeweils entgegengesetzten Bereiche gerade in Stress-Situationen nicht ohne Weiteres im Handeln integrieren. Damit ist eine weitere Aufgabe der Arbeit im Coaching definiert: Entschärfen von Wertekonflikten, Erarbeiten und Unterstützen des „Sowohl-als-auch" antagonistischer Wertedomänen.

5.3 Wertekonflikte können nur in einer Atmosphäre des Vertrauens gelöst werden

Vertrauen ist als Erwartungshaltung immer mit dem Risiko der Enttäuschung und des Verlustes verbunden. Vertrauen entsteht nicht von allein, es muss entwickelt werden. Empirische Befunde zeigen, dass die Wahrscheinlichkeit für ein positiv-emotionales „Wie du mir, so ich dir" über einen Vertrauensvorschuss erhöht wird (Schuler 2004). Dieser erste Schritt zur Vertrauensbildung bringt eine gewisse Verletzlichkeit mit sich, schließlich kann man seinen Einsatz zunächst verlieren. Kurz- oder mittelfristig zahlt sich der Mut zum Risiko jedoch aus, denn nur so wird die Wahrscheinlichkeit eines vertrauensvollen Umgangs miteinander erhöht. Um das „Vertrauenskonto" ist es also ebenso bestellt wie um das Bankkonto: Wer einen guten Kontostand anstrebt, muss darauf achten, dass er mehr einzahlt, als er entnimmt.

Vor diesem Hintergrund ist auf mögliche Fehlfunktionen in Teams zu achten (◘ Tab. 5.3).

5.4 Fazit

Eine Veränderung in der Wertelandschaft tritt nur ein, wenn von außen ein entsprechender Veränderungsprozess startet. Ein solcher Veränderungsprozess muss jedoch so gestaltet sein, dass

◘ **Tab. 5.3** Vertrauen in die Zusammenarbeit wird gestärkt, wenn dysfunktionalem Teamverhalten gezielt entgegengewirkt wird

Dysfunktionales Verhalten im Team	Verhalten zur Förderung der Vertrauenskultur
Angst vor Konflikten	Förderung einer gesunden Konfliktkultur: Initiieren ehrlicher Debatten, Zulassen von Diskrepanzen. Alle dürfen ihre Meinungen ohne Angst vor Bestrafung äußern.
Mangel an Engagement und innerer Verpflichtung	Engagement folgt dem gesunden Konflikt. Alle werden gehört, Entscheidungen und Handlungspläne werden gemeinsam erstellt und mit „einer Stimme" vertreten.
Vermeidung von Verantwortung und Rechenschaftspflicht	Verantwortung setzt Commitment voraus. Es gibt teamorientierte Vereinbarungen. Alle Beteiligten übernehmen klare Verantwortung, auch unproduktives Verhalten zu benennen.
Mangelnde Aufmerksamkeit für Ergebnisse	Gemeinsam wird ein Resultat bestimmt, das erreicht werden soll. Alle gehen eine entsprechende Verpflichtung ein. Der Fokus liegt auch auf messbaren Resultaten.

er nicht defensive oder Schutzprozesse aktiviert, die eher dazu führen können, dass die bisherige Wertorientierung noch weiter verfestigt wird. Vielmehr bedarf es gegenseitigen Vertrauens, damit aus Antagonisten Synergisten werden können: Hierfür müssen die beteiligten Personen mutig und offen sein!

Literatur

Breakwell GM (1986) Coping with threatened identities. Methuen, London

Creswell JD, Welch WT, Taylor SE, Sherman DK, Greunewald TL, Mann T (2005) Affirmation of personal values buffers neuroendocrine and psychological stress responses. Psychological Science 16: 846–851

Hauke G (2009) Kognitiv-affektive Schemata im Coaching. In: Birgmeyer B (Hrsg) Coachingwissen. Denn sie wissen nicht, was sie tun? Verlag für Sozialwissenschaften, Wiesbaden, S 227–242

Hauke G (2010) Reinforcing goal commitment: Work with personal values in Strategic Behavioral Therapy (SBT). European Psychotherapy 9(1): 93–116

Hauke G (2013) Strategisch Behaviorale Therapie. Emotionale Überlebensstrategien – Werte – Embodiment. Springer, Heidelberg New York

Hauke G (2014) Praxis des Strategischen Coachings: Zentrale Aspekte effektiver Coaching-Arbeit. In: Sulz SKD, Burkhardt S. Das Coaching-Fallbuch – 13 Berichte über effektive Business-Coachings. CIP-Medien, München, S 29–62

Hauke G, Dall'Occhio M (2015) Emotionale Aktivierungstherapie (EAT). Embodimenttechniken im Emotionalen Feld. Schattauer, Stuttgart

Jaspal R, Cinnirella M (2010) Coping with potentially incompatible identities: accounts of religious, ethnic and sexuel identities from British Pakistani men who identify as Muslim and gay. British Journal of Social Psychology 49(4): 849–870

Rauen C (2014) Coaching, 3. Aufl. Hogrefe, Göttingen

Schuler H (2004) Organisationspsychologie – Gruppe und Organisation. In: Birbaumer N, Schuler H (Hrsg) Enzyklopädie der Psychologie. Themenbereich D: Wirtschafts-, Organisations- und Arbeitspsychologie, Bd 4. Hogrefe, Göttingen, S 601–616

Schwartz SH (2011) Values: individual and cultural. In: van de Vijver FJR, Chasiotis A, Breugelmans SM (eds) Fundamental questions in cross-cultural psychology. Cambridge University Press, Cambridge, pp 463–493

Schwartz SH (2016) Basic individual values: Sources and consequences. In: Sander D, Brosch T (eds) Handbook of value. Oxford University Press, Oxford, pp 63–84

Sherman DK, Cohen GL (2006) The psychology of self-defense: Self-affirmation theory. In: Zanna MP (ed) Advances in experimental social psychology 38: 183–242

Vignoles VL, Regalia C, Manzi C, Golledge J, Scabini E (2006) Beyond self-esteem: Influence of multiple motives on identity construction. Journal of Personality and Social Psychology 90(2): 308–333

Die Vielgestaltigkeit der Psychosomatik

Psychosomatische Behandlung chronischer Schmerzen: aktuelle Konzepte

Michael Bach

F. Riffer, E. Kaiser, M. Sprung, L. Streibl (Hrsg.), *Die Vielgestaltigkeit der Psychosomatik*,
Psychosomatik im Zentrum, DOI 10.1007/978-3-662-54146-3_6

Bei der Entstehung und Chronifizierung von Schmerzsyndromen wird von einem Aufschaukelungsprozess zwischen körperlichen, psychischen und sozialen Faktoren ausgegangen. Aktuelle Erklärungsmodelle greifen auf die Gate-Control-Theorie zurück, der zufolge neuronale Tormechanismen im Hinterhorn des Rückenmarks sowie in höheren ZNS-Zentren die Verarbeitung einlangender Schmerzimpulse steuern. Das ZNS erlangt dabei eine umfassende aktive Rolle in der Modulation des nozizeptiven Erregungsmusters durch deszendierende anti-nozizeptive Kontrollmechanismen, die als Wahrnehmungsfilter oder Verstärker wirksam werden können. Große Bedeutung erlangte diese Theorie u.a. durch die Berücksichtigung subkortikaler Motivations- und Emotionssysteme für die Verarbeitung nozizeptiver Reize.

Als prädisponierend für die Symptomentwicklung gelten frühe schmerzhafte Körpererfahrungen (mangelnde Nähe, Zurückweisung, Verletzung, Traumatisierung, körperliche Erkrankung), die in Form von dysfunktionalen somatosensorischen Repräsentationen bzw. Körper-Schemata gespeichert werden. Akute Belastungen (Konflikte, Life events, neuerliche traumatische Erfahrungen, schwere körperliche Erkrankungen) aktivieren Körpervorgänge (z.B. Muskelverspannung), die durch selektive Aufmerksamkeitsfokussierung automatisch (intuitiv, unbewusst) mit diesen früheren Körper-Schemata verknüpft werden und zum Schmerzerleben führen. In der Folge setzt ein dysfunktionales Krankheitsverhalten mit körperlicher Schonung, Bewegungsvermeidung und verstärktem Hilfesuchverhalten („doctor shopping") ein. State of the Art bei chronischen Schmerzen ist die multimodale Schmerztherapie, zu dieser zählen:

- medikamentöse Verfahren (WHO-Stufenschema: Non-Opioid-Analgetika, Opioide, Antidepressiva, Antikonvulsiva etc.),
- Schmerzpsychotherapie (im Wesentlichen Elemente der KVT, Tiefenpsychologie und Hypnotherapie),
- körperorientierte Verfahren (Körperwahrnehmung, Medizinische Trainingstherapie, Physiotherapie, Physikalische Verfahren, Elektrotherapie etc.),
- in manchen Fällen auch invasive Verfahren (Medikamentöse Blockade, neuromodulative und neurodestruktive Verfahren),
- teilweise komplementärmedizinische Verfahren (Akupunktur, Neuraltherapie etc.).

6.1 Bio-psycho-soziales Schmerz-Modell

Schmerz ist ein komplexes bio-psycho-soziales Phänomen, das zum Erfahrungsschatz nahezu jedes Menschen zählt. Jeder Schmerz hinterlässt eine Erlebnisspur, die spätere Schmerzerfahrungen beeinflusst. Wie bei anderen Erfahrungen auch, versucht der Mensch seinen Schmerz in einen Sinnzusammenhang mit seinem Denken und Fühlen zu stellen, eingebettet in den individuellen soziokulturellen Bedeutungszusammenhang und das jeweils vorherrschende Schmerzverständnis.

Die frühere Dichotomisierung zwischen „körperlichen" und „seelischen" Schmerzen kommt zwar dem Bedürfnis nach klar abgrenzbaren klinischen Entitäten nahe, ist jedoch aus der Sicht der modernen klinischen und neurobiologischen Schmerzforschung heute nicht mehr sinnvoll. An der Stelle eines „Entweder-oder" steht heute das „Sowohl-als auch" von biologischen und psychosozialen Einflussfaktoren.

Vermutlich das erste multidimensionale bio-psycho-soziale Schmerz-Modell ist die Gate-Control-Theorie (Melzack u. Wall 1965), in der ein neuronaler Tormechanismus im Hinterhorn (Substantia gelatinosa) des Rückenmarks formuliert wurde, der die Übertragung einlangender Schmerzimpulse von den peripheren Schmerzbahnen (A-Delta- und C-Fasern) auf Bahnen des

Rückenmarks steuert. Das ZNS erlangt dabei eine umfassende aktive Rolle in der Modulation des nozizeptiven Erregungsmusters durch deszendierende anti-nozizeptive Kontrollmechanismen, die als Wahrnehmungsfilter oder Verstärker wirksam werden können. Große Bedeutung erlangte diese Theorie auch durch die Berücksichtigung zentralnervöser Netzwerke – u.a. subkortikaler Motivations- und Emotionssysteme – für die Schmerzverarbeitung. Unsere gegenwärtige Auffassung von kompetitiven aszendierenden und deszendierenden Schmerzmodulationsmechanismen lässt somit die Schmerzverarbeitung nicht mehr als „Alles-oder-nichts"-Vorgang begreifen, sondern als komplexes Geschehen, in das steuernd eingegriffen werden kann über „Bottom-up"- und „Top-down"-Mechanismen: Hier öffnet sich der Weg zur modernen (pharmakologischen, invasiven oder psychologisch-psychotherapeutischen) Schmerztherapie.

6.2 Schmerzentstehung und Schmerzchronifizierung

Akuter Schmerz ist in der Regel kurz andauernd und häufig somatisch ausgelöst. Er besitzt eine biologische Warnfunktion, indem er auf zugrunde liegende (organ-)pathologische Prozesse hinweist und zu einer unmittelbaren Begrenzung der potenziellen Gewebsschädigung führt (z.B. Entfernen der Hand von der heißen Herdplatte). Gleichzeitig hat akuter Schmerz eine rehabilitative Funktion, indem er (z.B. bei Unfällen oder Entzündungen) zur Ruhe und Schonung zwingt.

Mit zunehmender Schmerzdauer finden auf somatischer und psychosozialer Ebene Chronifizierungsvorgänge statt. Der chronische Schmerz „verselbstständigt" sich zunehmend von seiner ursprünglich auslösenden Ursache, er ist nicht mehr Hinweis auf eine zugrunde liegende Verletzung oder Erkrankung, sondern ist selbst zu einer eigenständigen Erkrankung geworden (ab einer Schmerzdauer von mehr als drei Monaten wird von chronischem Schmerz gesprochen). Während bei akuten Schmerzzuständen häufig den somatischen Faktoren eine zentrale Rolle zukommt, gewinnen mit zunehmender Chronifizierung die psychosozialen Aspekte des Schmerzerlebens und der Schmerzverarbeitung an Bedeutung. Bei vielen Betroffenen sind das Ausmaß erlebter Schmerzen und die subjektive Beeinträchtigung bzw. Behinderung durch die Schmerzen („pain disability") nicht progressiv linear zum organmedizinischen Befund. Die fehlende Berücksichtigung psychosozialer Aspekte bei der Schmerzdiagnostik und Therapieplanung führt insbesondere bei chronischem Schmerz daher fälschlicherweise zu einer einseitig medizinischen Sichtweise von subjektivem Leiden.

Als Prototyp einer chronischen Schmerzerkrankung, bei der psychosoziale Faktoren nicht nur in der Chronifizierung, sondern auch in der Ätiopathogenese eine zentrale Rolle spielen, wird hier die anhaltende somatoforme Schmerzstörung ausführlicher besprochen: Das somatoforme Schmerzerleben findet auf einer zentralnervösen Ebene statt, wird von den Betroffenen aber peripher lokalisiert. Prädisponierend dafür ist die intrapsychische Verknüpfung von körperlichen und/oder seelischen Schmerzerfahrungen mit Affektzuständen und ungünstigen Beziehungserfahrungen (mangelnde Nähe, Zurückweisung, Verletzung, Traumatisierung, körperliche Erkrankung) in der Kindheit und Jugend (Nickel u. Egle 1999). Diese frühen Schmerzerfahrungen können nun in Form von dysfunktionalen somatosensorischen Repräsentationen bzw. Körper-Schemata gespeichert werden. Eine Reihe (neuro-)biologischer Faktoren (z.B. Genpolymorphismen, dysfunktionale Stressregulation der HHNA) dürften hierbei pathoplastisch wirksam sein. Die prämorbide Persönlichkeitsentwicklung ist in der Folge geprägt durch

- ein unsicheres Bindungsmuster (z.B. erhöhtes Bedürfnis nach Nähe und Hilfe/Unterstützung),
- Schwierigkeiten in der Affektregulation (z.B. erhöhte negative Affektivität, Affekthemmung oder emotionale Vulnerabilität) sowie

- eine erhöhte Stress-Sensitivität (z.B. physiologische Übererregbarkeit oder Persistenz körperlicher Stressmuster), die eine insgesamt erhöhte Vulnerabilität gegenüber psychosozialen und/oder körperlichen Belastungen bedingt (Rief u. Henningsen 2012).

Akute Belastungen (Konflikte, Life events, neuerliche traumatische Erfahrungen, schwere körperliche Erkrankungen) aktivieren Körpervorgänge (z.B. Muskelverspannung), die durch selektive Aufmerksamkeitsfokussierung automatisch (intuitiv, unbewusst) mit diesen früheren Körper-Schemata verknüpft werden und zum Schmerzerleben führen. In der Folge setzt ein dysfunktionales Krankheitsverhalten mit körperlicher Schonung, Bewegungsvermeidung und verstärktem Hilfesuchverhalten („doctor shopping") ein. Zahlreiche frustrane Behandlungsversuche im Rahmen nicht gelungener therapeutischer Beziehungen bestätigen subjektiv frühere ungünstige Bindungserfahrungen (Zurückweisung, Traumatisierung). Der daraus resultierende Teufelskreis aus Schmerzerleben, Defiziten in der kognitiv-emotionalen Stressverarbeitung und deren Kommunikation führt schließlich zur Chronifizierung der Beschwerden (Kleinstäuber et al. 2012).

6.3 Bausteine einer multimodalen Schmerztherapie

Ausgehend von einem mehrdimensionalen Schmerzverständnis, ist in der Therapie von chronischen Schmerzen auf ganzheitliche, multimodale Behandlungskonzepte zu achten (Bach et al. 2001). Zahlreiche Effektivitätsstudien und Metaanalysen zeigen eine signifikante Überlegenheit einer mehrdimensionalen Schmerztherapie gegenüber eindimensionalen Behandlungen. Folgende Behandlungsansätze sind hier maßgeblich wirksam:

6.3.1 Medikamentöse Verfahren

Die Grundlagen der medikamentösen Schmerztherapie leiten sich aus den Empfehlungen der Weltgesundheitsorganisation (WHO) ab. Das „WHO-Stufenschema" hat zu einem strukturierten Einsatz von Analgetika und Co-Analgetika (in erster Linie Antidepressiva und Antikonvulsiva) bei chronischen Schmerzen geführt. Grundsätzlich werden folgende Gruppen von **Analgetika** unterschieden:

Non-Opioid-Analgetika (WHO-Stufe 1) Wirken überwiegend peripher (d.h. am Ort der Schmerzentstehung) als Cyclooxigenase-Hemmer. Zu dieser Gruppe zählen die NSAR und Coxibe (COX-2-Hemmer). Die ebenfalls den Non-Opioid-Analgetika zugeordneten Präparate Paracetamol und Metamizol haben dagegen einen primär zentralnervösen Wirkmechanismus.

Opioide Sie wirken überwiegend als Agonisten an den Mu- und/oder Kappa-Rezeptoren, vorwiegend im ZNS. Es werden schwach wirksame (WHO-Stufe 2, z.B. Tramadol und Codidol) und stark wirksame (WHO-Stufe 3) Opioide unterschieden. In der Schmerztherapie werden Opioide in retardierter Form oral oder transdermal (Fentanyl und Buprenorphin) eingesetzt. Neben den retardierten Formen existieren rasch wirksame, zeitlimitiert wirksame Opioide als sog. „Rescue"-Medikation gegen Schmerzspitzen.

Die klassischen Analgetika weisen bei primär neuropathischen Schmerzen (Diabetische Neuropathie, Post-Zoster-Neuralgie etc.) sowie bei Schmerzen im Rahmen von psychiatrischen Störungen (somatoforme Störungen, Fibromyalgie-Syndrom, Depressive Störungen, Posttraumatische Belastungsstörungen etc.) in der Regel eine geringere anti-nozizeptive Effektivität auf als Antidepressiva und Antikonvulsiva. Die beiden letzteren Substanzgruppen werden daher in diesen Indikationen als primäre Schmerztherapie und nicht – wie im WHO-Stufenplan suggeriert – als Co-Analgetika empfohlen.

Antidepressiva Die analgetische Wirkung der Antidepressiva wird heute als weitgehend unabhängig von ihrer antidepressiven Wirkung angesehen. Dual (serotonerg-noradrenerg) wirksame Antidepressiva (Trizyklika, SNRI) zeigen eine bessere analgetische Wirkung als selektive (serotonerge oder noradrenerge) Substanzen. Eine Erklärung dafür ist die gleichzeitige modulierende Wirkung auf beide Transmittersysteme im Bereich des deszendierenden schmerzhemmenden Systems im Rückenmark.

Antikonvulsiva Antikonvulsiva eignen sich aufgrund ihrer membranstabilisierenden Wirkung auch zur Behandlung von primär neuropathischen Schmerzen und anderen zentralen Schmerzsyndromen. Sie wirken durch direkte GABAerge Modulation sowie durch Blockade spannungssensitiver Natrium-Kanäle oder α2δ-Kalziumkanäle.

Weitere Substanzgruppen Weitere Substanzgruppen mit belegter analgetischer Wirkpotenz sind (alphabetisch): Capsaicin, Kortikosteroide, Lokalanästhetika (z.B. Lidocain, auch als Pflaster), Muskelrelaxantien, NMDA-Rezeptor-Antagonisten, Spasmolytika, Triptane, Ziconitide und andere. Wichtig vor dem Einsatz dieser Substanzgruppen ist die genaue Kenntnis der pathogenetischen Schmerzmechanismen sowie mögliche Interaktionseffekte bzw. Warnhinweise bei unterschiedlichen Medikamentenkombinationen.

6.3.2 Klinisch-psychologische und psychotherapeutische Verfahren

Es liegen eine Reihe klinisch-psychologischer und psychotherapeutischer Behandlungsansätze für chronische Schmerzpatienten mit guter Effektivität vor. Das Spektrum der Methoden reicht von klassisch verhaltenstherapeutischen (operanten) Verfahren und kognitiv-behavioralen Ansätzen über psychodynamisch ausgerichtete Interventionen und humanistischen Therapieverfahren bis hin zu künstlerischen Therapien (Basler et al. 2004; Martin et al. 2013).

Hauptanliegen der **symptombezogenen Interventionen** (sog. **„Schmerzbewältigungsverfahren"**) ist die Förderung der Eigenaktivität und Selbstkompetenz der Patienten im Umgang mit den Schmerzen und deren Folgen, sodass diese nicht passiv-leidend und hilflos ihren Schmerzen ausgeliefert sind, sondern aktiv und bewusst in das Schmerzgeschehen eingreifen können. Dazu zählen auch der gestufte Aktivitätsaufbau, Reduktion des Analgetika-Überkonsums sowie psychosoziale Rehabilitation und Reintegration – mit dem Ziel einer Förderung von Lebensqualität trotz chronischer Schmerzen.

Daneben bestehen **symptomübergreifende Interventionen** (konfliktzentriert, erlebnisorientiert und interaktionell), die unter dem Begriff **„Schmerzpsychotherapie"** bzw. **„psychologische Schmerztherapie"** zusammengefasst werden (Kröner-Herwig et al. 2007).

6.3.3 Körperorientierte und komplementäre Verfahren

Die dritte Säule der Schmerztherapie ist die physikalische Therapie bzw. Physiotherapie bzw. Medizinische Trainingstherapie. Bewährt haben sich hierbei folgende Verfahren: Bewegungstherapie und medizinische Trainingstherapie, Massagen, Lymphdrainagen, Medikomechanik,

Thermotherapie, Elektrotherapie (z.B. TENS), Ultraschall und radiale Stoßwelle. Ergänzt werden diese Therapien häufig durch komplementärmedizinische Verfahren, wie z.B. Akupunktur, Neuraltherapie oder Homöopathie.

6.3.4 Invasive nichtdestruktive und neurodestruktive Verfahren

Durch die Entwicklung moderner medikamentöser Verfahren und die Berücksichtigung ganzheitlicher, multimodaler Behandlungskonzepte besitzen die invasiven Verfahren, wie Sympathikus-Blocken und neuromodulative Verfahren, ihren Stellenwert bei spezieller Indikationsstellung. Die neurodestruktiven Verfahren gelten heute vielfach als Randbereiche der medizinischen Schmerztherapie.

6.4 Multimodale Schmerztherapie – psychosomatisches Prozess-Modell

Für die Planung und Durchführung multimodaler Schmerztherapie-Konzepte stellt sich nun die Frage, inwieweit die dargestellten Behandlungssäulen bei chronischem Schmerz konsekutiv oder alle Säulen gleichzeitig eingesetzt werden sollen. Hier bewährt sich aus der Praxis folgende Vorgehensweise (im Sinne eines „Stepped-care-Modells"):

6.4.1 Psychosomatische Basisversorgung

Entscheidend für die Behandlungsmotivation dieser Patientengruppe ist die Initialphase der Aufklärung und Gesprächsführung, die üblicherweise im Rahmen der psychosomatischen Basisversorgung durch Hausärzte und niedergelassene Fachärzte stattfindet. Die dafür entwickelten Psychoedukationskonzepte enthalten standardisierte Schulungsunterlagen über Störungsbilder (z.B. Was bedeutet somatoform?), mögliche differenzialdiagnostische Aspekte (z.B. Abgrenzung von Depression, Angststörung etc.) sowie die Vermittlung von geeigneten Gesprächstechniken zur Motivationsförderung und Aktivierung der Patienten. In vielen Hausarzt-Schulungsmodellen wird die Grundidee von Goldbergs Reattributionsmodell (1992) vermittelt, das folgende Gesprächssequenzen enthält (Martin et al. 2013):

Phase 1 – „Sich verstanden fühlen" Zielsetzung ist es, die subjektive Sichtweise der Patienten wertzuschätzen und das Vertrauen der PatientInnen zu gewinnen.

Phase 2 – „Das Thema verändern" In einem zweiten Schritt sollen die bisherigen Untersuchungsergebnisse bewertet, das Fehlen einer relevanten organmedizinischen Grunderkrankung betont und gleichzeitig die Realität der Beschwerden anerkannt werden (Unterschied zwischen „Befund" und „Befinden").

Phase 3 – „Die Verbindung herstellen" Die Patienten werden schrittweise motiviert, mögliche Einflussbedingungen auf das körperliche Befinden zu explorieren (beispielsweise durch das Führen von Symptomtagebüchern und deren Besprechung). Erste bio-psycho-soziale Wechselwirkungsmodelle werden gemeinsam mit den Patienten erstellt.

6.4.2 Schmerzbewältigungstraining

Auch in den Schmerzbewältigungsprogrammen wird ein schrittweises Vorgehen empfohlen, beginnend mit psychoedukativ-symptomorientierten Therapieelementen, dem später symptomübergreifende (kognitiv-emotionale und interpersonelle) Interventionen folgen (Kröner-Herwig et al. 2007). Aus kognitiv-verhaltenstherapeutischer Sicht umfasst das folgende Therapiebausteine (Martin et al. 2013):

Erweiterung des subjektiven Krankheitsmodells Mithilfe von Symptomtagebüchern werden Patienten aktiviert, Zusammenhänge zwischen Stress und körperlichem Befinden zu erkennen.

Selbstregulative Verfahren: Relaxation, Biofeedback, Stressmanagement Durch Vermittlung übender Verfahren (z.B. Progressive Muskelrelaxation) werden die Patienten angeleitet, körperliche Anspannungszustände zu reduzieren und den Umgang mit psychischen Belastungen („Stress") zu verbessern.

Veränderung der Aufmerksamkeitsfokussierung Ziel dabei ist es, den Aufschaukelungsprozess aus Wahrnehmung von Körperempfindungen, Aufmerksamkeitsfokussierung und katastrophisierenden Bewertungen zu überwinden.

Reduktion dysfunktionaler Kognitionen Generalisierende dysfunktionale Kognitionen werden identifiziert und durch geleitetes Entdecken (Sokratischer Dialog) schrittweise durch funktionalere Sichtweisen ersetzt. Auch Elemente der „Acceptance and Committment Therapy" (ACT) gelangten in den letzten Jahren mehrfach zum Einsatz.

Reduktion von Schonverhalten („graded activity") Entsprechend dem Angstvermeidungsmodell soll durch gestufte Exposition (operante Verfahren) und Aktivitätsaufbau wieder eine adäquate körperliche Belastbarkeit erreicht werden. Ergänzend werden hier Maßnahmen zur verbesserten Körperwahrnehmung und -akzeptanz eingesetzt.

Aktuelle psychodynamische Modelle zu somatoformen Schmerzen sind – entgegen früherer psychoanalytischer Konzepte, die primär konfliktbezogen formuliert waren – stark interpersonell ausgerichtet und strukturbezogen (Nickel u. Egle 1999; Rief u. Henningsen 2012). Diese Modelle beruhen auf der zentralen Annahme einer unzureichenden Differenzierung von negativen Affekten und Körperbeschwerden in der Kindheit, weniger auf zugrunde liegenden psychischen Konflikten und Belastungen. Ähnlich wie in den verhaltenstherapeutischen Manualen wird auch in der psychodynamisch-interpersonellen Therapie (PISO) ein schrittweise aufbauendes therapeutisches Vorgehen vorgeschlagen – ausgehend von der Legitimierung des Beschwerdeerlebens und der Erweiterung des subjektiven Erklärungsmodells, über das Erleben neuer Beziehungserfahrungen hin zu einer Differenzierung von Affekten und Körperbeschwerden:

Phase 1 – Symptomverständnis Im Zentrum der therapeutischen Arbeitsbeziehung stehen zunächst die ausführliche Schilderung der somatischen Symptome, das Identifizieren psychologischer Ressourcen, die Formulierung realistischer Therapieziele sowie die Psychoedukation (z.B. Erklärung vom psycho-physischen Zusammenhängen) und das Führen eines Symptomtagebuchs.

Phase 2 – Beziehung zum Körper und Affekte sowie Beziehungserfahrungen Weiterführende Themen sind die Schulung der Körperwahrnehmung, das Thematisieren von Affekten

(Gefühlsidentifizierung und Zusammenhänge zu Symptome explorieren), Unterstützung in der Exploration der Affektwahrnehmung und Schmerz-Affekt-Differenzierung.

Phase 3 – Konsolidierung Entsprechend dem PISO-Modell wird empfohlen, nur bei ausgebauter therapeutischer Beziehung sehr vorsichtige Deutungen oder Konfrontationsversuche, keine tiefgehenden Deutungen durchzuführen.

Die hier dargestellten psychologisch-psychotherapeutischen Verfahren wurden in Form singulärer kontrollierter Interventionsstudien in den letzten Jahren empirisch abgesichert. Heute werden schmerzpsychotherapeutische Verfahren in der Regel jedoch nicht singulär, sondern als Baustein multidisziplinärer, multimodaler Behandlungsprogramme (ambulant, teilstationär, stationär) erfolgreich eingesetzt. Die hierzu veröffentlichten Metaanalysen und Leitlinien belegen eine Überlegenheit dieser Kombinationstherapien (in Verbindung mit medizinischen, physio-, sport-, ergo- und kreativtherapeutischen Maßnahmen) gegenüber singulären Behandlungskonzepten (Flor et al. 1992; Martin et al. 2013), wenngleich der Anteil der Psychotherapie am Gesamtbehandlungsergebnis sich nicht verlässlich herausfiltern lässt.

6.4.3 Spezielle Schmerzpsychotherapie/-psychosomatik

Trotz des Einsatzes evidenzbasierter schmerztherapeutischer Interventionen liefern die multimodalen Behandlungsprogramme speziell bei somatoformen Schmerzstörungen oft nur moderate Ergebnisse (Martin et al. 2013). So finden sich beispielsweise in der deutschlandweit durchgeführten MESTA-Vergleichsstudie an knapp 30.000 Patienten für Behandlungsprogramme für Depressive Störungen Effektstärken von 0.84, für Angststörungen 0.71, für somatoforme Störungen lediglich 0.49 (Steffanowski et al. 2005). Eine mögliche Erklärung ist die Behandlungsdauer von 6–8 Wochen in diesen Programmen, die für Patienten mit somatoformen Störungen heute – ähnlich wie bei Persönlichkeitsstörungen bzw. komplexen Traumafolgestörungen – als zu kurz erachtet wird (Kleinstäuber et al. 2012). Eine weiterführende Psychotherapie sollte daher schwerpunktmäßig die oft ausgeprägte Affektregulationsstörung bzw. die zentrale Körperbeziehungsstörung dieser Patientengruppe bearbeiten, ergänzt durch biographische Behandlungselemente, wie z.B. Schematherapie oder Traumatherapie. Erste Pilotergebnisse zeigen eine deutlich bessere Response als in bisherigen Studien (Asenstorfer u. Bach 2016). Das Endergebnis bleibt jedoch noch abzuwarten.

Literatur

Asenstorfer C, Bach M (2016) Integrative Schmerzpsychotherapiegruppe: Ein neues Gruppentherapiemanual für anhaltende somatoforme Schmerzstörungen. Poster, Jahrestagung der Österreichischen Gesellschaft für Psychiatrie und Psychotherapie, Gmunden

Bach M, Aigner M, Bankier B (Hrsg) (2001) Schmerzen ohne Ursache – Schmerzen ohne Ende. Konzepte – Diagnostik –Therapie. Facultas-Verlag, Wien

Basler HD, Kröner-Herwig B (1998) Psychologische Therapie bei Kopf- und Rückenschmerzen, 2. Aufl. Quintessenz Verlag, München

Basler HD, Franz C, Kröner-Herwig B, Rehfisch HP (Hrsg) (2004) Psychologische Schmerztherapie, 5. Aufl. Springer, Berlin Heidelberg New York

Flor H, Fydrich T, Turk DC (1992) Efficacy of multidisciplinary pain treatment centers: a meta-analytic review. Pain 49(2): 221–230

Goldberg DP (1992) The management of medical outpatients with non-organic disorders: the reattribution model. In: Creed F, Mayou R, Hopkins A (eds) Medical symptoms not explained by organic disease. Royal College of Psychiatrists, London

Kleinstäuber M, Thomas P, Witthöft M, Hiller W (2012) Kognitive Verhaltenstherapie bei medizinisch unerklärten Körperbeschwerden und somatoformen Störungen. Springer, Berlin Heidelberg

Kröner-Herwig B, Frettlöh J, Klinger R, Nilges P (Hrsg) (2007) Schmerzpsychotherapie. Grundlagen – Diagnostik – Krankheitsbilder – Behandlung, 6. Aufl. Springer, Berlin Heidelberg

Martin A, Härter M, Henningsen P, Hiller W, Kröner-Herwig B, Rief W (2013) Evidenzbasierte Leitlinie zur Psychotherapie somatoformer Störungen und assoziierter Syndrome. Hogrefe, Göttingen

Melzack R, Wall PD (1965) Pain mechanisms: a new theory. Science 150: 971–979

Nickel R, Egle UT (1999) Therapie somatoformer Schmerzstörungen. Manual zur psycho-dynamisch-interaktionellen Gruppentherapie. Schattauer, Stuttgart

Rief W, Henningsen P (2012) Somatoforme Störungen. In: Senf W, Broda M (Hrsg) Praxis der Psychotherapie. Ein integratives Lehrbuch, 5. Aufl. Thieme, Stuttgart, S 501–518

Steffanowski A, Löschmann C, Schmidt J, Wittmann WW, Nübling R (2005) Metaanalyse der Effekte stationärer psychosomatischer Rehabilitation (MESTA-Studie) – Abschlussbericht. EQS-Institut, Karlsruhe

Borderline-Störungen bei Jugendlichen: Entwicklungspsychopathologie und Therapie

Franz Resch, Romuald Brunner, Peter Parzer, Michael Kaess

F. Riffer, E. Kaiser, M. Sprung, L. Streibl (Hrsg.), *Die Vielgestaltigkeit der Psychosomatik*, Psychosomatik im Zentrum, DOI 10.1007/978-3-662-54146-3_7

Borderline-Störungen finden sich als Beeinträchtigungen der psychischen Struktur des Selbst auch in jungen Lebensaltern. Die Fragen der Stabilität pervasiver Symptome werden immer wieder diskutiert, aber negative Auswirkungen von Störungen der Affektregulation und der Identität auf die Persönlichkeitsentwicklung sind unstrittig. Frühformen der Entwicklung solcher struktureller Einschränkungen können schon in den Bindungs- und Interaktionsmustern von Kindern mit ihren wichtigen Bezugspersonen erfasst werden. Entwicklungswege von kindlichen und jugendlichen Risikoverhaltensweisen (z.B. Selbstverletzungen) in die Borderline-Persönlichkeitsstörung sollen aufgezeigt werden. Die Therapie umfasst das stationäre Heidelberger Konzept auf der Basis der Dialektisch-Behavioralen Methode unter Einschluss selbstpsychologischer Konzepte der Intersubjektivität.

7.1 Was ist eine Borderline-Störung im Jugendalter?

Die Borderline-Persönlichkeitsstörung zeichnet sich durch eine umfassende Instabilität in den zwischenmenschlichen Beziehungen, im Selbstbild, in der Affektregulation und in der Impulssteuerung aus. Autoaggressive Facetten mit Suizidalität, selbstverletzenden Verhaltensweisen und Substanzmittel-Missbrauch stehen unkontrollierbarer Wut und einem inneren Leeregefühl gegenüber. In den zwischenmenschlichen Beziehungen pendeln die Patienten zwischen den Extremen von Idealisierung und Entwertung des Gegenübers. Die Beziehungsgestaltung kreist thematisch um eine innere Verzweiflung, ein tatsächliches oder vermeintliches Verlassenwerden zu vermeiden (Kaess u. Brunner 2016a). Die Borderline-Persönlichkeitsstörung ist auch mit einem hohen Maß an Stigmatisierung behaftet. So erleben viele Patienten die Diagnose selbst als Kränkung, denn nicht zuletzt gelten Patienten mit dieser Persönlichkeitsstörung innerhalb der professionellen Helfersysteme als Teile einer Gruppe, die schwer zu therapieren sei, wenig veränderungsmotiviert ist und besondere Anstrengungen von therapeutischer Seite erfordere (Kaess u. Brunner 2016b). Ein wichtiger Aspekt ist dabei auch die berüchtigte „Spaltung therapeutischer Teams", wenn in einem Zusammenspiel die „Identitäts- und Beziehungsstörung auf Patientenseite und Kommunikationsprobleme eines großen Teams auf der anderen Seite auf absurde Weise zu einem aktiv schädlichen Verhalten der Patienten umformuliert" werden (ebd., S. 18).

7.2 Klinische Definition der Borderline-Persönlichkeitsstörung

Die Diagnosestellung erfolgt nach diagnostischen Kriterien, die sowohl in der 5. Auflage des Diagnostic and Statistical Manual of Mental Disorders (DSM-5) als auch in der 10. Auflage der International Classification of Diseases (ICD-10) operationalisiert sind. Nach DSM-5 gilt die Borderline-Persönlichkeitsstörung dann als diagnostiziert, wenn fünf von neun Diagnosekriterien erfüllt sind. Nach der ICD-10 ist die Borderline-Persönlichkeitsstörung durch einen von zwei Subtypen der emotional instabilen Persönlichkeitsstörung gekennzeichnet. Die Diagnosekriterien sollen im Folgenden noch einmal nach DSM-5 aufgelistet werden:

- **Verzweifeltes Bemühen, tatsächliches oder vermutetes Verlassenwerden zu vermeiden**

Häufig berichten die Patienten, dass sie in Bezug auf eine nahestehende Person befürchten, diese verlieren zu müssen, auch wenn es objektiv dafür keinen Anhaltspunkt gibt, der tatsächlich auf einen Verlust hindeutet (Fischer u. Kaess 2016).

- **Ein Muster an instabilen intensiven zwischenmenschlichen Beziehungen, welches durch einen Wechsel zwischen den Extremen der Idealisierung und Entwertung gekennzeichnet ist**

Jugendliche mit einer Borderline-Persönlichkeitsstörung berichten nicht selten von sehr intensiven Beziehungen zu Eltern, Freunden und Partnern. Es sind stürmische und hochleidenschaftliche Beziehungen, die die Jugendlichen selbst als „On-Off-Beziehungen" bezeichnen.

- **Eine Identitätsstörung, die durch ausgeprägte und andauernde Instabilität des Selbstbildes und der Selbstwahrnehmung gekennzeichnet ist**

Viele Jugendliche mit einer Borderline-Persönlichkeitsstörung können nicht formulieren wer sie sind. Werden sie nach einer Beschreibung ihrerselbst gefragt, bleiben sie ratlos und können sich nicht vorstellen, wie ihre private oder berufliche Zukunft gestaltet sein könnte (Fischer u. Kaess 2016).

- **Impulsives Verhalten mit potenziell selbstschädigenden Verhaltensweisen in den Bereichen des Geldausgebens, der Sexualität, des Substanzmissbrauchs, des rücksichtslosen Fahrens oder unkontrollierten Essens**

Die Patienten berichten von Essattacken, Promiskuität, Drogenkonsum, unkontrollierten Einkäufen, U-Bahn-Surfen, Strommast-Klettern oder anderen potenziell lebensgefährlichen Risikoverhaltensweisen. Während gesunde Jugendliche meist nur einzelne dieser impulsiven Verhaltensweisen über einen kurzen Zeitraum ausleben, wobei ihr Gesamtfunktionsniveau jedoch erhalten bleibt, sind die Intensität und das Ausmaß der Risikoverhaltensweisen bei Jugendlichen mit Borderline-Persönlichkeitsstörung über einen längeren Zeitraum so hoch, dass das allgemeine Funktionsniveau darunter leidet (ebd.).

- **Wiederholte suizidale Handlungen, Selbstmordandeutungen oder -drohungen oder selbstverletzendes Verhalten**

Über dieses Kriterium berichten die meisten Jugendlichen mit Borderline-Persönlichkeitsstörung. Viele sind von chronischen Suizidgedanken erfüllt und haben auch schon wiederholt versucht, sich das Leben zu nehmen. Ein typisches Phänomen ist die nichtsuizidale Selbstverletzung, die sich durch Schnitte mithilfe von Rasierklingen oder Skalpellen Verletzungen an den Armen, Beinen und am Bauch äußert. Solche Verwundungen machen immer wieder medizinische Behandlungen nötig. In anderen Fällen finden sich Phänomene wie das Kopf-gegen-die Wand-Schlagen, das Sich-blutig-Kratzen, Verbrennungen an den Armen zufügen oder durch das Einatmen z.B. von Haarlack die eigenen Atemwege gefährlich zu reizen. In der Regel erfolgt die Selbstverletzung, um heftige negative Gefühle oder Spannungszustände zu beenden (Klonsky et al. 2015).

- **Affektive Instabilität infolge einer ausgeprägten Reaktivität der Stimmung**

Diese kann durch eine hochgradige episodische Dysphorie, Reizbarkeit oder Angst gekennzeichnet sein, wobei solche Verstimmungen gewöhnlich einige Stunden und nur selten mehr als einige Tage andauern. Diese Stimmungswechsel kommen für die Patienten selbst oft unerwartet. Sie fühlen sich durch die negativen Gefühle wie „überfallen".

- **Chronische Gefühle der Leere**

Diese Leere ist auf der einen Seite mit Langeweile und einem inneren Gefühl des Unausgefülltseins verbunden, während auf der anderen Seite trotzdem eine starke Anspannung besteht. Gerade gegen diese Anspannung sind selbstschädigende Verhaltensweisen gerichtet, sodass die

Jugendlichen sich ritzen, um im Anblick des Blutes sich selbst lebendig zu erkennen und die innere Anspannung nachlassen zu fühlen.

- **Unangemessene, starke Wut oder Schwierigkeiten, die Wut zu kontrollieren**

Dadurch geraten Jugendliche immer wieder in Auseinandersetzungen. Es kommt zu Wutausbrüchen, „Ausrastern" und wiederholten körperlichen Auseinandersetzungen. Wut und Aggressivität stehen oft nur in einem schwachen Verhältnis zu dem eigentlichen Ereignis, auf das sich die Wut vordergründig beruft (Fischer u. Kaess 2016).

- **Vorübergehende stressabhängige paranoide Vorstellungen oder schwere dissoziative Symptome**

Wenn Jugendliche unter emotionalem Stress stehen, können psychotisch anmutende Zustände auftreten, die als Kontrollverlust der Realität wahrgenommen werden. Es kommt zu Depersonalisationserscheinungen (die Jugendlichen fühlen sich fremd in ihrem eigenen Körper), sie können Stimmen hören oder Gestalten sehen. Manche berichten auch über einen Tunnelblick und können sich manchmal nicht erinnern, ob sie bestimmte Situationen tatsächlich erlebt haben oder nur einer Phantasievorstellung gefolgt sind.

Die Diagnose wird dann gestellt, wenn ein tiefgreifendes Muster von Instabilität in verschiedenen Lebensbereichen fassbar wird und mindestens fünf der genannten Kriterien erfüllt sind und ein überdauerndes Muster von innerem Erleben und Verhalten bilden.

Die Diagnose kann durch strukturierte Interviews gesichert werden. Komorbiditäten (z.B. hyperkinetische Störungen, Essstörungen, Angststörungen und Substanzabhängigkeiten) müssen Beachtung finden. Differenzialdiagnostisch besonders schwierig abzugrenzen ist die bipolare Störung, da beide Diagnosen ähnliche Symptome aufweisen (Kaess et al. 2014).

7.3 Drei Mythen der Borderline-Persönlichkeitsstörung bei Jugendlichen

Mit drei Mythen, die sich um die Diagnose der Borderline-Persönlichkeitsstörung bei Jugendlichen ranken, muss ins Gericht gegangen werden.

Der **erste Mythos** besagt, dass die Borderline-Persönlichkeitsstörung im Jugendalter nicht valide diagnostiziert werden kann. Es heißt, dass die schon physiologisch in dieser Altersgruppe vorkommende Instabilität von Affektselbstbild und Beziehungsmustern einem altersgemäßen Bild folge und daher keine pathognomonische Bedeutung besitze (Brunner u. Resch 2009). Dieser Haltung muss entschieden entgegengetreten werden, da viele Jugendliche durch ein erhöhtes Maß an Impulsivität und einer Neigung zu riskanten und selbstschädigenden Verhaltensweisen tatsächlich ihre Entwicklung gefährden, sodass eine Bagatellisierung der Symptomatik nicht gerechtfertigt erscheint (Kaess u. Brunner 2016b).

Der **zweite Mythos** besagt, dass die Borderline-Persönlichkeitsstörung im Jugendalter gegenüber dem Erwachsenenalter eine mangelnde Stabilität besitze. Da die Persönlichkeitsentwicklung in dieser Altersstufe noch nicht ausgereift sei, werde sich das klinische Zustandsbild auch ohne Therapie „auswachsen". Aufgrund einer Reihe von wissenschaftlichen Verlaufsuntersuchungen (Zusammenfassung bei Kaess u. Brunner 2016b, S. 12) kann festgestellt werden, dass die Diagnose der Borderline-Persönlichkeitsstörung im Jugendalter nicht mehr und nicht weniger stabil ist als im Erwachsenenalter! Wir können heute davon ausgehen, dass Persönlichkeitsstörungen kein komplett stabiles, unveränderbares Konstrukt darstellen und in allen Lebensphasen Fluktuationen und Symptomwandel zeigen.

Ein **dritter Mythos** besagt, dass die Störung ohnehin nicht behandelbar sei und schließlich allein schon durch die Diagnose ein Stigma für die Patienten geschaffen werde. Auch hier ist durch mehrere Studien klar erwiesen, dass die Borderline-Störung grundsätzlich behandelbar ist. Im Fokus der Therapie stehen störungsspezifische Interventionen, für die es im Erwachsenenalter schon einen hohen Grad an Evidenz gibt. Die Perspektiven der Frühintervention werden durch erste Ergebnisse in Interventionsstudien bei Jugendlichen eröffnet (Kaess u. Brunner 2016b). Da die Borderline-Persönlichkeitsstörung massive Auswirkungen auf die jugendliche Entwicklung hat und den Lebensweg der Jugendlichen entscheidend ins Negative verändern kann, ist Früherkennung und Frühintervention derselben auch im Jugendalter ethisch richtig, evidenzbasiert und dringend notwendig (ebd.).

7.4 Pathogenese

Neurobiologische Aspekte bei der Borderline-Persönlichkeitsstörung des Erwachsenenalters sind in den letzten Jahren vermehrt Gegenstand wissenschaftlicher Untersuchungen geworden. Bei Jugendlichen stehen grundlagenwissenschaftliche Untersuchungen erst am Anfang (Brunner u. Resch 2016).

7.4.1 Genetik

Genetischen Faktoren wird bei der Entstehung der Borderline-Persönlichkeitsstörung bis dato nur ein moderater Einfluss zugeschrieben (Chanen u. Kaess 2012). Es scheint jedoch, dass bestimmte Temperamentsfaktoren, wie negative Emotionalität, Impulsivität und Introversion, im Sinne einer genetisch bedingten Vulnerabilität die Entstehung und Entwicklung einer Borderline-Persönlichkeitsstörung begünstigen könnten (s. auch Kendler et al. 2008). In einer eigenen Untersuchung (Kaess et al. 2013) konnte eine Temperamentskonstellation bei Jugendlichen herausgearbeitet werden, die auch als prototypisch für die Borderline-Störung im Erwachsenenalter anzusehen ist. Es handelt sich um eine klinisch auffällige Koinzidenz von ausgeprägten externalen Symptomen (wie „novelty seeking") und internalisierenden Symptomen (wie „harm avoidance"), die bei Jugendlichen mit einem erhöhten Risiko zu Borderline-Persönlichkeitsstörung im Sinne eines „Approach-Avoidance-Konfliktes" zum Ausdruck kommen könnte. Molekulargenetische Untersuchungen von Kandidaten-Genen aus dem serotonergen und dopaminergen Bereich haben bisher keine überzeugenden und empirisch hinreichend abgesicherten Ergebnisse erbracht (Brunner u. Resch 2016). Unklar bleibt, ob ein möglicher sensitiver Genotyp in Wechselwirkung mit negativen Umwelteinflüssen die Entwicklung der Borderline-Störung vorantreibt oder ob der sensitive Genotyp eine erhöhte Wahrscheinlichkeit beim Individuum erzeugt, sich negativen Lebensereignissen auszusetzen (Chanen u. Kaess 2012).

Immer wieder kommt der Serotonintransporter-Genpromotor-Polymorphismus mit verkürztem Allel ins Blickfeld. So zeigen Träger des s-Allels im Kindes- und Jugendalter die deutlichsten Borderline-Persönlichkeitszüge (Hankin et al. 2011). Der Serotonintransporter-Genpromotor-Polymorphismus scheint im Sinne eines Sensitivitätsgens zu funktionieren. Wiederholt wurde postuliert, dass Träger des kürzeren s-Allels unter Stressbedingungen und ungünstigen Lebensereignissen eher Selbstverletzungssyndrome und Störungen aus dem affektiven Bereich aufweisen (Kaess et al. 2014).

7.4.2 Bildgebende Untersuchungen

Es gibt Hinweise, dass die im Rahmen der Borderline-Persönlichkeitsstörung beeinträchtigte Affektregulation mit neuroanatomischen Dysfunktionen in limbischen und präfrontalen Arealen in Verbindung gebracht werden kann (fronto-limbisches Dysfunktionsmodell). Demgegenüber werden Störungen der Impulskontrolle mit Beeinträchtigungen im serotonergen System bzw. einer gestörten Serotoninsynthese und Veränderungen des anterioren Cingulums und des orbitofrontalen Cortex in Verbindung gebracht (Brunner u. Resch 2016). In einer bildgebenden Studie der Heidelberger Arbeitsgruppe (Brunner et al. 2010) zeigte sich bei Jugendlichen mit einer Borderline-Persönlichkeitsstörung eine Reduktion des Volumens im orbitofrontalen Kortex auf beiden Hirnhemisphären sowie linkshemisphärisch im dorsolateralen präfrontalen Kortex. Die Befunde waren jedoch nicht spezifisch und zeigten sich gegenüber einer klinischen Vergleichsgruppe nicht signifikant unterschiedlich. In einer Untersuchung mithilfe der diffusionsgewichteten Bildgebung, die die Integrität der weißen Hirnsubstanz untersuchte (Maier-Hein et al. 2014), konnten krankheitsspezifische Veränderungen in Nervenfaserverbindungen ausgemacht werden, die sowohl mit der Emotionsregulierung als auch mit der Emotionserkennung in Verbindung gebracht werden können. Es wurde postuliert, dass bei Jugendlichen mit einer Borderline-Persönlichkeitsstörung umfassende Netzwerkstrukturen der Emotionsverarbeitung gestört sein könnten (Brunner u. Resch 2016).

7.4.3 Neuropsychologische Untersuchungen

Die Studien zu Aufmerksamkeitsprozessen und ihrer Relevanz für die Borderline-Störungen weisen darauf hin, dass es eine besondere Wechselwirkung von Aufmerksamkeitsaufrechterhaltung und aktueller Stimmungslage bei Patientinnen mit jugendlicher Borderline-Persönlichkeitsstörung geben könnte. Es zeigen sich eine besondere Beachtung negativ-emotionaler Reize bei Verschlechterung der Stimmung und die Vermeidung dieser Reize bei guter Stimmungslage, was auf das Fehlen funktionaler Strategien zur Emotionsregulation hindeuten könnte. Interventionen, die den funktionalen Umgang mit Emotionen mit der Veränderung des Aufmerksamkeitsfokus bei schlechter Stimmungslage koppeln, erschienen daher für die Zukunft erfolgversprechend (von Ceumern-Lindenstjerna 2009).

7.4.4 Endokrinologie und autonomes Nervensystem

Sowohl bei erwachsenen Patienten als auch bei einer Gruppe von Jugendlichen mit repetitivem selbstverletzendem Verhalten konnte eine verringerte Kortisol-Reaktion auf einen experimentell induzierten Stressor erhoben werden (Brunner u. Resch 2016). Die Untersuchungen zur Reagibilität des autonomen Nervensystems im Erwachsenenalter sind inkonklusiv. Es fanden sich keine eindeutigen Befunde bezüglich Hautleitfähigkeit, Herzrate und Startreflex. Es gibt Hypothesen zur Prädominanz des parasympathischen Systems bei Patienten mit einer erhöhten Dissoziationsneigung (ebd.).

7.4.5 Schmerzwahrnehmung

Das typische Symptom der Selbstverletzung bei Patienten mit Borderline-Persönlichkeitsstörung hat immer wieder die Frage aufgeworfen, ob eine gestörte Schmerzwahrnehmung bei der Auslösung oder Aufrechterhaltung der Symptomatik mit verantwortlich sein könnte. Eine erhöhte Schmerzschwelle konnte sowohl bei erwachsenen Patienten (Ludäscher et al. 2007) als auch bei jugendlichen Patienten (Ludäscher et al. 2015) mit Borderline-Persönlichkeitsstörung gefunden werden. Es scheint jedoch, dass sich die Schmerzschwelle bei Sistieren der selbstverletzenden Verhaltensweisen wieder senkt.

7.4.6 Traumatische Umwelteinflüsse

Die Rolle von psychischen Traumen in der Ätiologie der Borderline-Persönlichkeitsstörung bei Jugendlichen wurde immer wieder hervorgehoben; wobei das Auftreten multipler traumatischer Erfahrungen in Form von Vernachlässigung, körperlicher Misshandlung und sexuellem Missbrauch während der kindlichen Entwicklung als charakteristisch anzusehen ist (Widom et al. 2009). Die Spezifität solcher Traumatisierungen ist jedoch infrage zu stellen, da abnorme psychosoziale Lebensbedingungen bei einer Vielzahl von psychiatrischen Störungen gehäuft anzutreffen sind. Übereinstimmend findet sich eine Häufung von Vernachlässigung und Misshandlung in der Vorgeschichte von jungen Erwachsenen, die eine Borderline-Persönlichkeitsstörung aufweisen. Auch das Familienklima ist durch eine aggressiv-feindliche Atmosphäre gekennzeichnet (Schmeck et al. 2013). Es scheint so, dass neben den Belastungsfaktoren wie Vernachlässigung, Misshandlung und sexuellem Missbrauch auch maladaptive elterliche Erziehungsmaßnahmen und ein niedriger sozioökonomischer Status bedeutsame Risikofaktoren für die Entwicklung der Störung darstellen können. Die „Children in the Community Study" (Carlson et al. 2009) konnte belegen, dass kindliche Temperamentsfaktoren, wie Wutanfälle und exzessives Schreien, unter bestimmten Familienkonstellationen eine Borderline-Symptomatik vorhersagen ließen. Die Bedeutung der Gleichaltrigengruppe ist bisher nur unzureichend gewürdigt worden. Der mögliche Einfluss von Beziehungsschwierigkeiten und Mobbing-Erfahrungen in der Gleichaltrigengruppe auf die Genese einer Borderline-Persönlichkeitsstörung darf nicht unterschätzt werden (Brunner u. Resch 2016).

7.4.7 Ein entwicklungspsychopathologisches Modell

Es ist davon auszugehen, dass traumatische Umwelteinflüsse zu bestimmten Entwicklungszeitpunkten mit biologischen, psychologischen und soziokulturellen Entwicklungsfaktoren in Kindheit und Jugend in eine dynamische Interaktion treten. Vor dem Hintergrund der genetischen Befunde wird das bereits seit 30 Jahren postulierte Stress-Diathese-Modell in der Genese der Borderline-Persönlichkeitsstörungen wieder bedeutsam. Es könnte sein, dass Individuen mit einem sensitiven Genotyp unter belastenden Umfeldbedingungen einem erhöhtem Risiko zur Entwicklung der Persönlichkeitsstörung ausgesetzt sein könnten (Kaess et al. 2014). Eine retrospektive Befragung von Eltern, deren männliche Kinder im jungen Erwachsenenalter aufgrund einer Borderline-Persönlichkeitsstörung behandelt worden waren, ergab eine Konstellation von Trennungsängstlichkeit in der frühen Kindheit, Körperbildstörungen in der frühen Adoleszenz, impulsivem Verhalten und ungewöhnlichen Denkinhalten im Sinne von magischem Denken (Goodman et al. 2013).

7.5 Welche Vorläufersymptome und Warnzeichen gibt es?

Als frühe Symptome gelten Wutanfälle sowie häufiges Weinen, Affektdurchbrüche und forderndes Verhalten im Kleinkindalter. Im Schulkindalter zeigen sich Kombinationen von emotionalen Störungen und Verhaltensproblemen, etwa ein gemeinsames Auftreten depressiver Symptome und Angstsymptome mit oppositionellen Störungen und ADHS. Im Jugendalter zeigen sich impulsive Risikoverhaltensweisen wie Substanzmittel-Missbrauch, Alkoholintoxikationen und selbstverletzende Verhaltensweisen (Chanen u. Kaess 2012).

Auch wenn vereinzelte selbstverletzende Verhaltensweisen bei Jugendlichen, die ja annäherungsweise bei einem Drittel der Jugendlichen in der Allgemeinbevölkerung anzutreffen sind, keine pathognomonische Bedeutung aufweisen, sind Kombinationen von repetitiven selbstverletzenden Verhaltensweisen und Suizidalität als Warnzeichen einzuschätzen (Kaess et al. 2014). Darüber hinaus sind Kombinationen von selbstverletzenden Verhaltensweisen mit häufigen emotionalen Ausbrüchen, wiederholten Streitsituationen, schweren Selbstwert- und Identitätsproblemen als Warnzeichen einzustufen, die eine psychologische Diagnostik notwendig und sinnvoll erscheinen lassen.

7.6 Therapeutische Interventionsmöglichkeiten

Für die Behandlung von Borderline-Persönlichkeitsstörungen im Jugendalter gibt es eine Reihe von therapeutischen Möglichkeiten, die sich im Erwachsenenalter als therapeutisch wirksam erwiesen haben. Zusätzlich zur Dialektisch-Behavioralen Therapie (DBT-A) (von Auer 2016) gibt es die übertragungsfokussierte Psychotherapie im Jugendalter (TFP) (Clarkin et al. 1999), die kognitiv-analytische Therapie im Jugendalter (CAT) (Ryle 2004) sowie die mentalisierungsbasierte Therapie (MBT) (Bateman u. Fonagy 2000), die noch durch die Schema-Fokussierte Therapie (SFT) (Young et al. 2008) ergänzt wird. Demgegenüber spielt die medikamentöse Behandlung von selbstverletzenden Verhalten bei Jugendlichen eine eher untergeordnete Rolle. Die medikamentöse Therapie zielt eher auf häufige Komorbiditäten der Borderline-Persönlichkeitsstörung ab, wie depressive Störungen, psychotische Erlebensweisen oder Entzugssymptome bei Substanzmittel-Missbrauch (Kaess 2012). Besondere Vorteile bringt die Frühintervention bei Borderline-Persönlichkeitsstörungen, da sie die Gefahr von kumulativen traumatischen Erlebnissen im Krankheitsverlauf zu reduzieren vermag. Offensichtlich werden auch rezidivierende komorbide Störungen reduziert und eine mögliche iatrogene Schädigung durch langwierige Hospitalisierungen oder unnötige Polypharmakotherapie durch gezielte Frühintervention verhindert. Auch langfristige Beeinträchtigungen der sozialen Beziehungen sowie der Abbruch von Chancen im Bereich schulisch-akademischer Leistungen können verhindert werden. Vier Strategien werden dabei verfolgt (Kaess 2016):

Im Fokus der ersten Strategie stehen der Aufbau und die Aufrechterhaltung einer funktionalen und vertrauensvollen therapeutischen Beziehung. Die zweite Strategie verfolgt den Aufbau und die Aufrechterhaltung eines konsistenten Behandlungsprozesses. Daraus entsteht ein therapeutisches Bündnis. Die dritte Strategie ist die Vermittlung von Wertschätzung gegenüber der Selbstöffnung der Patienten. Dadurch kann der Therapeut zeigen, dass er durch aktives Zuhören zunächst einfach nur das Verhalten und die individuellen Erfahrungen des Patienten wahrnimmt und empathisch zu akzeptieren versucht. Erst in einem zweiten Schritt wird versucht, die Funktionalität des maladaptiven Verhaltens zu deuten. Die vierte Strategie ist durch den Aufbau und die Aufrechterhaltung einer Therapiemotivation gekennzeichnet. Gerade bei Jugendlichen ist dieser Aspekt für eine erfolgreiche Therapie als fundamental anzusehen.

Das Hype-Modell vom Orygen Youth Health Center an der Universität Melbourne (Chanen et al. 2016) kennzeichnet das weltweit erste ambulante Behandlungssetting zur Frühintervention bei Borderline-Persönlichkeitsstörungen. Neben der wesentlichen Bedeutung von individueller Psychotherapie zeigt dieses Programm auch zentrale Kennzeichen, die auf andere Modelle zur Früherkennung und Frühbehandlung der Borderline-Persönlichkeitsstörung übertragbar sind (Kaess et al. 2014). Die Kernelemente des Hype-Modells sind durch akkurate Diagnostik und einen dimensionalen Ansatz der Borderline-Persönlichkeitsstörung mit Behandlung der syndromalen Kriterien gekennzeichnet. Neben breiten Einschlusskriterien, die auch chronische Suizidalität und Substanzmittelmissbrauch nicht ausschließen, ist durch ein durchgängiges Fallmanagement mit integrierter Anwendung von individueller Einzelpsychotherapie sowie kinder- und jugendpsychiatrischer Versorgung gekennzeichnet. Die Familien und anderen Bezugspersonen werden aktiv einbezogen. Es gibt klare Maßnahmen zum akuten Krisenmanagement sowie eine individuelle- und Gruppensupervision für das therapeutische Team zur Qualitätssicherung.

In Heidelberg wurde nach diesem Modell im Jahr 2013 die Ambulanz für Risikoverhalten und Selbstschädigung (AtR!Sk) gegründet. Sie ist durch ein mehrstufiges Konzept ausgezeichnet. Neben dem niederschwelligen Zugang über eine offene Sprechstunde für riskantes und selbstschädigendes Verhalten auf Stufe 1 finden weiterführende diagnostische Maßnahmen auf Stufe 2 statt. Stufe 3 ist durch die Behandlungsphase gekennzeichnet, die vom psychosozialen Management und kinder- und jugendpsychiatrischer Beratung bis zur ambulanten DBT-A (DBT für Adoleszente) reichen kann. Stufe 4 ist die so genannte Eskalationsstufe, die durch Maßnahmen zur akuten Unterstützung bei suizidalen Krisen und mögliche kurzfristige stationäre Aufenthalte zur Krisenintervention gekennzeichnet ist. Als ambulantes Pionierkonzept wird AtR!Sk derzeit von den Krankenkassen durch eine eigene Pauschale finanziert. Demgegenüber findet auch eine drittmittelfinanzierte (Dietmar-Hopp-Stiftung) wissenschaftliche Evaluation des Ambulanzmodells statt (Kaess 2016).

Literatur

von Auer AK (2016) Dialektisch Behaviorale Therapie für Adoleszente (DBT-A). In: Kaess M, Brunner R (Hrsg) Borderline-Persönlichkeitsstörungen im Jugendalter: Früherkennung und Frühintervention. Kohlhammer, Stuttgart, S 64–79

Bateman AW, Fonagy P (2000) Effectiveness of psychotherapeutic treatment of personality disorder. The British Journal of Psychiatry: The Journal of Mental Science 177: 138–143

Brunner R, Resch F (2009) Zur Abgrenzung der Borderline-Persönlichkeitsstörung von schweren Adoleszenzkrisen im Jugendalter. In: Brunner R, Resch F (Hrsg) Borderline-Störungen und selbstverletzendes Verhalten bei Jugendlichen: Ätiologie, Diagnostik und Therapie, 2. Aufl. Vandenhoeck & Ruprecht, Göttingen, S 134–146

Brunner R, Resch F (2016) Empirische Befunde bei Jugendlichen mit einer Borderline-Persönlichkeitsstörung. In: Kaess M, Brunner R (Hrsg) Borderline-Persönlichkeitsstörungen im Jugendalter: Früherkennung und Frühintervention. Kohlhammer, Stuttgart, S 22–35

Brunner R, Henze R, Parzer P, Kramer J, Feigl N, Lutz K et al. (2010) Reduced prefrontal and orbitofrontal gray matter in female adolescents with borderline personality disorder: is it disorder specific? NeuroImage 49 (1): 114–120

Carlson EA, Egeland B, Sroufe LA (2009) A prospective investigation of the development of borderline personality symptoms. Development and Psychopathology 21(4): 1311–1334

von Ceumern-Lindenstjerna I (2009) Neuropsychologie der Borderline-Persönlichkeitsstörung: Aufmerksamkeitsprozesse und ihre Bedeutung für die Borderline-Persönlichkeitsstörung. In: Brunner R, Resch F (Hrsg) Borderline-Störungen und selbstverletzendes Verhalten bei Jugendlichen. Vandenhoeck & Ruprecht, Göttingen, S 31–48

Chanen AM, Kaess M (2012) Developmental pathways to borderline personality disorder. Current Psychiatry Reports 14(1): 45–53

Chanen AM, McCutcheon L, Kerr IB (2016) HYPE: Ein kognitiv-analytisches Therapieprogramm zur Prävention und Frühintervention bei Borderline-Persönlichkeitsstörungen. In: Kaess M, Brunner R (Hrsg) Borderline-Persönlichkeitsstörungen im Jugendalter: Früherkennung und Frühintervention. Kohlhammer, Stuttgart, S 118–139

Clarkin JF, Yeomans FE, Kernberg OF (1999) Psychotherapy for borderline personality. Wiley, New York

Fischer G, Kaess M (2016) Früherkennung und Diagnostik der Borderline-Störung im Jugendalter. In: Kaess M, Brunner R (Hrsg) Borderline-Persönlichkeitsstörungen im Jugendalter: Früherkennung und Frühintervention. Kohlhammer, Stuttgart, S 36–63

Goodman M, Patel U, Oakes A, Matho A, Triebwasser J (2013) Developmental Trajectories to Male Borderline Personality Disorder. Journal of Personality Disorders, 27(6): 764–782

Hankin BL, Barrocas AL, Jenness J, Oppenheimer CW, Badanes LS, Abela JRZ et al. (2011) Association between 5-HTTLPR and Borderline Personality Disorder Traits among Youth. Frontiers in Psychiatry 2: 6

Kaess M (2012) Selbstverletzendes Verhalten. Beltz, Weinheim

Kaess M (2016) Grundprinzipien der Frühintervention von Borderline-Störungen im Jugendalter. In: Kaess M, Brunner R (Hrsg) Borderline-Persönlichkeitsstörungen im Jugendalter: Früherkennung und Frühintervention. Kohlhammer, Stuttgart, S 64–79

Kaess M, Brunner R (Hrsg) (2016a) Borderline-Persönlichkeitsstörungen im Jugendalter: Früherkennung und Frühintervention. Kohlhammer, Stuttgart

Kaess M, Brunner R (2016b) Rationale zur Früherkennung und -intervention der Borderline-Persönlichkeitsstörung. In: Kaess M, Brunner R (Hrsg) Borderline-Persönlichkeitsstörungen im Jugendalter: Früherkennung und Frühintervention. Kohlhammer, Stuttgart, S 9–21

Kaess M, Resch F, Parzer P, von Ceumern-Lindenstjerna I-A, Henze R, Brunner R (2013) Temperamental patterns in female adolescents with borderline personality disorder. The Journal of nervous and mental disease 201(2): 109–115

Kaess M, Brunner R, Chanen A (2014) Borderline personality disorder in adolescence. Pediatrics 134(4): 782–793

Kendler KS, Aggen SH, Czajkowski N, Røysamb E, Tambs K, Torgersen S et al. (2008) The structure of genetic and environmental risk factors for DSM-IV personality disorders: a multivariate twin study. Archives of General Psychiatry 65(12): 1438–1446

Klonsky ED, Glenn CR, Styer DM, Olino TM, Washburn JJ (2015) The functions of nonsuicidal self-injury: converging evidence for a two-factor structure. Child and Adolescent Psychiatry and Mental Health 9: 44

Ludäscher P, Bohus M, Lieb K, Philipsen A, Jochims A, Schmahl C (2007) Elevated pain thresholds correlate with dissociation and aversive arousal in patients with borderline personality disorder. Psychiatry Research 149(1–3): 291–296

Ludäscher P, von Kalckreuth C, Parzer P, Kaess M, Resch F, Bohus M et al. (2015) Pain perception in female adolescents with borderline personality disorder. European Child & Adolescent Psychiatry 24(3): 351–357

Maier-Hein KH, Brunner R, Lutz K, Henze R, Parzer P, Feigl N et al. (2014) Disorder-specific white matter alterations in adolescent borderline personality disorder. Biological psychiatry 75(1),81–88

Ryle A (2004) The contribution of cognitive analytic therapy to the treatment of borderline personality disorder. Journal of Personality Disorders 18(1): 3–35

Schmeck K, Schlüter-Müller S, Foelsch PA, Doering S (2013) The role of identity in the DSM-5 classification of personality disorders. Child and Adolescent Psychiatry and Mental Health 7(1): 27

Widom CS, Czaja SJ, Paris J (2009) A prospective investigation of borderline personality disorder in abused and neglected children followed up into adulthood. Journal of Personality Disorders 23(5): 433–446

Young JE, Klosko JS, Weishaar ME (2008) Schematherapie. Ein praxisorientiertes Handbuch, 2. Aufl. Junfermann, Paderborn

Psychische Komorbiditäten bei Adipösen

Johann F. Kinzl

F. Riffer, E. Kaiser, M. Sprung, L. Streibl (Hrsg.), *Die Vielgestaltigkeit der Psychosomatik*,
Psychosomatik im Zentrum, DOI 10.1007/978-3-662-54146-3_8

Bei der Adipositas handelt es sich um ein heterogenes Zustandsbild multifaktorieller Genese (genetische Prädisposition, Lebensstil, soziale Situation). Daneben zeigt sich auch eine ausgeprägte Heterogenität bezüglich der vorliegenden Persönlichkeitsstruktur und der psychischen Gesundheit bzw. psychischen Störung. Es gibt also nicht *den* Adipösen, *die* psychische Störung der Adipösen und nicht *die* Therapie, die für alle Adipösen passt. Aussagen können auch fast ausschließlich nur über die Adipösen gemacht werden, die sich einer entsprechenden Behandlung unterziehen. Ob Adipöse, die keine professionelle Behandlung beanspruchen, psychisch gestörter oder weniger gestört sind, kann deshalb nur bedingt beantwortet werden. Adipositas ist auch keine psychische Störung im engeren Sinne, trotz der häufigen Koexistenz von psychischen Störungen, sondern sie sollte zu den „sozio-psycho-somatischen Krankheiten" mit einer multifaktoriellen Genese gezählt werden.

8.1 Einleitung

Bei einer eigenen Untersuchung meist stark Adipöser (BMI > 35) konnte gezeigt werden, dass mehr als die Hälfte eine klinische psychische Störung aufweisen, vor allem eine Depression bzw. Dysthymie, eine Anpassungsstörung oder einen Nikotinmissbrauch aufweisen, seltener eine Angststörung, eine PTBS oder Somatoforme Störung. Ein Fünftel weist auch eine klinisch relevante Persönlichkeitsstörung auf, wobei es sich meist um dependente, selbstunsicher-vermeidende oder emotional instabile Persönlichkeitsstörungen bzw. nicht näher bezeichnete Persönlichkeitsstörungen handelt. Untersuchungen von Langzeitverläufen konnten zeigen, dass besonders Adipöse mit einer Persönlichkeitsstörung z.B. nach einer bariatrischen Therapie Anpassungsprobleme an die neuen Erfordernisse haben. Die Erfassung einer psychischen Störung ist deshalb notwendig, um eine individuumzentrierte Behandlung der Adipösen durchführen zu können. Homogene Therapieansätze sind gerade bei Adipösen mit einer psychischen Störung zum Scheitern verurteilt.

Ein Großteil der Adipösen weist ein gestörtes Essverhaltensmuster auf, wobei sich unterschiedlichste Essstörungen finden lassen, vor allem ein „chronisches Überessen", eine Binge-Eating-Störung, „Naschen", „Grasen" und Night-Eating-Syndrom.

8.2 Spezifische Psychopathologie adipöser Menschen

In der Literatur bestehen Kontroversen, ob eine spezifische Psychopathologie adipöser Menschen besteht. Während einige Studien darauf hinweisen, dass besonders Patienten mit einer morbiden Adipositas sich in ihrer Persönlichkeitsstruktur von Normalgewichtigen unterscheiden (Glinski et al. 2001; Guisado u. Vaz 2003), finden andere Autoren keine typischen Persönlichkeitsstrukturen unter den Adipösen (Stunkard u. Wadden 1992a). Auch fanden einige Untersucher keine wesentliche Häufung psychischer Störungen bei adipösen Menschen (Lamertz et al. 2002; Hach et al. 2007), andere Untersucher dagegen eine erhöhte Prävalenz psychischer Störungen bei Adipösen, vor allem Depressionen und Angststörungen (Stunkard u. Wadden 1992b; Roberts et al. 2000; Baumeister u. Härter 2007).

8.3 Psychische Komorbiditäten adipöser Menschen

Die Ergebnisse einer wachsenden Anzahl von Studien weisen aber darauf hin, dass Adipöse, vor allem morbid Adipöse, verglichen mit normalgewichtigen Personen ein höheres Ausmaß an Psychopathologie als Komorbidität aufweisen (Maddi et al. 2001; Papageorgiou et al. 2002). Speziell

◘ **Tab. 8.1** Psychische Begleit- und Folgeerkrankungen Adipöser (Datenquelle: Zielke 2010)

ICD-10	Psychische Komorbiditäten	Häufigkeit
F10 bis F19	Psychische und Verhaltensstörungen durch psychotrope Substanzen	2,7%
F30 bis F39	Affektive Störungen	25,9%
F40 bis F48	Neurotische, Belastungs- und somatoforme Störungen (besonders Belastungs- und Anpassungsstörungen)	17,3%
F50	Essstörungen	33,0%
F60	Persönlichkeits- und Verhaltensstörungen	15,5%

die morbid Adipösen leiden zusätzlich unter den negativen körperlichen, psychologischen und sozialen Konsequenzen, die mit ihrem Übergewicht verbunden sind. Deshalb sind gewisse psychische Auffälligkeiten wie Selbstwertprobleme und soziale Isolation vor allem die Folgen der Stigmatisierung und Diskriminierung durch die Adipositas und weniger nur die Ursache (van Hout et al. 2004; Kinzl 2016).

Baumeister und Härter (2007) untersuchten mittels standardisierter Interviews und Fragebögen eine repräsentative Gruppe von 2955 deutschen Probanden und verglichen das Vorliegen von psychischen Störungen zwischen adipösen (n=910), übergewichtigen (n=1550) und normalgewichtigen Personen (n=495). Die Punktprävalenz psychischer Störungen lag bei den Gesunden bei 13,9%, bei den Übergewichtigen bei 22,2% und bei den Adipösen bei 26,6%, die Lebenszeitprävalenz psychischer Störungen bei den Gesunden bei 37,6%, bei den Übergewichtigen bei 44% und bei den Adipösen bei 46%. Die Adipösen wiesen signifikant häufiger als die Übergewichtigen bzw. die Gesunden mehr als eine psychische Störung auf (10,8% vs. 7,2% vs. 3,3%). Besonders häufig lagen Angststörungen, Somatoforme und Affektive Störungen vor.

Zielke (2010) untersuchte eine große Gruppe von Adipösen und fand einige psychische Begleit- und Folgeerkrankungen (◘ Tab. 8.1).

Bei der Erfassung der psychischen Komorbiditäten bei der Gruppe morbid Adipöser ergaben sich die in ◘ Tab. 8.2 zu sehenden Prävalenzraten.

◘ **Tab. 8.2** Prävalenzraten psychischer Komorbiditäten bei Adipösen (Datenquelle: Zielke 2010)

Diagnose	Frauen	Männer
Major Depression	68%	50%
Dysthyme Störung	24%	33%
Alkoholmissbrauch	0%	25%
Medikamentenmissbrauch/-abhängigkeit	16%	17%
Panikstörung	37%	8%
Agoraphobie	13%	0%
Soziale Phobie	34%	8%
Einfache Phobie	26%	7%
Essanfälle	53%	25%

Dabei war die Anzahl der psychischen Komorbiditäten bei den adipösen Frauen signifikant höher als die der Männer (2,8 vs. 1,8).

Bei einer eigenen Untersuchung stark Adipöser konnte gezeigt werden, dass mehr als die Hälfte der Probanden eine klinisch relevante psychische Störung aufweisen, vor allem eine Depression bzw. Dysthymie, eine Anpassungsstörung oder einen Nikotinmissbrauch, seltener eine Angststörung, eine PTBS oder eine Somatoforme Störung (Kinzl et al. 2012). Ein Fünftel wies auch eine klinisch relevante Persönlichkeitsstörung auf, wobei es sich meist um dependente, selbstunsicher-vermeidende oder emotional instabile Persönlichkeitsstörungen bzw. nicht näher bezeichnete Persönlichkeitsstörungen handelte. Ein Großteil der Adipösen zeigte ein gestörtes Essverhaltensmuster, wobei sich unterschiedlichste Essstörungen finden ließen, vor allem ein „chronisches Überessen" („Overeaters"), eine Binge-Eating-Störung, „Naschen", „Grasen" und/oder ein Night-Eating-Syndrom.

Legenbauer und Mitarbeiter (2007) konnten in einer prospektiven Studie Adipöser zeigen, dass adipöse Frauen, die an konservativen Gewichtsreduktionsmaßnahmen teilnahmen oder sich wegen ihrer Adipositas operieren ließen, im Vergleich zu normalgewichtigen oder adipösen Frauen ohne spezifische Adipositas-Behandlung eine höhere Prävalenz psychischer Störungen aufwiesen. Bei Adipösen, die sich in Behandlung begeben, wird durchgehend eine höhere psychische Morbidität, vor allem Depressionen, gefunden (Fitzgibbon et al. 1993). Besonders bei morbid Adipösen, die sich einer bariatrischen Operation unterzogen, wurden sehr hohe Raten psychischer Störungen gefunden.

Die Prävalenzraten psychischer Komorbiditäten sind auch abhängig, ob eine Binge-Eating-Störung (BED) vorliegt oder nicht. Adipöse mit einer BED weisen signifikant häufiger eine Lebenszeitprävalenz einer Achse-1- oder Achse-2-Störung (DSM-IV) auf, vor allem eine Affektive Störung, eine Panikstörung, eine emotional instabile oder eine selbstunsicher-vermeidende Persönlichkeitsstörung (Yanovski et al. 1993).

Eine italienische Arbeitsgruppe (Carpiniello et al. 2009) untersuchte das Vorliegen einer psychischen Komorbidität bei Adipösen, die eine Fachabteilung für Adipositas-Behandlung aufsuchten. Dabei ließ sich bei 28% (Frauen: 30,5%; Männer: 18,8%) eine Persönlichkeitsstörung nachweisen, vorwiegend aus dem Cluster C (DSM-IV). Bei den Achse-1-Diagnosen fanden die Autoren in 34,7% (Frauen: 35,6%; Männer: 31,3%) Angststörungen, vorwiegend Panikstörungen, spezifische Phobien und generalisierte Angststörungen, bei 28,7% (Frauen: 33,1%; Männer: 12,5%) Affektive Störungen, vorwiegend eine Major Depression, und bei 18% (Frauen: 18,6%; Männer: 15,6%) Essstörungen, vorwiegend eine Binge-Eating-Störung.

Eine amerikanische Arbeitsgruppe (Kalarchian et al. 2007) erhob das Vorliegen psychischer Störungen bei 288 Personen (vorwiegend Frauen), die sich wegen einer morbiden Adipositas einer bariatrischen Operation unterziehen lassen wollten. Bei einem Drittel der Probanden fanden die Forscher eine Lebenszeitprävalenz von 66% bzw. Punktprävalenz von 38% mindestens einer DSM-IV Achse-1-Störung, während 29% die Kriterien einer Achse-2-Störung erfüllten. Dabei korrelierte die Achse-1-Psychopathologie positiv mit dem BMI, nicht aber die Achse-2-Psychopathologie. Bei der Untersuchung von 282 morbid adipösen Amerikanern fanden Mauri und Mitarbeiter (2008) eine Lebenszeitprävalenz von 37,6% an Achse-1-Diagnosen, wobei in 22% Affektive Störungen, in 18% Angststörungen und in 13% klinisch relevante Essstörungen gefunden wurden, während ein Alkohol- oder Substanzmittel-Missbrauch selten war. 19,5% erfüllten die Kriterien einer Persönlichkeitsstörung, wobei vor allem Persönlichkeitsstörungen vom Cluster C (DSM-IV) wie selbstunsicher-vermeidende, dependente oder zwanghafte Persönlichkeitsstörungen vorlagen. Die Arbeitsgruppe von Mather (Mather et al. 2008) fand dagegen erhöhte Prävalenzraten an paranoiden, antisozialen und vermeidend-selbstunsicheren Persönlichkeitsstörungen bei adipösen Frauen, bei adipösen Männern nur erhöhte Prävalenzraten an paranoiden Persönlichkeitsstörungen.

Wiltink und Mitarbeiter (2007) fanden bei der Untersuchung einer repräsentativen Stichprobe in Deutschland nur bei 11% der Übergewichtigen bzw. Adipösen das Vorliegen zumindest einer Depression, einer Angststörung, einer Sozialen Phobie oder einer Panikstörung. Sie unterschieden sich damit nicht von der normalgewichtigen Stichprobe, aber es fand sich bei den Adipösen häufiger eine zum Zeitpunkt der Erhebung bestehende ambulante Psychotherapie sowie eine deutlich höhere Einnahme von Medikamenten zur Beeinflussung der Stimmung, der Angst, des Schlafs oder von Stress.

Bei den operierten Adipösen ist fast durchgehend postoperativ eine deutliche Besserung der depressiven Symptomatik und der Lebensqualität gegeben (Legenbauer et al. 2007). Untersuchungen von Langzeitverläufen konnten aber zeigen, dass besonders Adipöse mit einer Persönlichkeitsstörung z.B. nach einer bariatrischen Therapie Anpassungsprobleme an die neuen Erfordernisse haben; d.h. Adipöse, die präoperativ eine oder mehrere psychische Störungen aufwiesen, weisen meist einen schlechteren Therapieerfolg auf als morbid Adipöse ohne psychische Störung (Kinzl et al. 2006). Dieses Ergebnis zeigt einerseits die Notwendigkeit, bei morbid Adipösen eine präoperative Abklärung bezüglich des Vorliegens einer psychischen Störung durchzuführen, und andererseits, mehr individuelle psychosoziale Interventionsstrategien für solche Patienten zu entwickeln, um frühzeitig auftretende psychische und Anpassungsprobleme zu erkennen und zu korrigieren (Kinzl et al. 2007).

8.4 Zusammenfassende Schlussfolgerung

Zusammenfassend kann gesagt werden, dass die Adipösen eine sehr heterogene Gruppe auf mehreren Ebenen darstellen und sie trotz kontroverser Ergebnisse gehäuft nicht nur komorbide körperliche Störungen, sondern auch höhere Prävalenzraten an psychischen Komorbiditäten aufweisen. Die Kenntnis der psychischen Komorbiditäten ist wichtig, um die Behandlungsstrategien den besonderen Bedürfnissen und Notwendigkeiten anzupassen, da einerseits depressive Patienten eher dazu neigen, Misserfolge und Rückschläge depressiv verarbeiten, und andererseits Menschen mit Persönlichkeitsstörungen oft Probleme in der Anpassungsleistung an die neuen Herausforderungen im Rahmen der Therapie aufweisen.

Literatur

Baumeister H, Härter M (2007) Mental disorders in patients with obesity in comparison with healthy probands. International Journal of Obesity 31(7): 1155–1164

Carpiniello B, Pinna F, Pillai G, Nonnoi V, Pisano E, Corrias S et al. (2009) Obesity and psychopathology. A study of psychiatric comorbidity among patients attending a specialist obesity unit. Epidemiologia e Psichiatria Sociale 18(02): 119–127

Fitzgibbon ML, Stolley MR, Kirschenbaum DS (1993) Obese people who seek treatment have different characteristics than those who do not seek treatment. Health Psychology 12(5): 342

Glinski J, Wetzler S, Goodman E (2001) The psychology of gastric bypass surgery. Obesity Surgery 11(5): 581–588

Guisado JA, Vaz FJ (2003) Personality profiles of the morbidly obese after vertical banded gastroplasty. Obesity Surgery 13(3): 394–398

Hach I, Ruhl UE, Klose M, Klotsche J, Kirch W, Jacobi F (2007) Obesity and the risk for mental disorders in a representative German adult sample. The European Journal of Public Health 17(3): 297–305

Kalarchian MA, Marcus MD, Levine MD, Courcoulas AP, Pilkonis PA, Ringham RM et al. (2007) Psychiatric disorders among bariatric surgery candidates: relationship to obesity and functional health status. American Journal of Psychiatry 164(2): 328–334

Kinzl JF (2016) Adipositas: Stigmatisierung, Diskrimination, Körperimage. Wiener Medizinische Wochenschrift 3(166): 117–120

Kinzl JF, Schrattenecker M, Traweger C, Mattesich M, Fiala M, Biebl W (2006) Psychosocial predictors of weight loss after bariatric surgery. Obesity Surgery 16(12): 1609–1614

Kinzl JF, Schrattenecker M, Traweger C, Aigner F, Fiala M, Biebl W (2007) Quality of life in morbidly obese patients after surgical weight loss. Obesity Surgery 17(2): 229–235

Kinzl JF, Maier C, Bösch A (2012) Morbid adipöse Patienten: Psychopathologie und Essstörungen. Neuropsychiatrie 26(4): 159–165

Lamertz CM, Jacobi C, Yassouridis A, Arnold K, Henkel AW (2002) Are obese adolescents and young adults at higher risk for mental disorders? A community survey. Obesity Research 10(11): 1152–1160

Legenbauer T, Burgmer R, Senf W, Herpertz S (2007) Psychische Komorbidität und Lebensqualität adipöser Menschen, eine prospektive, kontrollierte Studie. PPmP 57(11): 435–441

Maddi SR, Fox SR, Khoshabre DM, Harvey RH, Lu JL, Persico M (2001) Reduction in psychopathology following bariatric surgery for morbid obesity. Obes Surg 11(6): 680–685

Mather AA, Cox BJ, Enns MW, Sareen J (2008) Associations between body weight and personality disorders in a nationally representative sample. Psychosomatic Medicine 70(9): 1012–1019

Mauri M, Rucci P, Calderone A, Cassano GB (2008) Axis I and Axis II disorders and quality of life in bariatric surgery candidates. The Journal of Clinical Psychiatry 69(2): 295–301

Papageorgiou GM, Papakonstantinou A, Mamplekou E, Terzis I, Melissas J (2002) Pre- and postoperative psychological characteristics in morbidly obese patients. Obes Surg 12(4): 534–539

Roberts RE, Kaplan GA, Shema SJ, Strawbridge WJ (2000) Are the obese at greater risk for depression? American Journal of Epidemiology 152(2): 163–170

Stunkard AJ, Wadden TA (1992a) Psychological aspects of human obesity. In: Björntorp P, Brodoff BN (eds) Obesity. Philadelphia: Lippincott, pp 97–135

Stunkard AJ, Wadden TA (1992b) Psychological aspects of severe obesity. The American Journal of Clinical Nutrition 55(2): 524S–532S

van Hout GC, van Oudheusden I, van Heck GL (2004) Psychological profile of the morbidly obese. Obesity Surgery 14(5): 579–588

Wiltink J, Weber MM, Beutel ME (2007) Psychische Komorbidität, Inanspruchnahme- und Gesundheitsverhalten bei Übergewichtigen und Adipösen – am Beispiel einer repräsentativen Stichprobe der deutschen Allgemeinbevölkerung. PPmP 57(11): 428–434

Yanovski SZ, Nelson JE, Dubbert BK, Spitzer RL (1993) Association of binge eating disorder and psychiatric comorbidity in obese subjects. American Journal of Psychiatry 150: 1472–1479

▪ Internetadresse

Zielk M (2010) Komorbidität bei PatientInnen mit Adipositas per magna und deren Bedeutung für die Behandlungsstrategien. Vortrag bei der 18. Internationalen Konferenz für Essstörungen, Alpbach (Österreich). (http://www.netzwerk-essstoerungen.at/download/k10_presentations/Zielke_EDAlpbach2010.pdf) (Zuletzt gesehen am 21.09.2016)

Skills-Training – ein Baustein im Rehabilitationsprozess

Alice Sendera

F. Riffer, E. Kaiser, M. Sprung, L. Streibl (Hrsg.), *Die Vielgestaltigkeit der Psychosomatik*,
Psychosomatik im Zentrum, DOI 10.1007/978-3-662-54146-3_9

Selbsthilfe, Hilfe zur Selbsthilfe und deren Förderung sind für psychisch erkrankte Menschen von fundamentaler Bedeutung. Das erfordert eine Kombination von netzwerkorientierten Arbeitsprinzipien mit störungsspezifischen Techniken. So besteht bei Betreuern aus verschiedensten Berufsgruppen ein großer Bedarf, Strategien im Umgang mit oft als schwierig angesehenen Patienten zu erlernen. Je adäquater interveniert werden kann, desto größer sind die Chancen, Folgeschäden, langfristige stationäre Aufenthalte und frühzeitige Arbeitsunfähigkeit hintanzuhalten. Nicht nur die Behandlung der Borderline-Störung steht im Mittelpunkt des Behandlungsansatzes, sondern die gewählte Methode muss auf die hohe Komorbiditätsrate Bedacht nehmen sowie der Tatsache Rechnung tragen, dass sehr oft schwere Traumatisierungen kritische Auslöser sind. Das Skills-Training verfolgt als zentrale Zielsetzung die ausgewogene Vermittlung von Theorie und Praxis, um Defizite auszugleichen, Stabilität zu erlangen, bereits vorhandene Fertigkeiten und Ressourcen zu aktivieren und somit Handlungskompetenz zu erlangen.

9.1 Einleitung

Die Erarbeitung und Erprobung konstruktiver Strategien im Umgang mit Spannungs-, Stress- und Belastungssituationen gilt als nachhaltige Ressource bei der komplexen Therapieplanung. Das Skills-Training ermöglicht zielgerichtet und transparent die Behandlung vieler psychischer Störungen. Der störungsspezifische Ansatz ist innovativ, wird laufend evaluiert und adaptiert und ist unabhängig vom Dialektisch-Behavioralen Therapiekonzept als eigenständiges Modell etabliert. Erarbeitung, Vertiefung und Umsetzung störungsspezifischer Skills finden ihren Platz nicht nur im schulenübergreifenden psychotherapeutischen Kontext, sondern auch in vielen klinischen und ambulanten Settings, mit dem Ziel, Patienten zu unterstützen.[1] Im Zentrum der Behandlung stehen diagnoseübergreifende Kriterien der Borderline-Störung sowie deren Komorbidität. Im Sinne des störungsspezifischen, aber diagnoseunspezifischen Ansatzes im stationären psychiatrischen Setting nehmen am Training in der Regel (unter Ausschluss ausgeprägter kognitiver Störung, akut psychotischer Störung sowie hirnorganischer Störung) Patienten mit folgenden Störungen teil:

- Borderline-Störung und komorbide Persönlichkeitsstörungen,
- Selbstschädigungstendenzen,
- dissoziative Problematiken,
- Probleme der Emotionsregulation, meist Impulsdurchbrüche,
- Essstörung,
- Suchterkrankungen,
- psychosomatische Erkrankungen,
- chronische Schmerzen,
- komplexe Posttraumatische Belastungsstörung,
- Angststörungen.

Der zentrale Ansatz bei der Vermittlung von Skills ist die Dialektik. Sie ermöglicht Veränderung im Rahmen von Akzeptanz der aktuellen Realität und fördert die Akzeptanz der Dinge, die man im Moment nicht verändern kann (◘ Abb. 9.1). Es gibt kein richtig oder falsch, sondern verschiedene Positionen, die im Hinblick auf die Erreichung bestimmter Ziele beleuchtet werden. Diese dialektische therapeutische Herangehensweise schafft eine Atmosphäre, die Skills-Arbeit

1 Aus Gründen der Lesbarkeit wird auf eine geschlechtsneutrale Formulierung verzichtet und alternierend die männliche und weibliche Form verwendet. Das andere Geschlecht ist dabei immer mitgemeint.

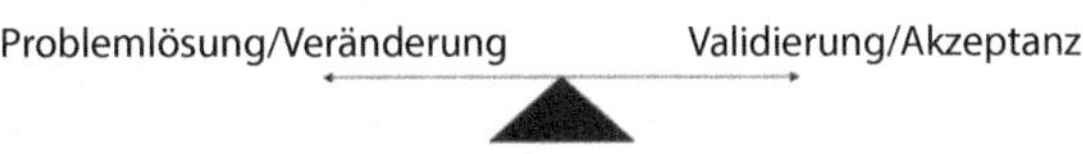

Abb. 9.1 Dialektik: Ein zentraler Ansatz beim Skills-Training

erleichtert. Ein großes empathisches Verständnis für die inneren Erfahrungen (Validierung) wird mit den Techniken des Skills-Trainings kombiniert (Veränderung).

Validieren bedeutet, seinem Gegenüber zu vermitteln, dass seine subjektive Sicht der Dinge stimmig und daher nachvollziehbar ist. Reaktionsmuster, Emotionen und Gedanken gelten, auf das aktuelle Ereignis bezogen, als verständlich und nachvollziehbar, sie sind valide. Validieren bedeutet jedoch nicht, die Reaktionsmuster gutzuheißen. Sie geben problematischen Verhaltensweisen Sinn, zeigen jedoch auch auf, dass diese nicht die einzig möglichen oder sinnvollsten Reaktionsmuster darstellen.

Menschen mit einer Emotionsregulationsstörung neigen dazu, unter emotionaler Belastung dysfunktionale Reaktionsmuster und Bewältigungsstrategien zu aktivieren. Jedes Verhalten macht im subjektiven Kontext Sinn, und dysfunktionales Verhalten wird als Lösungsversuch zur Regulation und Linderung „nicht aushaltbarer Zustände" angesehen.

Der Veränderungsansatz in Richtung funktionaler Skills kann – wenn er ohne vorherige Validierung zu schnell eingefordert wird – zu einem Konflikt zwischen Trainer und Patienten führen, da der Patient z.B. suizidales Krisenverhalten nicht als eigentliches Problem, sondern als Folge von anderen Problemen sieht. Daher meinen Patienten oft, das suizidale Verhalten erst dann einstellen zu können, wenn sie mit ihrem Leben wieder zufrieden sind.

Genaue Verhaltensanalysen helfen herauszufinden, welche Faktoren das Problemverhalten bedingen. Nach der Problemdefinition wird nicht nur für das Kernproblem nach Lösungen gesucht, sondern es werden bei Bedarf Techniken des Skills-Trainings zur Hilfe genommen (Lösungsanalysen). Sie ermöglichen zu bestimmen, welche Skills als adäquate Lösungsstrategien eingesetzt werden können.

Im Wesentlichen ist das Ziel des Skills-Trainings der Erwerb von Fertigkeiten. Die Patienten haben die Möglichkeit, in der Gruppe

- funktionale Skills kennenzulernen,
- theoretisches Wissen (teaching) über Inhalte und Zusammenhänge zu erlangen,
- praktische Übung durchzuführen,
- einen Erfahrungsaustausch und Rückmeldungen (Feedback) zu erfahren,
- die allmähliche Integration bis zur automatischen Anwendung anzustreben.

9.2 Struktur und Aufbau

Im Wesentlichen ist das Ziel des Skills-Trainings der Erwerb von Fertigkeiten, um mit deren Hilfe jene Verhaltens-, Gefühls- und Denkmuster zu verändern, die zu Schwierigkeiten und seelischen Belastungen führen. Zu den primären Zielen zählen das Erreichen von Handlungskompetenz und Emotionsregulation. Dies wird unterstützt durch

- die Vermittlung von theoretischem Wissen,
- die individuelle Anpassung der Skills,
- das Üben der Skills unter Non-Stress-Bedingungen,
- den Einsatz der Skills als alternatives Zielverhalten.

Im Training selbst wird immer nach Hilfestellungen/Skills gesucht. Die Gruppe ermöglicht eine korrigierende emotionale Erfahrung, die im Hier und Jetzt überprüft werden kann. Diese Überprüfung kann durch andere Gruppenmitglieder bestätigt oder korrigiert werden, d.h., dass die Realitätsüberprüfung durch andere Teilnehmer eine wesentliche Unterstützung darstellt.

Die Inhalte orientieren sich an einem Manual, und die Module können in einem zur Verfügung stehenden Zeitraum vermittelt und trainiert werden. Wichtig ist es, dass die Patienten genügend Zeit haben, unter Non-Stress-Bedingungen zu üben (◘ Abb. 9.2).

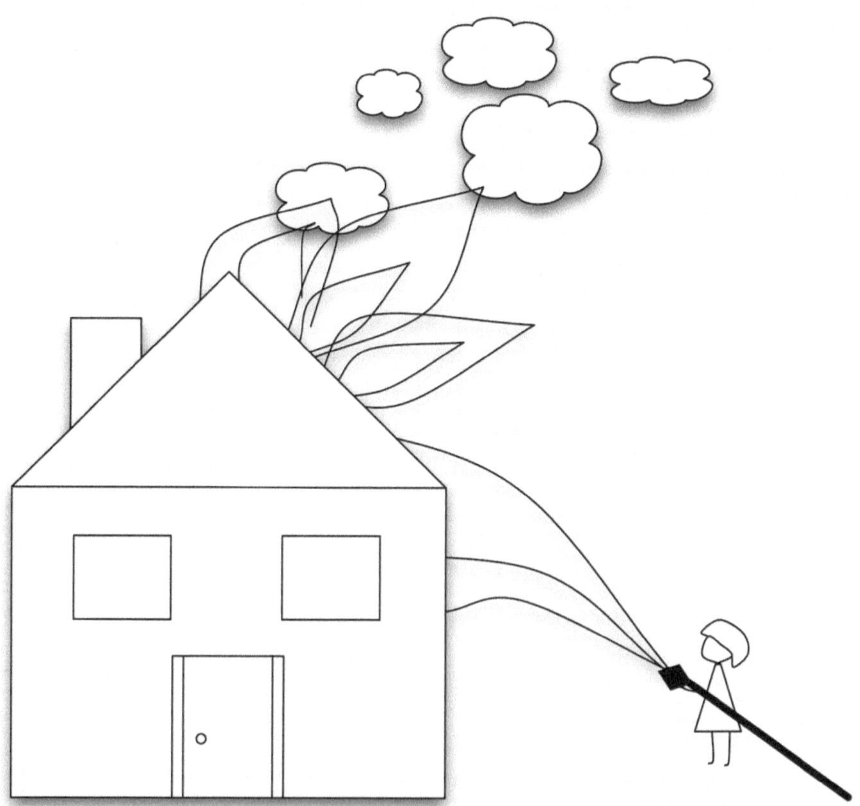

◘ **Abb. 9.2** Skills-Training unter Non-Stress-Bedingungen

9.3 Module

Der Ablauf und die Vermittlung erfolgt in einem Modulsystem und gliedert sich in fünf Module:
- Innere Achtsamkeit,
- Stresstoleranz,
- Bewusster Umgang mit Gefühlen,
- Zwischenmenschliche Skills,
- Selbstwert.

9.3.1 Innere Achtsamkeit

Das Ziel der Achtsamkeit ist das Erreichen vermehrter Kontrolle und Stabilität. Achtsamkeit ist ein möglicher Weg, um die oft nicht übereinstimmenden Anteile von Verstand und Gefühl ins Gleichgewicht zu bringen und so zu steuern, dass der Zustand von intuitivem Verstehen und Wissen erreicht wird. Im Erleben unserer Wirklichkeit werden wir sowohl vom Verstand als auch vom Gefühl geleitet. Unser Handeln resultiert nicht allein aus rein kognitiven Entscheidungen, sondern weist starke emotionale Komponenten auf, die die Wertigkeit und Bedeutung beeinflussen und verändern können. Die Skills dieses Moduls beruhen weitgehend auf den Praktiken des Zen.

Die Kontrolle über Gedanken, Gefühle und Impulse setzt voraus, dass sie bewusst erlebt und zugeordnet werden können, und erfordert die Schulung der reinen (bewertungsfreien) Wahrnehmung und die Fokussierung auf den Augenblick. Das Ziel der Achtsamkeitsübungen ist, die Wahrnehmung zu schulen, die Objektivität zu vergrößern, den Zusammenhang zwischen Kognitionen und Gefühlen zu verdeutlichen und in weiterer Folge die Dichotomie des Denkens in Gut oder Schlecht steuern zu lernen. Durch die bewusste Wahrnehmung und die bewertungsfreie Verknüpfung mit Sprache können Sinnesreize und emotionale Reaktionen im Hier und Jetzt verankert und eigene Sinneswahrnehmungen bestätigt werden.

9.3.2 Stresstoleranz

Die Skills stellen das Sicherheitsnetz für die Krisenbewältigung dar. Es gilt, möglichst rasch Spannung zu reduzieren, um in Hochstresssituationen selbstschädigende Handlungen zu verhindern. In solchen Situationen ist es wichtig, dass sowohl Skills zur Verfügung stehen als auch die Bereitschaft, Hilfe anzunehmen bzw. um Hilfe zu bitten, vorhanden ist.

9.3.3 Notfallkoffer

Der Notfallkoffer ist eine Zusammenstellung von Notfalltelefonnummern, Adressen, Aktivitäten und Skills, hierarchisch geordnet und für jede Patientin individuell erstellt. Die darin enthaltenen Skills sollten erprobt und ausreichend geübt worden und möglichst für jede Situation durchdacht sein.

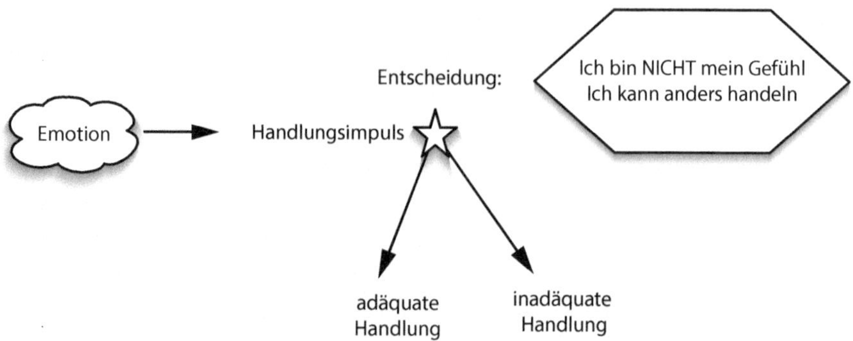

Abb. 9.3 Bewusster Umgang mit Gefühlen

9.3.4 Bewusster Umgang mit Gefühlen

Dieses Modul hat große Bedeutung, da die Schwierigkeiten der Emotionsregulation ein zentrales Problem darstellen. Neben den theoretischen Informationen über die Bedeutung der Emotionen gilt es, diese bei sich selbst zu erkennen, zu benennen und zu regulieren. Wichtig ist die Erkenntnis, dass man nicht das Gefühl ist, sondern ein Gefühl hat. Das bedeutet, dass wir unsere Handlungen selbst entscheiden können und nicht einem Impuls folgen müssen (Abb. 9.3). In diesem Modul lernen die Patienten

- Gefühle wahrzunehmen und zu beschreiben,
- die Bedeutung der Gefühle zu erkennen und ihre Auswirkungen zu verstehen,
- Gefühle zu regulieren (Handlungsimpuls),
- die emotionale Verwundbarkeit zu verringern,
- angenehmen Gefühlen mehr Raum zu geben.

9.3.5 Zwischenmenschliche Skills

Mit den zwischenmenschlichen Skills soll – unter Berücksichtigung der Planbarkeit und Bewertung sozialer Situationen – eine Verbesserung der sozialen Kompetenz erzielt werden. Es werden Aspekte wie die Zielerreichung, Beziehungsqualität und Wahrung der Selbstachtung auf ihre spezifischen Eigenschaften hin betrachtet. Anhand von Rollenspielen, Hausaufgaben und Übungen werden verschiedene Situationen ausprobiert und Veränderungsmöglichkeiten aufgezeigt.

Im Wesentlichen wird eine Verknüpfung unterschiedlicher Schwerpunkte hergestellt:

- Was will ich erreichen? (Ziel)
- Wie soll meine Beziehung zu dem anderen anschließend aussehen? (Beziehung)
- Wie soll ich mich anschließend fühlen? (Selbstwert)

9.3.6 Selbstwert

Ziele dieses Moduls sind die Wahrnehmung der dysfunktionalen Einstellungen sich selbst gegenüber, diese zu relativieren und auf eine faire Einstellung umzulenken. Die Umsetzung auf der Verhaltensebene geschieht durch Verhaltensexperimente, sodass die Patienten ihre Aufmerksamkeit auf positive Erfahrungen mit der eigenen Person, positive Kognitionen, Hinwendung zu eigenen Bedürfnissen und den Aufbau positiver Aktivitäten lenken und somit einen „fairen Blick“ für sich selbst entwickeln können.

9.4 Schlusswort

Die Erarbeitung und Erprobung konstruktiver Strategien stellt eine Herausforderung für professionelle Helfer und Betroffene dar. Es ist wichtig, die Hintergründe, Zusammenhänge und Auswirkungen der jeweiligen Problembereiche zu erkennen. Für beide Seiten kann dieses Wissen Entlastung bringen.

Linehan (2016) hat uns mit dem Skills-Training ein wertvolles Werkzeug zur Verfügung gestellt, um unseren Patienten das Leben erträglich und möglicherweise sogar lebenswert zu machen.

Literatur

Linehan M (2016) Handbuch der Dialektisch-Behavioralen Therapie. Zur Behandlung psychischer Störungen, 2. Aufl. CIP-Medien, München

Weiterführende Literatur

Sendera A, Sendera M (2016) Skills-Training bei Borderline- und Posttraumatischer Belastungsstörung, 4. Aufl. Springer, Wien

Sendera A, Sendera M (2016) Borderline – die andere Art zu fühlen. Beziehungen verstehen und leben, 2. Aufl. Springer, Wien

Gruppenbiofeedback – ein erfolgreiches Konzept in der Psychosomatik

Lore Elisabeth Streibl, Karoline Turner

F. Riffer, E. Kaiser, M. Sprung, L. Streibl (Hrsg.), *Die Vielgestaltigkeit der Psychosomatik*, Psychosomatik im Zentrum, DOI 10.1007/978-3-662-54146-3_10

In diesem Beitrag wird der technische und konzeptuelle Aufbau des Kompetenzbereichs Biofeedback im psychosomatischen Zentrum Waldviertel (PSZW) – Klinik Eggenburg vorgestellt, in welcher Biofeedback als Teil des multimodalen Behandlungskonzeptes im Gruppensetting angeboten wird. Es werden der Begriff „Biofeedback", die abgeleiteten Biofeedback-Parameter sowie Zielsetzungen des Biofeedback-Trainings im Gruppensetting erläutert. Der technische Aufbau und inhaltliche Ablauf des fünfwöchigen Gruppenbiofeedback-Turnus wird veranschaulicht und ein Überblick über mögliche Indikations- und Ausschlusskriterien von Gruppenbiofeedback im stationären Setting gegeben. Vor- und Nachteile von Gruppenbiofeedback im Vergleich zu Einzelbiofeedback werden herausgearbeitet und Schwierigkeiten wie Perspektiven hinsichtlich des Aufbaus und der Anwendung von Gruppenbiofeedback im stationären Setting aufgezeigt.

10.1 Begriffserklärung

Unter Biofeedback (altgriechisch βιος bzw. *bios* = „Leben" und engl. feedback = „Rückmeldung") ist ein wissenschaftlich fundiertes Verfahren zu verstehen, das aus der Verhaltensmedizin stammt. Biofeedback weist eine inhaltliche Nähe zu verhaltenstherapeutischen und lerntheoretischen Ansätzen auf und wird im Sinne des Selbsterlebens, der Körperwahrnehmung und der Selbststeuerung wirksam.

Körpereigene innere Regulationsvorgänge sind dem Bewusstsein häufig nicht direkt zugänglich, die Regulationsvorgänge des autonomen (vegetativen) Nervensystems (ANS) laufen automatisiert ab. Das ANS spielt eine zentrale Rolle bei der Steuerung von Stress- und Entspannungsreaktionen und reguliert verschiedenste Körperfunktionen. Bei Imbalancen kann nicht bewusst auf diese Regelkreise eingewirkt werden, und es entsteht dadurch oft ein Gefühl der Hilflosigkeit. Biofeedback ist eine Methode bzw. eine Technik, um willentlich die Kontrolle über autonome, rückwirkend regulierende Körperfunktionen zu erlernen (Brown 1977) und ein Werkzeug, um psychosomatische Selbstregulation zu trainieren (Green u. Green 1977). Mittels physiologischer Messungen (noninvasiv) können die Vorgänge des ANS dem Bewusstsein zugänglich gemacht werden. Während einer Biofeedback-Sitzung werden mittels präziser technischer Geräte biologische Parameter, wie die Anspannung verschiedener Muskeln oder Muskelgruppen, aber auch Signale wie Herzrate/Puls, Atemtiefe und -frequenz, Hauttemperatur, Hautleitfähigkeit und periphere Durchblutung, die ansonsten nicht oder nur wenig wahrgenommen werden, gemessen und über einen Computerbildschirm kontinuierlich in Echtzeit an den Patienten zurückgemeldet. Dies geschieht im Allgemeinen durch Töne und Visualisierungen, wie beispielsweise anhand von Videos, Animationen, Spielen, Balkendiagrammen, Linienverläufen abgeleiteter Parameter und anderen Darstellungsformen. Über die zugrunde liegenden Wirkmechanismen der operanten Kontrolle und des Lernens durch Verstärkung werden psychophysiologische Zusammenhänge sichtbar und bewusst wahrnehmbar gemacht, sodass Patienten diese Prozesse besser verstehen und selbstwirksam zu verändern lernen. Wesentlich ist der dabei stattfindende kognitive Prozess, das Erlernen einer Bewusstheit über die Beziehung zwischen mentalen Aktivitäten und Biofeedback-Signalen, die durch körperliche Aktivität hervorgerufen werden (Maxwell u. Coxhead 1979).

10.2 Biofeedback-Parameter und deren Messung im Gruppensetting

Das PSZW – Klinik Eggenburg verfügt derzeit über acht Biofeedback-Geräte (NeXus-10) von Mind Media BV, davon sind fünf NeXus-10 im Gruppensetting in Betrieb. Die verbleibenden drei Biofeedback-Geräte dienen einerseits als Ersatzgeräte (beispielsweise im Hinblick auf technische

Störungen) und für die Anwendung im Einzelsetting, können aber perspektivisch beispielsweise auch für eine mögliche Erweiterung des Gruppenbiofeedback-Settings verwendet werden. Im Folgenden werden die biologischen Parameter näher erläutert, die im Gruppensetting standardisiert bei jeder Trainingseinheit gemessen werden.

10.2.1 Elektrische Aktivität der Muskulatur – Oberflächen-EMG (Elektromyographie)

Die Muskulatur kann willkürlich gesteuert werden, unterliegt aber auch unwillkürlichen Einflüssen (z.B. bei psychischer Belastung). Bei Kontraktion der Muskulatur entsteht elektrische Aktivität, die in Mikrovolt (μV) gemessen wird. Generell gilt: Je höher das angezeigte EMG-Signal ist, desto größer ist die Muskelanspannung der gemessenen Muskulatur (Rief u. Birbaumer 2011). Die Registrierung der Muskelaktivität erfolgt mithilfe zweier Elektroden an der Oberfläche des Muskels und einer Referenzelektrode an einer möglichst inaktiven Stelle (z.B. an einem Knochen). Normwerte sind mit Vorsicht zu behandeln, da sich die Werte u.a. bei unterschiedlicher Platzierung der Elektroden verändern (Cram et al. 1998; Basmajian 1989; Gramann u. Schandry 2009).

10.2.2 Hautleitfähigkeit – SCR (Skin Conductance Response)

Die Schweißdrüsen der Haut werden ausschließlich sympathisch, also ohne Einfluss des Parasympathikus, innerviert und sind damit ein guter Indikator für die „innere Anspannung". Mit der Erhöhung des Schweißausstoßes, wie es beispielsweise unter Stressbedingungen der Fall ist, steigt auch die Hautleitfähigkeit. Der Hautleitwert wird im Verlauf über seine (Spontan-)Fluktuationen und seine Reaktivität (Amplitude) interpretiert und in Mikrosiemens μS gemessen. Der Normbereich liegt in etwa zwischen μS 0,1–30, wobei es laut Weissacher und Heuser (2008) sowie Martin und Rief (2009) keinen Durchschnittsbereich gibt, da die Anzahl der Schweißdrüsen und die Beschaffenheit der Haut individuell sehr unterschiedlich sind. Die Ableitung erfolgt über den Hautleitwert Sensor des NeXus-10 (Mind Media BV), dabei werden zwei Fingerelektroden an der Handinnenfläche bei den mittleren Gliedern des Zeige- und Ringfingers mittels Klettverschlüssen gesichert.

10.2.3 Herzrate, Herzratenvariabilität und periphere Durchblutung – BVP (Blutvolumenpuls)

Der NeXus Blut Volumen Puls (BVP) Sensor ist ein Photoplethysmograph, der am Mittelfinger angebracht wird, er hat eine eigene Lichtquelle und einen Detektor für reflektierendes Licht, welches in ein elektrisches Signal umgewandelt wird. Dieser Sensor misst nicht nur das Blutvolumen, sondern erfasst auch gleichzeitig die Herzfrequenz. Die Herzfrequenz bzw. Herzrate (HR) und ihre Variabilität – Herzfrequenzvariabilität (HRV) – geben einen Hinweis auf den Aktivierungszustand einer Person.

Die HRV (Herzratenvariabilität) gilt als ein Maß der Aktivität des autonomen Nervensystems (Task Force 1996) und beschreibt die Fähigkeit des Herzens, den zeitlichen Abstand von einem Herzschlag zum nächsten laufend (belastungsabhängig) zu verändern und sich so flexibel und zeitnah ständig wechselnden Herausforderungen anzupassen. Damit ist sie ein Maß für die allgemeine Anpassungsfähigkeit (Globalfitness) eines Organismus an innere und äußere Reize (Thayer u. Lane 2000, 2009). Ein gesundes kardiovaskuläres System zeichnet sich durch eine hohe HRV aus, ein eingeschränktes System zeigt eine niedrige bis keine Variabilität (Bigger et al. 1988; Kleiger et al. 1987). Eine reduzierte HRV wird demnach mit verschiedensten physischen und psychischen pathologischen Bedingungen und Krankheiten assoziiert (Thayer u. Brosschot 2005; Thayer et al. 2010).

Die HR wird in Schlägen pro Minute angegeben (Puls), sie liegt in Ruhe ca. bei 50–70 bpM (beats per minute = Schläge pro Minute) und steigt in Belastungssituationen an. Die Herzfrequenz steigt beim Einatmen und sinkt beim Ausatmen. Bei einer normalen Atmung in den Bauch zeigt sich ein wellenförmiger Anstieg und Abfall der Herzfrequenz (Unterschied liegt bei 15–30 Schläge/Minute) mit der Atmung. Das Ausmaß des Zusammenspiels (Kohärenz) zwischen Herzfrequenz und Atmung gilt als Indikator für parasympathische Aktivierung und eine hohe kardiovaskuläre Flexibilität und kann durch regelmäßige und ruhige Bauchatmung trainiert werden. Hingegen führt eine gesteigerte Sympathikusaktivität (z.B. bedingt durch Stress, Ärger, Angst) zu einer Dämpfung dieses Zusammenwirkens.

10.2.4 Atmung

Auch die Atmung erfolgt sinnvollerweise unwillkürlich und passt sich dem Spannungsgrad bzw. emotionalen Zustand des Menschen an. Sie kann aber auch willentlich gesteuert (z.B. kann man bewusst langsam und tief ausatmen) und deshalb genutzt werden, um den Aktivierungsgrad zu verändern. Die Messung der Atmung erfolgt mit einem dehnungssensiblen Atemgurt, der über der Kleidung zur Überwachung der Bauch- oder Brustatmung angebracht wird. Neben der Messung der Atemfrequenz gibt der NeXus Atem Sensor dabei auch Hinweis auf die relative Atmungstiefe. Die Atemfrequenz in Ruhe liegt bei etwa 8–12 Atemzügen pro Minute und erhöht sich bei Aktivierung entsprechend. Das Verhältnis zwischen Ein- und Ausatmungsdauer und der Tiefe der Atmung sowie das Verhältnis der so genannten Schulter-Brust-Atmung zur Bauchatmung, das Atemmuster und der Atemrhythmus sind neben der Atemfrequenz relevante Größen (Crevenna 2010).

10.2.5 Hauttemperatur

Je besser die Durchblutung in einem Hautareal, desto höher ist die dort zu messende Hauttemperatur. Die periphere Durchblutung wird über den Sympathikus vermittelt, dessen Aktivierung zu einer Vasokonstriktion führt, in weiterer Folge zu einer Verengung der Blutgefäße und schließlich zu einem Temperaturabfall. Bei der Vasodilatation kommt es zu einer Erweiterung der Blutgefäße, was zur vermehrten Durchblutung und somit auch zu einem Anstieg der Temperatur in dem jeweiligen Hautareal führt. Die Hauttemperatur wird mittels Thermistor am kleinen Finger in Grad Celsius (°C) gemessen. Die Hauttemperatur steigt (Vasodilatation) bei Entspannung und fällt (Vasokonstriktion) bei Anspannung, wobei die normale Temperatur der Hand im Bereich von 30–35°C liegt (Gramann u. Schandry 2009). Der Nexus Temperature Sensor kann Veränderungen messen, die geringer als 1/1000 Grad sind.

10.3 Zielsetzungen von Gruppenbiofeedback

Ziele im Gruppenbiofeedback-Setting des PSZW – Klinik Eggenburg sind u.a. das Sichtbarmachen von Zusammenhängen zwischen psychischen und physiologischen Prozessen. Dabei geht es vor allem um das Erkennen von Wechselwirkungen zwischen Gedanken, Gefühlen und Körperreaktionen. Die Erarbeitung eines ganzheitlichen Krankheits- und Erklärungsmodells in Bezug auf Beschwerden sowie die Verbesserung der Wahrnehmung für körperliche Prozesse und die Entwicklung eines besseren Körperbewusstseins stehen im Vordergrund des Trainings. Aber auch die gezielte Beeinflussung von symptomrelevanten Reaktionsmustern (z.B. Reduktion der vegetativen Erregung, Reduktion muskulärer Anspannung) wird angestrebt. Weitere wesentliche Zielsetzungen sind die Stärkung von Selbsteffizienz und Selbstwirksamkeit durch die erfolgreiche Anwendung aktiver und präventiver Bewältigungsstrategien und damit die Reduktion von Hilflosigkeitsgefühlen. Dadurch kann beispielsweise im Hinblick auf Hochspannungs- und Dissoziationszustände, Panik- oder Schmerzattacken das Selbstmanagement verbessert werden. Durch das Experimentieren mit Skills und Techniken zur Entspannung und Spannungsregulation in Echtzeit kommt es nicht nur allgemein zu einer Verbesserung der Stressresistenz, sondern über die Visualisierung von Effekten und erzielten Fortschritten auch zur Motivationsförderung. Einen Schwerpunkt des Gruppenbiofeedback-Trainings bildet darüber hinaus das respiratorische Sinusarrhythmie-Training bzw. Herzratenvariabilitätstraining (d.h. Harmonisierung von Herzfrequenz, Blutdruck- und Atemfrequenz) zur Aktivierung der „Vagusbremse" (Porges 2010) sowie zur Steigerung der HRV und Sensibilisierung für das eigene Atemmuster.

10.4 Technischer und konzeptueller Aufbau von Gruppenbiofeedback

Das Setting des Gruppenbiofeedback kann als neuartig und noch wenig verbreitet angesehen werden. Die Implementierung von Gruppenbiofeedback im Psychosomatischen Zentrum Waldviertel – Klinik Eggenburg startete im Jahr 2010/11. Der Aufbau erfolgte in Anlehnung an das Gruppenbiofeedback-Setting der Schön Klinik Roseneck (Deutschland) (Timmer 2011) und in Kooperation mit Mind Media BV (Niederlande). In den folgenden Jahren (2012–2016) wurde der Kompetenzbereich Biofeedback des PSZW aufgrund von praktischen Erfahrungen und personellen Veränderungen immer wieder technisch, inhaltlich und konzeptuell adaptiert sowie an die Strukturen und Zielsetzungen der Klinik Eggenburg angepasst. Der Kompetenzbereich Biofeedback besteht derzeit aus einem Team von drei ausgebildeten Biofeedback-Therapeutinnen. Der personelle Aufwand für das Gruppenbiofeedback-Setting, wie es im Folgenden beschrieben wird, beläuft sich auf rund 50 Arbeitsstunden pro Woche.

10.4.1 Technischer Aufbau von Gruppenbiofeedback

Die Central Training Unit (CTU-System) von Mind Media BV, d.h. das CTU-System, nutzt die Software BioTrace (Mind Media BV). Das CTU-System besteht aus einem so genannten Master-PC und wurde zu Beginn mit vier so genannten Slave-PCs (erweiterbar auf acht Slave-PCs, d.h. Patientenplätze) aufgebaut. 2015 nahm das PSZW – Klinik Eggenburg eine Erweiterung von vier auf fünf Slave-PCs vor. ◘ Abb. 10.1 zeigt eine schematische Darstellung des Gruppenbiofeedback-Settings im PSZW – Klinik Eggenburg.

Der Master-PC steuert und kontrolliert die Bildschirme und die Aufnahmen an den Slave-Systemen, und der Master und die Slave-Systeme 1–5 kommunizieren über ein lokales Netzwerk. Eine Internetverbindung wäre im Hinblick auf die Bluetooth-Verbindungen der NeXi oder sonstige Updates bzw. etwaige Viren störend. Der Master-PC ist über ein Switch (Netzwerkweiche bzw. -verteiler) mit den fünf Slave-Systemen verbunden und erlaubt den PCs, untereinander zu kommunizieren. Jedes Slave-System ist ausgestattet mit einem NeXus-10 und BioTrace (Mind Media BV). Auf dem Master-PC sind zwei Versionen von BioTrace installiert: eine Version CTU-Master, die die Slaves steuert und die Messungen aufnimmt, und eine Version CTU-Viewer, in

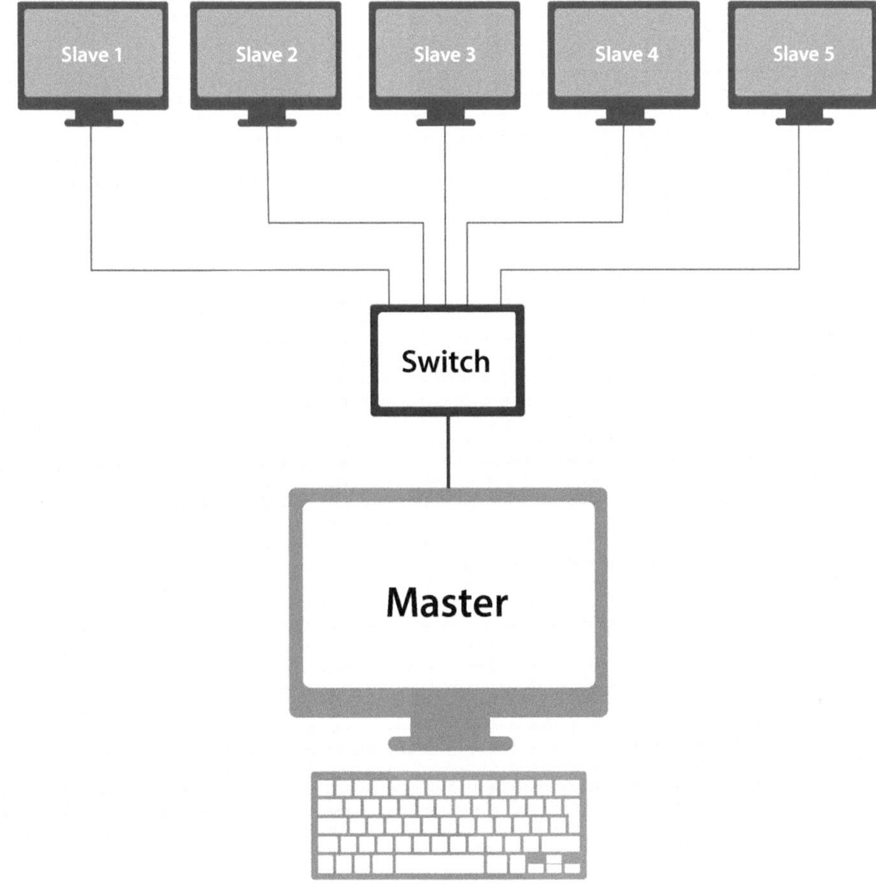

Abb. 10.1 Schematische Darstellung des Gruppenbiofeedback-Settings im PSZW – Klinik Eggenburg

der die Daten analysiert werden. Damit die Slave-Systeme ihre Daten an den Master transferieren, wurde ein Installationsordner CTU-Master als geteilter Ordner gesetzt. Wenn man die Aufnahme beendet, schicken die Slave-Systeme automatisch alle aufgenommenen Daten zum Master-Viewer, so können die Messungen angesehen und analysiert werden.

Wenn ein Feedbackschirm auf den Dual-Monitor des Master-PCs geladen wird, erscheint er automatisch auch auf den Slave-Systemen. Der Gestaltung der einzelnen Schirme sowie der Generierung von Protokollen und Therapiebibliotheken (z.B. Sammlung spezifischer Videos und Animationen) wurde viel Zeit geschenkt, um schließlich eine funktionale Auswahl für das Arbeiten mit Biofeedback im Gruppensetting zu bekommen.

Überdies wurde der Gruppenbiofeedback-Raum schallisoliert, mit einer Klimaanlage sowie einem leitfähigen Boden ausgestattet und begrünt, um optimale Raumverhältnisse zu schaffen. Für alle Gruppenteilnehmer gut ersichtlich, wurde ein großer Flachbildschirm an die Wand montiert, um die individuellen Messungen (Slave 1–5) in Echtzeit oder abschließend im Sinne eines Ergebnis-Protokolls rückzumelden. Auch ein eigener Farbdrucker wurde installiert, um den Patienten unmittelbar nach der jeweiligen Einheit die Ergebnis-Protokolle in Farbe aushändigen zu können.

Allgemein ist anzumerken, dass jede Erweiterung oder Veränderung am Gruppenbiofeedback-System immer wieder eine technische Herausforderung darstellt.

10.4.2 Konzeptueller Aufbau

Im Folgenden wird das aktuelle Konzept, wie es im PSZW – Klinik Eggenburg durchgeführt wird, beschrieben.

Das PSZW – Klinik Eggenburg besteht aus insgesamt drei Stationen, die in zehn Kompetenzbereiche mit jeweils spezifischen Behandlungsschwerpunkten aufgeteilt sind. Ein Kompetenzbereich umfasst zehn Patienten, insgesamt hat die Klinik Eggenburg 100 stationäre Therapieplätze. Die durchschnittliche Aufenthaltsdauer der Patienten beträgt acht Wochen, maximal können die Patienten zwölf Wochen stationär behandelt werden. Es besteht auch die Möglichkeit einer Intervalltherapie, wodurch Patienten über 3–4 Jahre verteilt insgesamt dreimal einen Aufenthalt in der Klinik absolvieren können.

In den jeweiligen Kompetenzbereichen gibt es spezifische Therapiepläne, welche aus fixen Gruppen sowie aus Zuweisungsgruppen bestehen. In acht von zehn Kompetenzbereichen konnte Gruppenbiofeedback, im wöchentlich stattfindenden Setting, bereits in das jeweilige Therapiekonzept als Zuweisungsgruppe verankert werden: zwei Kompetenzbereiche für Persönlichkeitsstörungen, zwei Kompetenzbereiche für Traumafolgestörungen, zwei Kompetenzbereiche für Abhängigkeitserkrankungen, ein Kompetenzbereich für Affektive Störungen sowie Angst- und Zwangsstörungen und ein Kompetenzbereich für Somatoforme Störungen/Schmerzstörungen.

Pro Gruppe und Kompetenzbereich findet ein geschlossener Turnus mit jeweils fünf Patienten statt. Ein zum Gruppenbiofeedback zugewiesener Patient erhält insgesamt fünf Sitzungen Gruppenbiofeedback zu je 1,5 h, welche 1-mal pro Woche stattfinden. Nach fünf Wochen startet wieder ein neuer Turnus mit neuen Teilnehmern. Pro Gruppe sind zwei Biofeedback-Therapeuten (ein anleitender Therapeut und ein Co-Therapeut) anwesend.

Zugewiesene Patienten erhalten vor Beginn des Turnus eine kompetenzbereichsspezifische Informationsbroschüre, in welcher u.a. genauere Erklärungen zu den einzelnen Ableitungen, Wirkmechanismen, Zielsetzungen und dem Ablauf von Gruppenbiofeedback gegeben werden.

Jede Gruppe startet mit einem psychoedukativen Theorieteil, der in etwa 20 Minuten in Anspruch nimmt, währenddessen schließt der Co-Therapeut die Patienten an die Sensoren und Elektroden an. Zum Theorieteil gibt es abschließend eine Informationsbroschüre für die Patienten zum Nachlesen.

Auf den Theorieteil folgt der Praxisteil, für welchen ca. 30–45 Minuten eingeplant werden. In der letzten halben Stunde werden die Patienten von den Elektroden und Sensoren wieder abgeschlossen, und es wird das Ergebnis-Protokoll, auf welchem die einzelnen physiologischen Parameter per Liniendiagramm in unterschiedlichen Farben dargestellt werden, von jedem Patienten am großen Flachbildschirm veranschaulicht und nachbesprochen. Die Patienten haben dabei die Möglichkeit, für sich zu entscheiden, ob sie ihre Ergebnisse in der Gruppe oder einzeln rückgemeldet bekommen wollen.

10.4.3 Inhalte der einzelnen Einheiten

▪ Erste Gruppeneinheit

In der ersten Gruppeneinheit erfolgt zunächst eine Einführung zum Thema Biofeedback mit Verweis auf die Informationsbroschüre. Danach folgt eine detaillierte Erklärung zu den einzelnen Parametern, welche abgeleitet werden, wonach der Co-Therapeut beginnt, die Patienten an die Sensoren und Elektroden anzuschließen. Währenddessen vermittelt der Biofeedback-Therapeut einen Theorie-Input zum Thema Stress, u.a. werden die Patienten nach ihren persönlichen Stressoren und ihren wahrgenommen Stress-Symptomen auf der körperlichen, kognitiven und emotionalen Ebene befragt. Anhand unterschiedlicher Beispiele aus dem Alltag wird daraufhin der biologische Sinn der Stressreaktion erklärt und auf die Bedeutung der Bewertung näher eingegangen. Hierbei geht es darum, den Patienten aufzuzeigen, dass die Bewertung und subjektiv wahrgenommene Bewältigungskompetenz im Hinblick auf eine Situation (äußere oder innere Anforderung) ausschlaggebend ist, damit es zu einer Stressreaktion auf körperlicher, emotionaler und verhaltensbezogener Ebene kommen kann (Kaluza 2004).

Des Weiteren werden, in Anlehnung an das Skills-Training von Alice Sendera (Sendera u. Sendera 2012; ▶ Kap. 9 in diesem Buch), ein psychischer und körperlicher Spannungsaufbau ohne eine folgende Entspannung visualisiert und die natürliche Anpassungsfunktion der Stressreaktion gezeigt.

Nach dem theoretischen Input wird den Patienten der Feedback-Überblicksschirm gezeigt, auf dem alle Parameter in unterschiedlichen Farben in Form von einem Linienverlauf angezeigt werden, um nochmal die einzelnen abgeleiteten biologischen Parameter zu erläutern. Es werden EMG 1 (z.B. Trapezius) in hellblau und EMG 2 (z.B. Frontalis) in hellgrün rückgemeldet, die Atemkurve in dunkelblau, die Herzfrequenz in rot sowie der Hautleitwert in rosa und die Handtemperatur in gelb. Darauf erfolgen die psychophysiologische Diagnostik und das Erleben und Sichtbarmachen psychophysiologischer Zusammenhänge.

In allen Gruppeneinheiten werden immer sowohl der Hautleitwert, die Handtemperatur, die Atmung, die periphere Durchblutung, Herzrate und HRV als auch zwei unterschiedliche EMG-Ableitungen gemessen. Beim Erst-Assessment wird eine EMG-Ableitung vom Trapezius (beidseitig gemittelt) und gleichzeitig vom Frontalis vorgenommen. In den nachfolgenden Sitzungen finden aber auch, je nach Fragestellung, EMG-Messungen der Kiefermuskulatur oder des Mastoid sowie auf der Hals-, Brust- oder Lendenwirbelsäule statt.

Die psychophysiologische Diagnostik besteht insgesamt aus fünf Phasen. Zu Beginn findet eine Baseline-Erhebung statt, bei der die Patienten darum gebeten werden, bei geöffneten Augen ruhig dazusitzen und an Beliebiges zu denken, um Messdaten in einem Ruhezustand zu bekommen. Anschließend werden die Patienten mit einem kognitiven Stressor konfrontiert, der durch unterschiedliche Aufgabenstellungen, wie beispielsweise Rechenaufgaben, die unter Zeitdruck gelöst werden müssen, produziert wird. Darauf folgt eine Pause, in welcher die Patienten wiederum in Ruhe mit offenen Augen sitzen sollen, um danach einen emotionalen Stressor zu erhalten. Dieser soll durch das Vorstellen einer emotional aufwühlenden Situation der letzten Tage, von welcher sich die Patienten wieder gut distanzieren können, hergestellt werden. In der letzten Phase folgt eine Entspannungssequenz, in welcher die Patienten bereits vorhandene Regulationsstrategien, wie beispielsweise Atem- oder Imaginationsübungen, anwenden können. Die Ruhe- und die Entspannungsphasen geben Aufschluss darüber, ob sich die Patienten nach einer Stressphase wieder selbstständig regulieren können. Die Patienten müssen sich auf einer Skala von 1 bis 10 hinsichtlich ihres inneren Anspannungsniveaus nach jeder Phase selbst einschätzen (1 = völlig entspannt; 10 = in Hochspannung).

Am Ende der Diagnostik werden die Daten am Master-PC eingespielt und gespeichert und die Ergebnis-Protokolle jedes Patienten in der Gruppe besprochen. Das Ergebnis-Protokoll von der psychophysiologischen Diagnostik ist so aufgebaut wie der Überblicksschirm, mit welchem die meiste Zeit über trainiert wird. Es werden die abgeleiteten psychophysiologischen Parameter in Form eines Liniendiagramms in den gleichen Farben wie bei der Trainingssituation dargestellt. Auch die einzelnen Phasen der Diagnostik sind zwecks besserer Übersicht in unterschiedliche Farbbereiche (Segmente) unterteilt.

Nach jeder Gruppeneinheit bekommen die Patienten einen eigenen Ausdruck des Ergebnis-Protokolls, ein weiterer Ausdruck wird auf der Station in der Patientenakte hinterlegt, d.h., hier haben Arzt, Pfleger und Therapeuten Einblick, wobei alle genannten Berufsgruppen in der Interpretation der Ergebnis-Protokolle geschult sind.

Des Weiteren gibt es pro Patient eine schriftliche Dokumentation im hausinternen Dokusystem KIS (Krankenhausinformationssystem) über die Ergebnisse der Diagnostik, in der die psychophysiologischen Ressourcen und Defizite, die Übereinstimmung der subjektiven (Selbstrating) und objektiven Messdaten und ein möglicher stetiger Spannungsaufbau mit fehlender Selbstregulierung beschrieben werden. Die Dokumentation erfolgt auch für jede weiterführende Gruppeneinheit, zusätzlich wird abschließend ein Biofeedback-Therapiebericht verfasst, der auch in den Entlassungs-Therapiebericht integriert wird, d.h. dem zuweisenden ambulanten Arzt und den Patienten selbst zur Verfügung steht.

▪ Zweite Gruppeneinheit

In der zweiten Gruppensitzung wird im Theorieteil das Zusammenspiel von Atmung und Herzaktivität aufgezeigt, das Thema „Herzratenvariabilität" erklärt und die Wechselwirkungen von Stress und Entspannung auf diese Parameter veranschaulicht. Es wird dabei detailliert beschrieben, welchen Einfluss die Herzratenvariabilität (HRV) auf unsere Gesundheit hat, durch welche Einflüsse die HRV positiv und negativ verändert werden kann und welchen Nutzen eine Zwerchfellatmung hat (Gramann u. Schandry 2009). Danach folgt die Erklärung, welche Ziele diesbezüglich mit dem Biofeedback verfolgt werden, worauf sich die Trainingsphase anschließt. Die Patienten lernen eine tiefe, verlangsamte und regelmäßige Atmung, um bewusst eine Kohärenz zwischen Atmung und Herzfrequenz herzustellen und durch diese respiratorische Synusarrhythmie den Parasympathikus zu aktivieren und die sympathikotonen Aktivitäten zu reduzieren.

Dabei wird mit unterschiedlichen Feedback-Bildschirmen gearbeitet. Anfangs wird den Patienten nur ihre Atemkurve rückgemeldet. Danach wird auf einen Feedback-Bildschirm gewechselt, auf welchem sowohl das Zusammenspiel von Atemkurve und Herzfrequenz in linearer Darstellung als auch die Atemrate, der Puls und der Hautleitwert in Form von numerischen Werten in Echtzeit beobachtet werden können. Der Feedback-Bildschirm, mit dem hauptsächlich gearbeitet wird, ist der Überblicksbildschirm, auf dem alle Parameter in unterschiedlichen Farben in Form von einem Linienverlauf angezeigt werden. Es werden EMG 1 (z.B. Trapezius) in hellblau und EMG 2 (z.B. Kiefermuskulatur) in hellgrün rückgemeldet, die Atemkurve in dunkelblau, die Herzfrequenz in rot sowie der Hautleitwert in rosa und die Handtemperatur in gelb. Zur besseren Verständlichkeit wird der Verlauf der Parameter immer auch in den Ergebnis-Protokollen in den gleichen Farben rückgemeldet. Außerdem haben sich das Feedback über alle Parameter sowie lange Feedback-Zeitfenster als besonders günstig im Hinblick auf den Lernfortschritt der Patienten erwiesen.

Zur Veranschaulichung diverser Erklärungen, bzw. um psychoedukative Elemente näher zu bringen, wird während der vier Trainingseinheiten auch unterstützend mit einem Flipchart gearbeitet. Es gibt zwischen den wöchentlichen Einheiten auch Hausübungen, angepasst an die jeweiligen Patienten, beispielsweise 2-mal täglich 15 Minuten Zwerchfell-Atemtraining.

▪ Dritte Gruppeneinheit

In der dritten Gruppeneinheit wird der Schwerpunkt auf die Wiederholung der Bauchatmung bzw. des RSA- und HRV-Trainings gelegt und das Thema „Muskelspannung und -entspannung" erörtert. Mit den Patienten wird das differenzierte Wahrnehmen von muskulärer Aktivität trainiert und unterschiedliche Strategien zum bewussten Loslassen als auch Anspannen der Muskulatur ausprobiert. Dabei kommt beispielsweise auch eine Kurzform der Progressiven Muskelrelaxation nach Jacobson zum Einsatz (Jacobson et al. 1999).

▪ Vierte Gruppeneinheit

In der vierten Gruppeneinheit geht es im theoretischen Teil allgemein um das Thema „Psychophysiologische Selbstregulation und Entspannung". Es werden die psychologischen Anzeichen einer Entspannungsreaktion aufgeführt, Ursachen einer Entspannungsreaktion diskutiert und daraus abgeleitete Entspannungs-„Regeln" gelehrt. Darauf folgend werden spezifische Techniken wie die Progressive Muskelrelaxation, das Autogene Training, Skills-Training und Achtsamkeitstraining vorgestellt. Zuletzt wird noch kurz das Konzept des Embodiment dargestellt, um den Patienten die starke Wechselwirkung zwischen Körper und Psyche auch aus dieser Hinsicht näher zu bringen und ihnen Möglichkeiten der positiven Beeinflussung über Veränderungen der Körperhaltung zu vermitteln (Storch et al. 2010).

Im Trainingsteil haben die Patienten die Gelegenheit, unterschiedliche Techniken auszuprobieren und sie hinsichtlich ihrer Effektivität und Effizienz für sich zu überprüfen, was sehr motivationsfördernd bezüglich des alltäglichen Einsatzes der Techniken wirken kann.

▪ Fünfte Gruppeneinheit

In der fünften Einheit geht es um die Vertiefung der erlernten Techniken und den Alltagstransfer derselben, weshalb hier auch phasenweise bereits ohne Rückmeldung gearbeitet wird. Auch geht es um ein Bedarfstraining, angepasst an die Bedürfnisse der einzelnen Patienten.

10.5 Überblick über Indikations- und Ausschlusskriterien von Gruppenbiofeedback

Die Biofeedback-Therapeuten nehmen an den wöchentlichen Teamsitzungen der jeweiligen Kompetenzbereiche teil. Ob eine Zuweisung zum Biofeedback für einen Patienten indiziert und therapeutisch sinnvoll ist, wird dabei mit den jeweiligen Kompetenzbereichsleitern, Ärzten und fallführenden Klinischen- und Gesundheitspsychologen sowie Psychotherapeuten persönlich besprochen. Nachfolgend werden mögliche Indikations- und Ausschlusskriterien angegeben.

10.5.1 Indikationskriterien

Ein sehr häufiger Zuweisungsgrund sind Stress-Symptome auf der körperlichen, emotionalen und kognitiven Ebene, da hier das Biofeedback-Training erwiesenermaßen regulierende Effekte erzielen kann. Da hinter unterschiedlichen Schmerzsyndromen, wie Migräne, Kopf- und Rückenschmerzen, Cervikal-Syndrom, Fibromyalgie, oft ursächlich Stress-Symptome, wie Muskelverspannungen, stehen, werden auch Patienten mit chronischen Schmerzen oft dem Biofeedback-Training zugewiesen. Des Weiteren kann es durch das psychophysiologische Training auch zu einer Reduktion der Symptome bei folgenden Erkrankungen kommen: essenzielle Hypertonie (Bluthochdruck), Durchblutungsstörungen (z.B. Raynaud-Syndrom), Asthma, Hyperventilationssyndrom, Bruxismus (Zähneknirschen), temporomandibuläre Dysfunktion und Gesichtsschmerz sowie Tinnitus (Martin u. Rief 2009; Rief u. Birbaumer 2011).

Da durch das bewusste Auseinandersetzen mit dem Atemmuster, der muskulären Anspannung, der Herzfrequenz und den anderen abgeleiteten Parametern die Körperwahrnehmung und die Selbstregulation trainiert werden, werden Patienten, die Probleme mit Emotions- bzw. Spannungsregulation und/oder Defizite in der Körperwahrnehmung haben, aber auch Patienten mit Angstsymptomatiken dem Biofeedback-Training zugewiesen.

Zudem werden Patienten mit depressiven Erkrankungen, Suchterkrankungen (Craving), Schlafstörungen (Insomnie), Burn-out (Erschöpfungssyndrom), Somatoformen Störungen und weiteren psychosomatischen Beschwerden oder auch ADHS und ADS (Hyperaktivität) dem Biofeedback-Training zugewiesen. Hier kommt schwerpunktmäßig das HRV- und RSA-Training zum Einsatz.

10.5.2 Ausschlusskriterien

Ausschlusskriterien stellen akute Psychosen und eine sehr starke Dissoziationsneigung dar, vor allem, wenn diese Patienten durch das Biofeedback-Training Triggern ausgesetzt sein könnten. Bei stark ausgeprägter sozialer Phobie ist vereinzelt ebenfalls das Gruppensetting nicht möglich. Wenn ein Patient unter einer Körperschemastörung leidet, könnte es sich beim Biofeedback-Training um eine zu intensive Konfrontation mit dem Körper handeln, was zu einer stetigen Überforderung beim Patienten führen kann. Ausgeprägte Adipositas kann wiederum zu technischen Problemen führen, da es eventuell zu Messfehlern bzw. nicht valide ableitbaren Parametern (z.B. EMG, Atmung) kommen kann. Bei fehlenden Sprachkenntnissen oder einer ausgeprägten Intelligenzminderung kann das Gruppenbiofeedback-Training nicht als sinnvoll erachtet werden, weil die notwendigen Erklärungen aus den einzelnen Theorieteilen nicht verstanden werden können (vgl. Rief u. Birbaumer 2011).

10.6 Vor- und Nachteile von Gruppenbiofeedback im Vergleich zu Einzelbiofeedback

Im Folgenden werden die Vor- und Nachteile des Gruppensettings thematisiert.

Zu den Vorteilen zählt der Kosten/Nutzen-Aspekt, da in 1,5 Stunden nicht nur ein Patient, sondern fünf Patienten gleichzeitig ein Biofeedback-Training erhalten und somit insgesamt deutlich mehr Patienten mit dem Biofeedback-Gerät trainieren können. Hervorzuheben sind auch der Lerneffekt und die Motivationsförderung durch andere Patienten in der Gruppe. Da die jeweiligen Ergebnisse immer in der Gruppe besprochen werden – es sei denn, ein Patient lehnt dies ab –, können die Patienten von den Rückmeldungen der anderen zusätzlich profitieren. Des Weiteren steigt unseren Beobachtungen zufolge in der Gruppe die Motivation, außerhalb der Biofeedback-Einheiten regelmäßig zu üben, da es häufig zu gemeinsamen Trainingseinheiten bzw. gegenseitigem Erinnern außerhalb der fünf stattfindenden Biofeedback-Trainingseinheiten kommt. Auch kann es dadurch zu einem Ansporn kommen, dass sich jemand in der Gruppe durch regelmäßiges Üben gesteigert hat. Oft profitieren Patienten auch von den Ideen anderer, beispielsweise Strategien oder Erinnerungshilfen betreffend. Erfahrungsgemäß wirkt es beruhigend auf die Patienten, wenn sie erkennen, dass andere Patienten ähnliche Themen haben, aber auch motivationsfördernd, wenn andere bezüglich dieser Themen Fortschritte zeigen.

Einen Nachteil stellt das vermehrte standardisierte Vorgehen dar, im Gegensatz zu einem individuell angepassten Biofeedback-Training. Auch kann ein Gruppensetting für manche Patienten überfordernd sein, vor allem, wenn eine ausgeprägte Soziale Phobie besteht. Im Gruppensetting kann es auch während der Einheit zu Unterbrechungen kommen, wenn ein Patient akut individuelle Unterstützung benötigt, wodurch andere Patienten in Spannung geraten können bzw. bei ihrem eigenen Üben keine Fortschritte erzielen. Wie auch in anderen Gruppensituationen kann es zwischen den Patienten zu Konflikten kommen, was den Fokus auf das Biofeedback-Training reduzieren kann.

Ein Gruppenbiofeedback-Training setzt in jedem Fall gut geschulte Biofeedback-Therapeuten voraus, da diese sowohl die technischen als auch die gruppendynamischen und die individuellen Prozesse im Blick haben müssen und in der Lage sein sollten, das Training spontan zu modifizieren. Insgesamt werden für das Setting Gruppenbiofeedback in der Etablierung und in der Anwendung viele Ressourcen (räumliche, zeitliche und personelle sowie finanzielle etc.) benötigt (vgl. Sipos u. Schweiger 2013).

10.7 Diskussion

Da das Gruppenbiofeedback seit mehr als fünf Jahren im PSZW – Klinik Eggenburg implementiert ist und alle Patienten am Ende ihres stationären Aufenthalts einen Evaluationsbogen ausfüllen, gibt es inzwischen eine umfangreiche Datenmenge an subjektiven Beurteilungen des Biofeedback-Trainings im Gruppensetting. Ein überwiegender Prozentsatz der Patienten bewertet das Gruppenbiofeedback als äußert (71,46%), sehr (12,11%) und durchschnittlich (13,35%) hilfreich. Das Training wird von den meisten Patienten sehr positiv aufgenommen, da es neue Erkenntnisse bringt, wodurch auch die Veränderungsmotivation gestärkt wird.

Die zuständigen Biofeedback-Therapeuten setzen sich regelmäßig mit dem aktuellen Konzept auseinander und werden auch zukünftig vor allem kompetenzbereichsspezifische Fragestellungen bezüglich des inhaltlichen Aufbaus diskutieren. Ein nächstes Ziel des PSZW – Klinik Eggenburg ist es, aufgrund der umfangreichen praktischen Erfahrungen mit dem Setting Gruppenbiofeedback, mögliche Forschungsfragen zu entwickeln und diese Hypothesen in der zukünftigen Arbeit zu überprüfen. Derzeit ist diese Form des Biofeedbacktrainings noch wenig verbreitet und bedarf deshalb einer wissenschaftlich fundierten Überprüfung hinsichtlich ihrer Wirksamkeit und Effizienz.

Literatur

Basmajian JV (1989) Biofeedback: Principles and Practice for Clinicans. Williams & Wilkins, Baltimore

Bigger JT Jr., Kleiger RE, Fleiss JL, Rolnitzky LM, Steinman RC, Miller JP (1988) Components of heart rate variability measured during healing of acute myocardial infarction. The American Journal of Cardiology 61(4): 208–215

Birbaumer N, Zittlau J (2015) Dein Gehirn weiß mehr, als du denkst: Neueste Erkenntnisse aus der Hirnforschung. Ullstein, Berlin

Böckmann JA, Doering S (2012) Biofeedback bei Patienten mit Bruxismus: Ein manualisiertes Trainingsprogramm. Quintessenz, Berlin

Brown B (1977) Stress an the art of biofeedback. Harper and Row, New York

Cram JR, Kasman GS, Holtz JR (1998) Introduction to Surface Electromyography. Aspen, Gaithersburg

Crevenna R (2010) Biofeedback: Basics und Anwendungen. Maudrich, Wien

Eller-Berndl D (2015) Herzratenvariabilität. Verlagshaus der Ärzte, Wien

Gramann K, Schandry R (2009) Psychophysiologie: Körperliche Indikatoren psychischen Geschehens. Beltz, Weinheim

Green E, Green A (1977) Beyond biofeedback. Delta, New York

Haus K-M et al. (2015) Praxisbuch Biofeedback und Neurofeedback. Springer, Berlin Heidelberg

Jacobson E, Emrich H, Wirth K (1999) Entspannung als Therapie: Progressive Relaxation in Theorie und Praxis. Klett-Cotta, Stuttgart

Kaluza G (2004) Stressbewältigung – Trainingsmanual zur psychologischen Gesundheitsförderung. Springer, Berlin Heidelberg

Khazan IZ (2013) The Clinical Handbook of Biofeedback. A Step-by-Step Guide for Training and Practice with Mindfulness. John Wiley & Sons, New Jersey, NJ

Kleiger RE, Miller JP, Bigger JT Jr., Moss AJ (1987) Decreased heart rate variability and its association with increased mortality after acute myocardial infarction. The American Journal of Cardiology, 59(4): 256–262

Martin A, Rief W (2009) Wie wirksam ist Biofeedback? Eine therapeutische Methode. Huber, Bern

Maxwell C, Coxhead N (1979) The awakened Mind: Biofeeback and the Development of Higher States of Awareness. Element Books, Shaftsbury

Peper E, Tylova H, Gibney KH, Harvey R, Combatalade D (2009) Biofeedback mastery: An experiential teaching and self-training manual. Wheat Ridge, CO: Association for Applied Psychophysiology and Biofeedback, pp 391–404

Porges SW (2010) Die Polyvagal-Theorie: Neurophysiologische Grundlagen der Therapie. Emotionen, Bindung, Kommunikation & ihre Entstehung. Junfermann, Paderborn

Sendera A, Sendera M (2012) Skills-Training bei Borderline- und Posttraumatischer Belastungsstörung. Springer, Wien

Sipos V, Schweiger U (2013) Gruppentherapie: Ein Handbuch für die ambulante und stationäre verhaltenstherapeutische Praxis. Kohlhammer, Stuttgart

Storch M, Cantieni B, Hüther G, Tschacher W (2010) Embodiment. Die Wechselwirkung von Körper und Psyche verstehen und nutzen, 2., erw. Aufl. Huber, Bern

Strehl U (2013) Neurofeedback: Theoretische Grundlagen – Praktische Vorgehen – Wissenschaftliche Evidenz. Kohlhammer, Stuttgart

Task Force of the European Society of Cardiology and the North American Society of Pacing and Electrophysiology (1996) Heart rate variability. Standards of measurement, physiological interpretation, and clinical use. European Heart Journal 17(3): 354–381

Thayer JF, Brosschot JF (2005) Psychosomatics and psychopathology: looking up and down from the brain. Psychoneuroendocrinology 30(10): 1050–1058

Thayer JF, Lane RD (2000) A model of neurovisceral integration in emotion regulation and dysregulation. Journal of Affective Disorders 61(3): 201–216

Thayer JF, Lane RD (2009) Claude Bernard and the heart-brain connection: Further elaboration of a model of neurovisceral integration. Neuroscience and Biobehavioral Reviews 33(2): 81–88

Thayer JF, Yamamoto SS, Brosschot JF (2010) The relationship of autonomic imbalance, heart rate variability and cardiovascular disease risk factors. International Journal of Cardiology 141(2): 122–131

Timmer B (2011). Prospects and Difficulties of Biofeedback in a Group Design. Applied Psychophysiology and Biofeedback 36(4): 292

Rief W, Birbaumer N (2011) Biofeedback. Grundlagen, Indikation, Kommunikation, Vorgehen, 3. Aufl. Schattauer, Stuttgart

Weissacher E, Heuser J (2008) Biofeedback. Die alternative Methode zur Behandlung von Schmerzen und psychosomatischen Beschwerden. Heinrich Hugendubel, München

Adipositas-Therapie im Psychosomatischen Zentrum Waldviertel – Lebensstilprogramm „Schwerelos"

Sandra Gnauer, Bettina Bannert, Doris Steinhagen, Manuela Fitz, Brigitte Fellinger

F. Riffer, E. Kaiser, M. Sprung, L. Streibl (Hrsg.), *Die Vielgestaltigkeit der Psychosomatik*, Psychosomatik im Zentrum, DOI 10.1007/978-3-662-54146-3_11

Das Krankheitsbild Adipositas wird meist von somatischen wie auch psychischen Komorbiditäten begleitet. Die Behandlung adipöser Patienten muss daher auf einem ganzheitlichen Konzept beruhen und die dynamisch in Wechselwirkung stehenden Prozesse bei der Entstehung der Adipositas berücksichtigen. Um nachhaltige Behandlungserfolge erzielen zu können, erfordert dieses komplexe Krankheitsbild eine multidisziplinäre Langzeitbehandlung. Im Psychosomatischen Zentrum Waldviertel – Klinik Eggenburg erfolgt daher Adipositas-Therapie im Rahmen eines lebensstilorientierten, stationären 12-wöchigen-Settings und einem strukturierten Nachbetreuungsangebot. Die primär angestrebten Lebensstilveränderungen mit geregelten Ruhe/Schlaf- und Aktivitätsphasen sowie Mahlzeitenrhythmus und ausgewogener Ernährung stellen die Basis dar, um dem bereits bestehenden oder drohenden metabolischen Syndrom als kardiovaskuläre Risikosituation entgegenzusteuern und die körpereigenen Regulationsmechanismen zu unterstützen.

11.1 Adipositas

11.1.1 Definition

Adipositas wird als krankhaftes Übergewicht bezeichnet, wobei der Körperfettanteil über das physiologische Normalmaß hinausgeht. Als Maß für die Körpergewichtsklassifizierung dient der so genannte Body Mass Index (BMI). Der BMI wird berechnet, indem man das Körpergewicht durch das Quadrat der Größe (in Meter) teilt (kg/m^2). Präadipositas liegt ab einem BMI von ≥ 25 kg/m^2 und Adipositas ab einem von BMI ≥ 30 kg/m^2 vor (WHO 2000; ◘ Tab. 11.1).

11.1.2 Prävalenz

Laut Weltgesundheitsorganisation sind 1,6 Milliarden Menschen (ab 15 Jahre) übergewichtig und weltweit etwa 400 Millionen Menschen adipös. In den einzelnen Ländern zeigen sich jedoch Prävalenzabweichungen. Die meisten übergewichtigen und adipösen Personen leben in den USA und Europa (WHO 2000).

In Österreich sind zwischen dem 18. und 64. Lebensjahr 40% der Erwachsenen übergewichtig und davon 12% adipös. Des Weiteren ist ein Ost-West-Gefälle erkennbar (Elmadfa u. Institut für Ernährungswissenschaften 2012).

◘ **Tab. 11.1** Körpergewichtsklassifikation für Erwachsene (nach WHO 2000)

Körpergewichtsklassifikation	**BMI (kg/m^2)**	**Risiko für Begleiterkrankungen des Übergewichts**
Untergewicht	< 18,5	niedrig
Normalgewicht	18,5–24,9	durchschnittlich
Übergewicht	≥ 25	
Präadipositas	25–29,9	gering erhöht
Adipositas Grad I	30–34,9	erhöht
Adipositas Grad II	35–39,9	hoch
Adipositas Grad III	≥ 40	sehr hoch

11.1.3 Ursachen

Multifaktorielle Faktoren spielen bei der Entstehung der Adipositas eine bedeutende Rolle. Dazu zählen Geschlecht, Lebensalter, Körperbau, genetische und metabolische Faktoren, Störung der Hunger- und Sättigungsregulation, kognitive und emotionale Verarbeitungsprozesse, psychosoziale Faktoren, defizitäre Kontrollmechanismen und hyperphage Reaktionen vor oder in belastenden Situationen, Umfeldbedingungen, Ernährungs- und Bewegungsgewohnheiten (Pudel u. Westenhöfer 2003; Huang et al. 2013; Wirth u. Hauner 2013; Berg et al. 2014).

11.1.4 Komorbiditäten

Die somatischen Begleiterkrankungen, welche beim Krankheitsbild der Adipositas zumeist bestehen, betreffen in erster Linie die arterielle Hypertonie, Diabetes mellitus Typ II sowie Fettstoffwechselstörungen. Das obstruktive Schlafapnoesyndrom, gastroösophagealer Reflux, Schilddrüsendysfunktionen, degenerative Gelenkerkrankungen und Lungenfunktionsstörungen sind weitere gehäuft auftretende somatische Probleme.

Mit erhöhtem BMI steigt auch das kardiovaskuläre Risiko, wobei das viszerale abdominale Fettgewebe hier eine wesentliche Rolle spielt. Deshalb wird auch speziell der Bauchumfang als Kriterium für das metabolische Syndrom herangezogen. Das viszerale Fett wird über die Ausschüttung diverser Entzündungsmediatoren für die Entstehung der Insulinresistenz mitverantwortlich gemacht, gemeinsam mit der Fettanreicherung in Leber und Muskulatur sowie der Vermehrung von freien Fettsäuren im Blut. Ein pathologischer oraler Glukosetoleranztest ist hier ein erster Hinweis für die Entwicklung eines Diabetes. Die Dyslipidämie mit erniedrigtem („gutem") HDL und erhöhten Triglyzeridwerten sind neben der Hyperglykämie bzw. dem manifesten Diabetes und dem Bluthochdruck die Faktoren des metabolischen Syndroms. Werden drei der fünf Kriterien erfüllt, spricht man bereits vom Vollbild eines metabolischen Syndroms. Kommen noch weitere Risikofaktoren, wie z.B. Rauchen, hinzu, so sind kardiovaskuläre Schäden oftmals die Folge – allen voran Herzinfarkt und Schlaganfall. Eine Beeinflussung durch den Lebensstil ist somit gegeben. Durch Änderungen der Ernährungs- und Bewegungsgewohnheiten sind neben der Körpergewichtsreduktion günstige Entwicklungen des HbA1c-Wertes im Blut zu erzielen, ebenso verbessern sich in der Regel die Blutfette und der CRP-Wert als unspezifischer Maßstab für die entzündlichen Prozesse (Wirth u. Hauner 2013; Berg et al. 2014).

Im Zusammenhang mit Adipositas treten meist auch psychische Komorbiditäten wie beispielsweise Depression, Angststörungen oder auch Essstörungen auf. Als Folge von Traumata (z.B. sexueller Missbrauch im Kindes- oder Jugendalter) können Menschen adipös werden, weil sie sich eine Schutzschicht „anessen" (Tuschen-Caffier et al. 2005; Heo et al. 2006; Scott et al. 2008; Guh et al. 2009; Wirth u. Hauner 2013).

11.1.5 Haupt- und Nebendiagnosen der „Schwerelos"-Patienten

Patienten, die dem Kompetenzbereich Adipositas/Essstörung im Psychosomatischen Zentrum Waldviertel – Klinik Eggenburg (PSZW) zugewiesen werden, haben alle als Hauptdiagnose eine Adipositas und weisen zusätzlich verschiedenste komorbide Störungsbilder auf. Grundsätzlich werden alle F-Diagnosen behandelt, außer jene aus dem psychotischen Bereich (F2). Zusätzlich

Tab. 11.2 Somatische und psychische Diagnosen im Überblick: „Schwerelos"-Patienten. PSZW – Adipositas-Therapieprogramm „Schwerelos"; Überblick somatische und psychische Diagnosen

Hauptdiagnose			(%)
Adipositas durch übermäßige Kalorienzufuhr E66.0			91,1
Sonstige Adipositas, krankhafte Adipositas E66.8			6,3
Adipositas nicht näher bezeichnet E66.9			2,5
Somatische Zusatzdiagnosen	(%)	**Psychische Zusatzdiagnosen**	(%)
Metabolisches Syndrom	47,4	Essstörung nicht näher bezeichnet	89,9
Erhöhtes Diabetesrisiko (HbA1c: 5,7–6,4%)	40,5	Depression, depressive Störung, Dysthymie	32,9
Manifester DM Typ II (HbA1c: ≥ 6,5%)	27,8	Persönlichkeitsstörungen	10,1
Arterielle Hypertonie (≥ 140/90 mmHg)	53,1	Persönlichkeitsakzentuierungen	21,5
Erhöhte Cholesterinwerte (≥ 200 mg/dl)	48,1	Burn-out	6,3
Erhöhte Triglyzeridwerte (≥ 150 mg/dl)	35,4	Bipolar affektive Störung, Zyklothymie, sonstige affektive Störungen	6,3

zur Hauptdiagnose Adipositas wurde bei ca. 90% der Patienten eine nicht näher bezeichnete Essstörung diagnostiziert. Eine der am häufigsten auftretenden Komorbiditäten stellt die Depression dar, ungefähr ein Drittel der Patientengruppe leidet darunter. Störungen der Persönlichkeit zeigen sich ebenso bei einem Drittel der Patienten, wobei ca. 10% davon eine Persönlichkeitsstörung und ca. 20% eine Akzentuierung von Persönlichkeitszügen diagnostiziert bekommen haben (Gnauer et al. 2015a; Tab. 11.2).

Diagnosen hinsichtlich verschiedenster Bindungsrepräsentationen sowie transgenerationale Aspekte sind in der Tabelle nicht enthalten.

Ebenso ist der Anteil der Patienten mit einer Traumafolgestörung seit 2015 angestiegen, da das Adipositas-Behandlungsteam im Psychosomatischen Zentrum durch eine Trauma-Expertin verstärkt werden konnte.

Anhand der Diagnosen der „Schwerelos"-Patienten kann gezeigt werden, dass Adipositas nicht nur ein somatisches Krankheitsbild darstellt, sondern dahinter viele psychische Anteile verborgen sind.

11.2 Lebensstilprogramm „Schwerelos"

Das interdisziplinäre Adipositas-Therapieprogramm „Schwerelos" berücksichtigt international anerkannte Leitlinien. Die Interventionen sind einzel- wie auch gruppenspezifisch aufgebaut und basieren auf den Lebensstilsäulen Medizin, Psychologie, Ernährung und Bewegung. Entscheidend ist ebenso die Patienten-Compliance zur Bereitschaft einer langfristigen Verhaltensänderung. Ziele des „Schwerelos"-Programms sind die Besserung der gesundheitsbezogenen Lebensqualität, eine langsame, nachhaltige Körpergewichtsreduktion sowie die Behandlung von psychischen und somatischen Begleit- und Folgeerkrankungen. Anthropometrische, somatische und psychologische Anamnesen wie auch die Erfassung des Ernährungs- und Bewegungsverhaltens bilden den Grundstein für die Lebensstilveränderung (Gnauer et al. 2015b).

Für die Aufnahme ins „Schwerelos"-Programm muss die Bereitschaft für eine Therapiedauer von mindestens acht Wochen bestehen. Die maximale und auch angestrebte stationäre Therapiedauer beträgt zwölf Wochen. Grundvoraussetzungen sind außerdem Eigenmotivation und Therapiefähigkeit. Patienten mit intellektuellen Beeinträchtigungen kommen in der Regel rasch in eine Überforderungssituation.

Das Behandlungsteam des „Schwerelos"-Programms im PSZW baut auf einer wertschätzenden und respektvollen Beziehung zwischen Patienten und Professionisten auf. Dadurch wird die Selbstverantwortung der Patienten gestärkt, was ebenfalls zu einer nachhaltigen Lebensstilveränderung führt.

Die multimodalen Therapieansätze berücksichtigen die dynamisch in Wechselwirkung stehenden Zusammenhänge bei der Krankheitsentstehung. Regelmäßig erfolgt ein interdisziplinärer Austausch im Behandlungsteam, das sich aus klinischer Sozialarbeiterin, Pflegepersonal, Diätologin, klinischer Psychologin, Psychotherapeutin, Musiktherapeut, Physiotherapeutin und Ärztin zusammensetzt. Die klinische Sozialarbeiterin kümmert sich u.a. um die Vernetzung mit dem ambulanten Betreuungsnetz oder hilft bei der Klärung finanzieller Angelegenheiten. Neben Einzelgesprächen finden auch Gruppen zur beruflichen Orientierung und einem Wiedereinstieg in die Arbeitswelt statt. Das Pflegeteam ist eine wertvolle Ergänzung und trägt maßgeblich zum „Wohlfühlen" während des stationären Aufenthaltes bei. Wesentlich ist die Vernetzungsarbeit zwischen Medizin, Physiotherapie, Ernährungswissenschaft/Diätologie und dem psychologischen bzw. psychotherapeutischen Team (ebd.).

Im Rahmen der Therapie ist es bedeutend, dass die Patienten lernen, sowohl krankheitserzeugende als auch krankheitsaufrechterhaltende Faktoren zu identifizieren und zu verstehen. Zudem sollen gesundheitsfördernde Prozesse entwickelt sowie Mut zur Eigenverantwortung und Veränderung erlangt werden. Das Behandlungsteam orientiert sich an den Ressourcen, Fähigkeiten und Kompetenzen, die die Patienten bereits mitbringen, und versucht, diese entsprechend zu stärken und zu fördern (Fiedler 2011; Flückiger u. Grosse Holtforth 2011).

Ein weiterer wesentlicher Stellenwert in der Arbeit mit den Patienten ist die Miteinbeziehung des Alltags. Im Sinne der Rückfallprophylaxe ist somit eine therapiebegleitende Nachsorge wichtig. Ein besonderes Angebot des PSZW ist daher die langfristige Nachbetreuung. Neben regelmäßigen, vierteljährlich stattfindenden „Tageschecks" gibt es auch die Möglichkeit zu Intervallaufenthalten. Diese langfristige und multiprofessionelle Begleitung ermöglicht es Menschen besser, den während des stationären Aufenthaltes eingeschlagenen Weg zur Lebensstilveränderung auch beibehalten zu können (Gnauer et al. 2015b).

Eine weitere Möglichkeit der direkten Übertragung des Adipositas-Therapieprogramms in den Alltag bietet das tagstationäre Angebot, bei dem Patienten über zwölf Wochen hinweg einen Nachmittag pro Woche in der Klinik verbringen und das „Schwerelos"-Programm in modifizierter Form durchlaufen. Jedoch richtet sich dieses Angebot nur an Patienten, die psychisch relativ stabil sind, bzw. wird dann angedacht, wenn ein stationärer Aufenthalt z.B. aufgrund der Kinderbetreuung oder aus arbeitstechnischen Gründen nicht möglich ist.

11.2.1 Interventionsüberblick – „Vier Behandlungssäulen"

Während des stationären Aufenthaltes erhalten die Patienten sowohl Einzel- als auch Gruppenangebote, basierend auf den vier Säulen des „Schwerelos"-Programms (Gnauer et al. 2015b; ◘ Tab. 11.3). In den psychologischen bzw. psychotherapeutischen Einzelgesprächen werden z.B. biographische Themen ebenso behandelt wie individuelle Aspekte zur personalen Weiterentwicklung, die im Rahmen eines gesamtheitlichen Gesundheitsverständnisses zu reflektieren und zu verändern sind (Gnauer et al. 2015b).

Tab. 11.3 „Schwerelos"-Interventionen: Wochenüberblick

Behandlungssäulen	Interventionen
Medizin: Körperliche Begleit- und Folgeerkrankungen Anthropometrische Erhebungen	Aufnahme-/Entlassungsgespräch Ärztliche Visiten Medikation
Psychologie: Verhalten Motivation Kognitionen Emotionen	Psychologische/psychotherapeutische Einzelsitzungen Basisgruppen Skills-Training, Soziales Kompetenztraining Selbstwert-, Kreativ-, Entspannungsgruppen
Ernährung: Ernährungsgewohnheiten Mischkost Einkauf- und Genusstraining	Ernährungstherapeutische Einzelgespräche Ernährungsgruppen Essbegleitungen
Bewegung: Bewegungsverhalten Ausdauertraining	Physiotherapeutische Einzelgespräche Aqua- und Musikgymnastik Walking

11.2.2 Medizin

Aufnahmekriterien für den Kompetenzbereich Adipositas/Essstörung im PSZW sind ein Body Mass Index ≥ 30 kg/m^2 und psychische Komorbidität/en (Ausnahme: psychotische Störungsbilder). Bei schwerwiegenden oder nicht abgeklärten somatischen Erkrankungen ist eine Aufnahme ins „Schwerelos"-Programm nicht möglich. Zum einen muss ein Mindestmaß an körperlicher Belastbarkeit gegeben sein. Auch der Pflegeaufwand sollte aufgrund der strukturellen Vorgaben nicht bedeutend erhöht sein. Zum anderen sollten medizinische Basisuntersuchungen (z.B. internistisch) bereits vor der Aufnahme erfolgt sein (Gnauer et al. 2015b).

Eine angestrebte Lebensstilmodifikation kann nur mit regelmäßiger Bewegung einhergehen. Bereits bestehende degenerative Veränderungen am Bewegungsapparat sind ebenso zu berücksichtigen wie restriktive Lungenfunktionseinschränkungen und eine geminderte kardiovaskuläre Belastbarkeit.

Positive Wirkungen durch Aktivität zeigen sich in Bezug auf die kardiovaskuläre Gesundheit (Stewart et al. 2005). Neben den allgemeinen Wirkungsweisen von Bewegung auf den Stützapparat können die Hirnleistung verbessert und Symptome einer Depressivität reduziert werden (Andersen et al. 1999).

Die diagnostische Abklärung in Bezug auf Diabetes, Hypertonie, Fettstoffwechselstörungen und Schilddrüsendysfunktionen gehören zur Basisdiagnostik, die begleitende allgemeinmedizinische Betreuung wird im Bedarfsfall auch durch fachärztlich internistische und psychiatrische Konsile ergänzt.

Die Aufnahmeuntersuchung umfasst eine ausführliche bio-psycho-soziale Anamnese, die körperliche Untersuchung, Labor, EKG. Überdies werden anthropometrische Daten wie Körpergewicht, Bauchumfang und Körperzusammensetzung erhoben. Sie gelten als Verlaufsparameter. Zur Erfassung der Leistungsfähigkeit wird ein submaximaler Belastungstest (Steptest) durchgeführt. Neben der Aufzeichnung der Steps ist es mit dem Fitmate®Med-Gerät möglich, nach einer dreiminütigen Belastungszeit und einer dreiminütigen Nachbelastung die maximale Sauerstoffaufnahme (VO_{2max}) durch Hochrechnung zu erhalten. So kann die Verbesserung des Bewegungsverhaltens und der Leistungsfähigkeit objektiv gemessen werden (Gnauer et al. 2015b).

Screening-Untersuchungen für adipöse Patienten umfassen ein Apnoe-Screening bei Verdacht auf obstruktive Schlafapnoe, überdies die Schilddrüsen- und Abdomensonographie. Carotis-Doppleruntersuchung und im Bedarfsfall auch venöser oder arterieller Gefäßdoppler sowie Herzechokardiographie werden vor Ort im PSZW durchgeführt. Besteht ein zusätzlicher diagnostischer Bedarf, so kann dies in Kooperation mit umliegenden Krankenhäusern bzw. Ordinationen veranlasst werden (z.B. radiologische Diagnostik, Spirometrie, dermatologische Konsile usw.). Die Patienten werden laufend einmal wöchentlich visitiert. Die ärztliche Versorgung besteht rund um die Uhr.

11.2.3 Psychologie

Hinsichtlich der Behandlungssäule „Psychologie" werden die „Schwerelos"-Patienten psychotherapeutisch bzw. klinisch-psychologisch betreut. Im Sinne eines humanistischen Menschenbildes ist das Adipositas-Behandlungsteam im PSZW bemüht, jeden Menschen, jeden Patienten/jede Patientin als eigenständige, wertvolle und selbstbestimmte Persönlichkeit zu sehen (Davison et al. 2007).

Im Kompetenzbereich Adipositas/Essstörungen wird ein breit gefächertes Gruppenangebot zu verschiedensten Themengebieten angeboten. Die Woche startet mit der Filmtherapie, die das Ziel hat, sich gemeinsam einen Spielfilm zu verschiedensten Themen – nicht ausschließlich Adipositas – anzusehen. Im Anschluss daran erfolgt eine gruppentherapeutische Besprechung des Films. Im wöchentlichen Wechsel findet ein therapeutisches Puppentheater statt, das oftmals ein direktes „Spiegel vorgehalten"-Erleben ermöglicht. Dieses direkte Erleben beschleunigt Einstellungs- und Verhaltensänderungen.

In der Skills-Gruppe werden vier der fünf Module des Skills-Trainings – Achtsamkeit, Stresstoleranz, Umgang mit Gefühlen, zwischenmenschliche Fertigkeiten – gemeinsam erarbeitet. Ziel ist es, Fertigkeiten (Skills) für sich zu entdecken, die der Selbsthilfe z.B. in Anspannungssituationen dienen (Sendera u. Sendera 2012) (siehe Kap. 9).

Die Auseinandersetzung mit dem Modul „Selbstwert" findet schwerpunktmäßig auf das Krankheitsbild bezogen in einer eigenen Gruppe statt. Die Selbstwertgruppe dient der Bearbeitung verschiedenster Selbstwertthemen (Säulen des Selbstwerts, Selbstliebe, Selbstfürsorge) in Theorie und Praxis (Potreck-Rose u. Jacob 2013). In der Biographiegruppe findet eine kreative Auseinandersetzung mit der eigenen Biographie statt (z.B. Bindung, Liebe, Loslassen, Arbeitsfähigkeit, Kultur etc.). In der Entspannungsgruppe können die Patienten verschiedene Entspannungstechniken (Progressive Muskelrelaxation, Autogenes Training, Körperwahrnehmungsübungen, Meditation, Atemtechniken) kennenlernen und (mehrmals) ausprobieren. Das Wochenschlusslicht bildet die Basisgruppe, in der ein Wochenrückblick hinsichtlich der vergangenen Woche sowie ein Ausblick in die folgende Woche stattfinden. Außerdem haben die Patienten die Möglichkeit, eigene Themen einzubringen bzw. auch Themen, die aus der Woche übriggeblieben sind, weiterzubearbeiten.

Die Einzelbetreuung der „Schwerelos"-Patienten erfolgt in zweimal wöchentlich stattfindenden psychotherapeutischen Sitzungen bzw. klinisch-psychologischen Gesprächen. Im Bedarfsfall besteht die Möglichkeit zu Paar- sowie Familiengesprächen. Im Falle einer Krise sind Interventionen jederzeit möglich.

Häufig haben Patienten im eigenen Leben ihre Orientierung verloren und keine Idee, wo es in der Zukunft hingehen soll. Selbst gesteckte Ziele sind essenziell, um sich verändern und weiterentwickeln zu können (Kossak 2011). Am Beginn des stationären Aufenthaltes wird daher versucht, festzulegen, wohin die Behandlung führen soll. Viele Patienten kommen mit dem Wunsch, an ihrem Selbstwert zu arbeiten sowie einen konstruktiven Umgang mit ihren Ängsten bzw. mit Gefühlen allgemein zu erlernen. Das Finden eines Lebenssinns sowie die Auseinandersetzung mit beruflichen Perspektiven stellen ebenso Punkte dar, nach denen die Patienten streben.

Aus Sicht des Behandlerteams ist die Abklärung der Therapiemotivation am Beginn der Behandlung essenziell. Ebenso scheint es dem Team besonders wichtig, die Personen an sich zu stärken und diesen eine Hilfe zur Selbsthilfe auf ihren Weg mitzugeben. Da Veränderung erst möglich ist, wenn Ursachen und Zusammenhänge erkannt und verstanden werden, nimmt die Psychoedukation als Teil der psychologischen/psychotherapeutischen Behandlung einen hohen Stellenwert ein.

11.2.4 Ernährung

Als Erfolgsfaktor in der Adipositas- und Ernährungstherapie wird vor allem eine Lebensstilmodifikation betrachtet, daher ist die interdisziplinäre Zusammenarbeit von großer Bedeutung. Bei adipösen Patienten findet z.B. häufig eine Koppelung negativer emotionaler Empfindungen und der Nahrungsaufnahme statt. Hinsichtlich der Motivation für eine Beibehaltung des veränderten Lebensstils ist die Integration von Methoden zur Basisstrukturschaffung und Affektregulation in den therapeutischen Prozess essenziell erforderlich (Wirth u. Hauner 2013). Der Miteinbezug der Ernährungstherapie in ein ganzheitliches Behandlungskonzept wird von den Ernährungs- und Adipositasgesellschaften empfohlen (Berg et al. 2014).

Beim „Schwerelos"-Programm ist die Ernährungstherapie als Behandlungssäule integriert. Es wird eine langfristige Ernährungsumstellung angestrebt, wobei eine nährstoffreiche Ernährung mit Sättigungseffekt und die Energiebilanzproblematik im Vordergrund stehen. Für eine nachhaltige Körpergewichtsreduktion und -stabilisierung sind somit die Umstellung der Lebensgewohnheiten und eine individuell angepasste Energiebilanz mit Tages-, Mahlzeiten- und Bewegungsstrukturen bedeutend. Um Essanfällen entgegenwirken zu können, wird ein Basisessrhythmus gezielt eintrainiert, das Erkennen von affektiven Essanfallsauslösern analysiert und neue Strategien zur Bewältigung erlernt. Emotionsregulation und die Einübung eines flexibel kontrollierten Essverhaltens werden auch mithilfe von Skills-Training und Genusstraining unterstützt (Gnauer 2016).

Vor allem die Aufhebung von Essverboten und der bewusste Umgang mit normalen Portionsgrößen tragen entscheidend dazu bei, eine nachhaltige Essverhaltensänderung zu erzielen. Somit können dichotome Denk- und Verhaltensmuster unterbrochen werden. Dies ermöglicht einen Zugang für eine Sichtweisen- und Einstellungsänderung wie auch die Festigung der stationär erlernten Ernährungsmaßnahmen (Pudel u. Westenhöfer 2003; Kiefer et al. 2006; Wirth u. Hauner 2013). Wichtiges Therapieinstrument ist hierbei beispielsweise die „Protokollführung" zur Erfassung von Nahrungs- und Bewegungsenergiewerten sowie der Affektivität. Ernährungs- und Bewegungsverhalten können dadurch reflektiert und folglich schrittweise an die Lebenssituation angepasst werden.

Ernährungsaufklärungsarbeit erfolgt in der zweimal wöchentlich stattfindenden Ernährungsgruppe. Zum einen werden im Rahmen der Gruppentherapie Ernährungswissen wie abwechslungsreiche Mischkost und Essensmengen mithilfe der Lebensmittelpyramide vermittelt, zum anderen erfolgen auch praxisbezogene Erläuterungen und Übungen in Form von

Genuss-, Einkauf- und Kochtrainings. Ebenso bedeutend ist die mehrmals pro Woche therapeutisch geführte Essbegleitung mit bewusster Wahrnehmung von Hunger- und Sättigung mittels Esstempotraining.

Im wöchentlichen Einzeltherapie-Setting werden z.B. beim Erstgespräch Körpergewichtsrückblick, realistisches Wohlfühlgewicht und die aktuelle Körperzusammensetzung besprochen. Weitere Themen sind bisherige Essgewohnheiten, Diätversuche, Protokollführung, Konzept- und Ernährungsgrundlagen sowie Zielsetzungen (Gnauer 2016).

Eine ausführliche Analyse des Essverhaltens ist entscheidend, da bei vielen Ernährungsgewohnheiten der Grundstein bereits in der Kindheit gelegt wurde (Pudel u. Westenhöfer 2003; Ellrott 2009). Mit gezielten Essverhaltensanalysen wird beim Einzelgespräch kompensatorisches Essverhalten aufgearbeitet und mit neuen Verhaltensmustern gestützt.

Beim Abschlussgespräch erfolgt ein Rückblick der erreichten Veränderungsschritte. Überdies werden alltagstaugliche Umsetzungsstrategien und sinnvolle Ziele für die Nachbetreuung definiert (Gnauer 2016).

11.2.5 Bewegung

Im Rahmen der Bewegungstherapie werden – wie auch in den Leitlinien der Adipositas-Therapie (Hauner et al. 2007) beschrieben – quantitative und qualitative Kriterien integriert. Zahlreiche Studien, die anhand unterschiedlicher Trainingsformen, Dauer und Intensität durchgeführt wurden, zeigten, dass im Bereich der Adipositas der Fokus auf realistisch durchführbare Interventionen gesetzt werden muss. Als Zielempfehlungen gelten eine halbe Stunde moderates Training mehrmals pro Woche (Ellrott u. Pudel 1998) bzw. ein kontinuierlicher Energieverbrauch in Form eines wöchentlichen Aktivitätspensums von mehr als 2.000 kcal (Tate et al. 2007). Dabei soll vor allem die Steigerung der Alltagsaktivitäten (kurze Wege zu Fuß zurücklegen, Stufensteigen statt Lift usw.) als Basis für eine Veränderung des Aktivitätsverhaltens gesehen werden.

Auf der qualitativen Seite einer erfolgreichen Körpergewichtsreduktion wird die Kombination der beiden Trainingsformen Ausdauer und Kraft genannt (Vögele 2003). Die positiven Auswirkungen von Ausdauertraining werden neben einer Erhöhung des Energieverbrauchs, der mit einer Fettmobilisierung einhergeht, auch in Bezug auf die Risikofaktoren gesehen (Neumann et al. 2001). Regelmäßiges Ausdauertraining (Radfahren, Walken, Schwimmen) verbessert die Fettverbrennung, da die Mitochondrien und Enzyme, die für den Fettabbau notwendig sind, zunehmen (Kiefer et al. 2006). Beim Krafttraining kommt es zu einer Zunahme der Muskelmasse, die für die Fettverbrennung wichtig ist (Kiefer et al. 2006). Da mit der Körpergewichtsreduktion auch ein Verlust von Körpermasse, insbesondere auch von fettfreier Masse, verbunden ist, liegt der Vorteil im Krafttraining, um diesem Prozess zu einem Teil entgegenzuwirken (Ballor u. Keesey 1991).

Wichtig zu erwähnen ist, dass die Durchführung von Aktivitäten und der Spaß daran helfen sollen, eine nachhaltige Körpergewichtsreduktion und/oder positive Auswirkungen auf die Komorbiditäten zu erzielen (Ellrott u. Pudel 1998).

Im PSZW steht den Patienten ein sehr vielseitiges freiwilliges Bewegungsprogramm zur Verfügung. Die Patienten können so ihre tägliche Aktivität selbst wählen und verschiedene Bewegungserfahrungen im Rahmen ihres Aufenthaltes machen. Es findet jeweils parallel eine Gruppe im Turnsaal und eine im Bewegungsbad statt. Einmal in der Woche steht eine verpflichtende Gruppe für adipöse Patienten auf dem Programm. Zu den Inhalten zählen neben Körperwahrnehmung, Kraft, Ausdauer, Entspannung auch Gleichgewicht, Koordination und „Spiel & Spaß".

Bei der Frage, was und wie viel jetzt wirklich an Bewegung gemacht werden soll, zeigt sich in Studien, dass sich die Aktivitätsdauer pro Woche oft als sehr variabel präsentiert. Auch 200 min/

Woche (Jakicic et al. 2003) werden hier als übergeordnetes Ziel erwähnt. Demzufolge sollte dem Ziel nachgegangen werden, die Aktivität langfristig auf 60 min/Tag (Tate et al. 2007) anzukurbeln. Die Ergebnisse der Studie von Tate et al. zeigten jedoch, dass nur wenige Patienten langfristig diesen Aktivitätslevel beibehalten konnten. Untersuchungen zufolge erweisen sich Alltagsaktivitäten im Vergleich mit strukturierten Bewegungsprogrammen als langfristig effektiver (Andersen et al. 1999). Auch die Erkenntnis, dass mehrere kurze Trainingseinheiten pro Tag den gleichen Effekt wie eine 30-minütige Aktivierung en bloc (Schmidt et al. 2001) haben bzw. sich sogar Vorteile mehrerer kurzer Trainingssequenzen in der adipösen Bevölkerungsgruppe zeigen (Jakicic et al. 1995), spricht für die grundsätzliche Veränderung des Bewegungsverhaltens im Sinne eines aktiveren Lebensstils.

Zusammengefasst zeigt sich, dass im Bereich Bewegung die Kombination aus Steigerung der Alltagsaktivitäten und die regelmäßige moderate Sportausübung (Gruppenteilnahme) ein mögliches Ziel darstellt, das Körpergewicht nachhaltig zu senken. Zudem bewirkt Bewegung eine Verbesserung des Risikoprofils. Dabei soll der wöchentliche Energieverbrauch von rund 2000–2500 kcal erreicht werden.

Die Energieverbrauchszahlen sind im Adipositasbereich noch nicht hinreichend untersucht und evaluiert worden. Im PSZW kommen daher SenseWear®-Armbänder zum Einsatz. Es handelt sich dabei um ein multisensorisches Messgerät, das am Oberarm getragen wird. Über fünf Sensoren (Beschleunigungsmesser in zwei Achsen, Hauttemperatur, körpernahe Temperatur, Wärmefluss und Hautleitfähigkeit) werden neben dem Energieumsatz über den ganzen Tag der Energieverbrauch in Ruhe, Schlaf und unter Belastung, das Aktivitätsniveau und die Dauer physischer Aktivität gemessen. Dies ergibt eine gute Darstellung des Bewegungsverhaltens zu Beginn und im Verlauf des „Schwerelos"-Programms. Zusätzlich kann mit dem Gerät auch die Liege- und Schlafdauer ermittelt werden (SMT 2006). Diese objektive Erfassung des Lebensstils stellt eine gute Basis für eine Veränderung in Richtung mehr Aktivität zur Verfügung.

Literatur

Andersen RE, Wadden TA, Bartlett SJ, Babette Zemel B, Verde TJ, Franckowiak SC (1999) Effects of Lifestyle Activity vs Structured Aerobic Exercise in Obese Women: A Randomized Trial. Journal of the American Medical Association 281(4): 335–340

Ballor D, Keesey R (1991) A meta-analysis of the factors affecting exercise-induced changes in body mass, fat mass and fat-free mass in males and females. International Journal of Obesity 15: 717–726

Berg A, Bischoff SC, Colombo-Benkmann M, Ellrott T, Hauner H, Heintze C et al. (2014) Interdisziplinäre Leitlinie der Qualität S3 zur „Prävention und Therapie der Adipositas". Deutsche Adipositasgesellschaft, Deutsche Diabetes Gesellschaft, Deutsche Gesellschaft für Ernährung, Deutsche Gesellschaft für Ernährungsmedizin

Davison GC, Neale JM, Hautzinger M (2007) Klinische Psychologie, 7. Aufl. Beltz, Weinheim

Ellrott T (2009) Die Entwicklung des Essverhaltens im Kindes- und Jugendalter. In: Kersting M (Hrsg) Kinderernährung aktuell. Umschau Zeitschriftenverlag, Sulzbach im Taunus, S 66–77

Ellrott T, Pudel V (1998) Adipositastherapie: Aktuelle Perspektiven, 2. Aufl. Thieme, Stuttgart

Gnauer S (2016) Ernährungstherapie bei Adipositas per magna – Grundlagen, Methoden und Evaluierung eines krankheitsspezifischen Interventionsprogramms. Dissertation

Gnauer S, Bannert B, Schütt T, Remmel R, Rust P (2015a) Lebensstilprogramm „Schwerelos". Posterpräsentation bei der Jahrestagung der Österreichischen Adipositasgesellschaft (ÖAG), Wien

Gnauer S, Riffer F, Schütt T, Bannert B, Kaiser E, Rust P (2015b) Behandlungsprogramm für hochgradige Adipositas und psychische Komorbiditäten. JATROS Neurologie & Psychiatrie 5: 50–51

Guh DP, Zhang W, Bansback N, Amarsi Z, Birmingham CL, Anis AH (2009) The incidence of co-morbidities related to obesity and overweight: A systematic review and meta-analysis. BMC Public Health 9(1): 88

Heo M, Pietrobelli A, Fontaine KR, Sirey JA, Faith MS (2006) Depressive mood and obesity in US adults: comparison and moderation by sex, age, and race. International Journal of Obesity 30(3): 513–519

Huang CJ, Zourdos MC, Jo E, Ormsbee MJ (2013) Influence of physical activity and nutrition on obesity-related immune function. The Scientific World Journal 752071

Fiedler P (2011) Ressourcenorientierte Psychotherapie. In: Frank R (Hrsg) (2011) Therapieziel Wohlbefinden. Ressourcen aktivieren in der Psychotherapie, 2. Aufl. Springer, Heidelberg New York, S 20–31

Flückiger C, Grosse Holtforth M (2011) Ressourcenaktivierung und motivorientierte Beziehungsgestaltung: Bedürfnisbefriedigung in der Psychotherapie. In: Frank R (Hrsg) (2011) Therapieziel Wohlbefinden. Ressourcen aktivieren in der Psychotherapie, 2. Aufl. Springer, Heidelberg New York, S 34–42

Hauner H, Buchholz G, Hamann A, Husemann B, Koletzko B, Liebermeister H et al. (2007) Prävention und Therapie der Adipositas. Evidenzbasierte Leitlinie Version 2007. Deutsche Adipositasgesellschaft, Deutsche Diabetes-Gesellschaft, Deutsche Gesellschaft für Ernährung, Deutsche Gesellschaft für Ernährungsmedizin

Jakicic JM, Wing RR, Butler BA, Robertson RJ (1995) Prescribing exercise in multiple short bouts versus one continuous bout: effects on adherence, cardiorespiratory fitness, and weight loss in overweight women. International Journal of obesity and related metabolic disorders 19(12): 893–901

Jakicic JM, Marcus BH, Gallagher KI, Napolitano M, Lang W (2003) Effect of exercise duration and intensity on weight loss in overweight, sedentary women: a randomized trial. Journal of the American Medical Association 290(10): 1323–1330

Kiefer I, Kunze M, Schoberberger R (2006) Schlank ohne Diät. Motivation, Ernährung, Bewegung, Verhalten. Kneipp, Leoben

Kossak H-C (2011) Sinnvolle Werte und Lebensziele entwickeln. In: Frank R (Hrsg) (2011) Therapieziel Wohlbefinden. Ressourcen aktivieren in der Psychotherapie, 2. Aufl. Springer, Heidelberg New York, S 169–188

Neumann G, Pfützner A, Berbalk A (2001) Optimiertes Ausdauertraining, 3. Aufl. Meyer & Meyer, Aachen

Potreck-Rose F, Jacob G (2013) Selbstzuwendung, Selbstakzeptanz, Selbstvertrauen. Psychotherapeutische Interventionen zum Aufbau von Selbstwertgefühl, 8. Aufl. Klett-Cotta, Stuttgart

Pudel V, Westenhöfer J (2003) Ernährungspsychologie. Eine Einführung, 3. Aufl. Hogrefe, Hogrefe

Schmidt WD, Biwer CJ, Kalscheuer LK (2001) Effects of long versus short bout exercise on fitness and weight loss in overweight females. Journal of the American College of Nutrition 20(5): 494–501

Scott KM, McGee MA, Wells JE, Browne MAO (2008) Obesity and mental disorders in the adult general population. Journal of Psychosomatic Research 64(1): 97–105

Tuschen-Caffier B, Pook M, Hilbert A (2005) Diagnostik von Essstörungen und Adipositas. Hogrefe, Göttingen

Sendera A, Sendera M (2012) Skills-Training bei Borderline- und Posttraumatischer Belastungsstörung, 3. Aufl. Springer, Wien New York

Stewart KJ, Bacher AC, Turner K, Lim JG, Hees PS, Shapiro EP et al. (2005) Exercise and risk factors associated with metabolic syndrome in older adults. American Journal of Preventive Medicine 28(1): 9–18

Tate DF, Jeffery RW, Sherwood NE, Wing RR (2007) Long-term weight losses associated with prescription of higher physical activity goals. Are higher levels of physical activity protective against weight regain? The American Journal of Clinical Nutrition 85(4): 954–959

Vögele C (2003) Weitere Behandlungs- und Schulungsansätze. In: Petermann F, Pudel V (Hrsg) Übergewicht und Adipositas. Hogrefe, Göttingen, S 283–301

Wirth A, Hauner H (2013) Adipositas. Ätiologie, Folgekrankheiten, Diagnostik, Therapie, 4. Aufl. Springer, Berlin Heidelberg New York

WHO (2000) Obesity. Preventing and managing the global epidemic – Report of a WHO Consultation on Obesity. World Health Organization Technical Report Series. WHO, Genf

▪ Internetadresse

Elmadfa I, Institut für Ernährungswissenschaften (2012) Österreichischer Ernährungsbericht 2012. Wien, Institut für Ernährungswissenschaften. http://www.bmgf.gv.at/cms/home/attachments/4/5/3/CH1048/CMS1348749794860/oeb12.pdf (Zuletzt gesehen am 17.10.2016)

SMT (2006) Das Armband Kompendium. Aktivitätsmonitoring und Lebensstilanalyse mit dem Bodymedia® SenseWear® Armband. Anwendung und Auswertung. SMT medicaltechnology GmbH&Co.KG, Würzburg. http://www.body-coaches.de/wp-content/uploads/Armband_Anleitung.pdf (Zuletzt gesehen am 18.10.2016)

Stärkung des heil Gebliebenen: Filmtherapie und therapeutisches Puppentheater

Brigitte Fellinger

F. Riffer, E. Kaiser, M. Sprung, L. Streibl (Hrsg.), *Die Vielgestaltigkeit der Psychosomatik*, Psychosomatik im Zentrum, DOI 10.1007/978-3-662-54146-3_12

Filmtherapie und therapeutisches Puppentheater werden seit vier Jahren im PSZW – Klinik Eggenburg als Gruppentherapien angeboten. Während in der Filmtherapie therapeutisch genutzt wird, dass bewegte Bilder spezielle Stimmungen und Affekte erzeugen, der visuelle Sinn die „Denkarbeit" leistet und der auditive Sinn die „Fühlarbeit", werden beim therapeutischen Puppentheater die Kreativität sowie die Kommunikationsfähigkeit von Patienten aktiviert. Beide Therapieangebote haben als therapeutische, grundlegende Haltung das Menschenbild der Existenzanalyse und Logotherapie nach Viktor E. Frankl. Der nachfolgende Artikel gibt die persönlichen therapeutischen Erfahrungen der Autorin mit diesen Gruppentherapieangeboten wieder.

12.1 Das Menschenbild der Existenzanalyse und Logotherapie nach Viktor E. Frankl

Viktor E. Frankl (1905–1997), Professor für Neurologie und Psychiatrie, gründete die, wie er es bezeichnete, Dritte Wiener Schule der Psychotherapie. Frankl hatte noch persönlichen Kontakt mit Sigmund Freud, wohnte bis zu seiner Deportation durch die Nationalsozialisten vis à vis von Alfred Adler. Aufgrund seiner speziellen Sichtweise der Person, über die er 1926 anlässlich des Dritten Internationalen Kongresses für Individualpsychologie in Düsseldorf referierte, wurde er von dieser Gesellschaft ausgeschlossen. Frankl, seine erste Ehefrau sowie seine Familie wurden 1942 nach Theresienstadt deportiert; Frankl überlebte drei weitere Konzentrationslager – aber er verlor bis auf seine Schwester seine gesamten Angehörigen. Noch in den KZs begann er an seinem Buch zu schreiben, das später unter dem Titel „Ärztliche Seelsorge" erschien und als eines der Standardwerke unter den zahlreichen Schriften von Frankl gilt. Sein Manuskript hatte er versteckt in einem Mantel eingenäht. Dieses Vorhaben, das Buch trotz der Gegebenheiten in den KZs zu schreiben, wie auch die Hoffnung seine Ehefrau und seine Familie wiederzusehen, halfen ihm letztlich zu überleben.

Frankl beschäftigte sich in seinen Schriften mit Themen im Grenzbereich von Psychotherapie, Religion und Philosophie, mit besonderer Betonung der Sinn- und Werteproblematik. Seiner Meinung nach reduzierte die Psychoanalyse Sigmund Freuds den Menschen auf dessen Triebe, die Individualpsychologie nach Alfred Adler hingegen reduziere den Menschen auf den Machtgedanken. Während die Existenzanalyse als anthropologische Grundlage der Logotherapie zu verstehen ist und sich mit der Analyse des Menschseins ebenso auseinandersetzt wie mit der Tatsache, dass jedes Dasein als Verantwortlichsein zu verstehen ist, werden in der Logotherapie alltägliche Erfahrungen des Menschen miteinbezogen. Sie ist eine „Psychotherapie vom Geistigen her" und mithilfe der Existenzanalyse eine Psychotherapie auf „Geistiges hin" (Frankl 2005a).

12.1.1 Die drei Säulen der Existenzanalyse und Logotherapie

Die sinnzentrierte Psychotherapie basiert auf drei Säulen:

- der unbedingten Freiheit des Willens,
- dem Willen zum Sinn und
- dem Sinn des Leidens.

Die Existenzanalyse und Logotherapie sieht den Menschen nicht frei von Bedingungen, dennoch kann er in jedem Moment frei entscheiden und sich gegen Bedingungen stellen. Die Sinnfindung zieht sich nach Ansicht der Logotherapie als „roter Faden" durch jedes

Menschenleben. Mithilfe von Werten, die Frankl als „Sinnuniversalien" bezeichnete, und dem Gewissen, das als Sinnorgan fungiert, hat der Mensch die Aufgabe, seine individuelle Lebensaufgabe zu entdecken und deren Verwirklichung anzustreben. Jedes Menschleben erlebt auch während seines Daseins unterschiedliche Formen von Leiden. Nach Frankl mache Leiden an sich keinen Sinn, dieser entstehe erst daraus, wie ein Mensch auf die individuellen Leidensherausforderungen reagiert und damit umgeht. Als „Tragische Trias" bezeichnete Frankl deshalb die Tatsache, dass sich jeder Mensch während seines Lebens mit Leiden, Schicksal und Tod auseinandersetzen muss.

» Denn leiden heißt nicht nur leisten, wachsen und reifen, sondern auch reicher werden. Der Mensch, der, wie wir gesagt haben, leidend zu sich selbst heranreift – er reift der Wahrheit entgegen. (…) Das Leiden macht den Menschen hellsichtig und die Welt durchsichtig. Das Sein wird transparent hinein in eine metaphysische Dimensionalität. (Frankl 1998, S. 208)

12.1.2 Was der Mensch ist

Die Existenzanalyse und Logotherapie sieht den Menschen immer als Ganzheit: Jeder Mensch *hat* einen Körper und eine Seele und *ist* geistige Person. Das bedeutet aber nicht, dass der Mensch aus drei Teilen besteht, vielmehr spricht Frankl von Dimensionen: Die körperliche Dimension stellt die Bausteine des physiologischen Lebens, unser Erbgut dar. In der seelischen Dimension werden alle Erziehungserfahrungen, alle Bindungserfahrungen gesammelt – sie stellt die Schatzkiste der intellektuellen und emotionalen Ressourcen dar. „Durchdrungen" werden diese Dimensionen durch das geistige Sein. Dies stellt den individuellen Fußabdruck jedes Menschen dar, das Urmenschliche.

» Was also ist der Mensch? Er ist das Wesen, das immer entscheidet, was es ist. Er ist das Wesen, das die Gaskammern erfunden hat; aber zugleich ist er auch das Wesen, das in die Gaskammern gegangen ist, aufrecht und ein Gebet auf den Lippen. (Frankl 2005b, S. 99)

Die „Zehn Thesen der Person" fassen die Grundhaltungen der Existenzanalyse und Logotherapie zusammen. Wie zeitlos die Ausführungen von Frankl sind, sei am Beispiel der Würde veranschaulicht. Demnach verbiete es sich, den Menschen nach seinem Nutzwert zu bemessen.

» Der Gegenbegriff zu dem des Nutzwertes ist nun der der Würde; Würde aber kommt der Person allein zu, und sie kommt ihr zu wesentlich unabhängig von aller vitalen und sozialen Utilität. (Frankl 2005a, S. 332)

Leben heißt nicht nur Werte zu verwirklichen, sondern auch folgende Fähigkeiten zu entwickeln: Liebesfähigkeit, Schuldfähigkeit, Leidensfähigkeit, Arbeitsfähigkeit und Genussfähigkeit.

Die Psychotherapie kann dabei den homo patiens begleiten, ihm aber aus Respekt vor seiner Person die Verantwortung für dessen Leben nicht abnehmen. „Man soll Hilfe anbieten, aber Verantwortung nicht abnehmen" (Elisabeth Lukas). Als besondere Herausforderung sah Frankl (und man erkennt daran auch seinen gesellschaftspolitischen Weitblick), was er unter der Pathologie des Zeitgeistes zusammenfasste: die provisorische Daseinshaltung (so tun, als ob das Leben nicht zeitlich begrenzt ist; sich damit aus der Verantwortung herausnehmen), die fatalistische Lebenseinstellung, das kollektivistisches Denken und der Fanatismus (Frankl 1998, 2005a, 2005b).

12.2 Filmtherapie – Bewegung durch bewegte Bilder

Cinematherapy (Filmtherapie) ist ein gruppentherapeutisches Angebot, das aus den USA kommend von immer mehr psychologisch Tätigen angeboten wird. Ursprünglich wurde es vornehmlich von tiefenpsychologisch orientierten Therapeuten eingesetzt. Einer Studie von Lampropoulos et al. (2004) zu Folge verwenden nun hauptsächlich humanistisch und verhaltenstherapeutisch orientierte Therapeuten dieses Angebot. Birgit Wolz, eine der bedeutendsten Vertreterinnen dieses therapeutischen Angebotes (www.cinematherapy.com), sieht die Verwendung von Filmen als Beitrag zu Lehrgeschichten (Steigerung der Kompetenzen, Anregung zu Lösungsstrategien), zur Bewusstwerdung (Zugang zu unbewussten Inhalten) und zur Entlastung (Lachen und Weinen, um Katharsis zu ermöglichen) (Wolz 2005).

Während der visuelle Sinn die „Denkarbeit" leistet, übernimmt der auditive Sinn die „Fühlarbeit". Durch die Anreicherung mit auditiven Reizen entsteht (innere) Bewegung durch bewegte Bilder. Die Filmtherapie hat damit einen deutlich besseren Zugang zu Emotionen als die Bibliotherapie (S.M. Crothers prägte 1916 den Terminus „bibliotherapy"). Erste Einsätze von Kinofilmen in der Behandlung von Menschen mit psychischen Störungen finden sich bereits 1912. Als erster „Kinotherapeut" gilt die Rolle des Professor Williams im Film „Le mystère des roches de kador" aus dem Jahr 1912 (Kessler u. Lenk 2006).

Spielfilme lösen ein Versunkensein aus, sowohl Konzentration als auch Aufmerksamkeit werden erhöht – jeder von uns kann sich wohl an Spielfilme erinnern, die einen den Alltag vergessen haben lassen, weil sie so spannend und/oder emotional waren. Und wer würde auch heute noch nicht manchmal gerne in eine Filmrolle schlüpfen, um dem momentanen Sein zumindest eine Zeit lang entfliehen zu können? Menschen mit psychosomatischen Störungen, etwa Patienten mit Traumafolgestörungen, aber auch Patienten mit Adipositas, mussten quasi die Quelle der Emotionen und den Zugang verschließen, um nicht dauerndem Stress ausgesetzt zu werden. Filme können diese Pfade neu zugänglich machen, die therapeutische Kunst liegt dann darin, die Patienten dabei achtsam zu begleiten.

Alle Autoren, die sich bisher mit Filmtherapie auseinandergesetzt haben (u.a. Wolz und Hesley) sprechen diesem Therapieangebot auch eine kathartische Wirkung zu. Wenn Spielfilme auch keine Veränderung einer negativistischen Weltanschauung herbeiführen können, so können sie dennoch als Hoffnungsgeber fungieren. In jedem Fall, und das ist auch meine persönliche klinische Erfahrung, ermöglichen sie eine vertiefende therapeutische Beziehung.

12.2.1 Persönlicher Zugang und therapeutischer Zugang zur Filmtherapie

Schon während meines Studiums (Geschichtswissenschaft, Publizistik und Kommunikationswissenschaft) begann ich beim Österreichischen Rundfunk und Fernsehen zu arbeiten. Im Rahmen dieser Tätigkeit erlernte ich das Handwerk einer Redakteurin ebenso wie jenes einer Regieassistentin. Während meiner psychotherapeutischen Ausbildung lernte ich die Filmtherapie durch einen Kollegen kennen, der dieses Angebot Patienten mit Suchterkrankungen zur Verfügung stellt. Mittlerweile blicke ich auf eine achtjährige Erfahrung mit diesem therapeutischen Angebot zurück. Ich konnte filmtherapeutische Erfahrungen mit psychiatrischen Patienten, mit Strafgefangenen (mit Spielsuchtproblematik) sowie mit Patienten, die unter verschiedenen psychosomatischen Störungen leiden (Erschöpfungsdepression, Stressfolgeerkrankungen, Traumafolgestörungen, Adipositas und Essstörungen sowie den jeweiligen Komorbiditäten), sammeln.

Viktor Frankl verwendete Film als Metapher für den Ablauf des Lebens:

> Nicht anders als eine Filmrolle, die sich aus Einzelbildern zusammensetzt. Aber der Zuschauer, vor dem der Film abläuft, bekommt nicht die Filmrolle zu Gesicht, sondern die Einzelbilder. Und die Handlung wird erst nach Abschluss der Vorführung wirklich verständlich. (Frankl 1998, S. 16 Fn)

Die existenzanalytische Auseinandersetzung mit Filminhalten und die logotherapeutische Betrachtung eigener Anteile ergeben so ganz „individuelle Lebensfilme". Filmtherapie als gruppentherapeutisches Angebot ergänzt die therapeutischen Wirkweisen der Gruppentherapie, wie sie von Yalom erforscht und beschrieben wurden (Yalom 2007). Für Therapeuten, die Filmtherapie in ihr therapeutisches Angebot aufnehmen wollen, bedeutet dies, sich mit folgenden Voraussetzungen auseinanderzusetzen:

- Filmsprache,
- Symbolsprache,
- Auswahl der Filme nach Kenntnis der Persönlichkeiten und individuellen Krankengeschichten in der Patientengruppe,
- mehrmaliges vorheriges Ansehen aller Filme,
- Mut, Filme abseits des Mainstreams zu zeigen,
- Lernen, „in Filmen zu denken" (z.B. in den Teamsitzungen),
- gruppentherapeutisches Know-how und langjährige Erfahrung darin,
- persönliche Freude am Medium Film und dem „Kinoflair".

12.2.2 Welche Filme eignen sich für die Filmtherapie? Und was bewirken sie?

Mittlerweile gibt es bereits Literatur, in der viele Spielfilme nach Diagnosegruppen vorgestellt und kurz besprochen werden (u.a. Hesley u. Jan 1998; Wedding et al. 2010). Ich persönlich verlasse mich auf meine „innere Expertin", ich suche nämlich Filme aus, die mich vom Titel und der Kurzbeschreibung her ansprechen, sehe mir diese Filme an, treffe dann bereits eine Vorauswahl. Erst wenn mich ein Film immer wieder und immer wieder auf anderen Ebenen anspricht, nehme ich diesen Film in mein therapeutisches Angebot auf. Mittlerweile ist meine private Filmsammlung auf über 50 Spielfilme angewachsen, und sie wächst stetig weiter. Es gibt Filme, die ich in mein Standardrepertoire aufgenommen habe (z.B. „Papa ante portas" oder „Mein Freund Harvey"), es gibt aber auch Filme, die ich speziell aus meinem Fundus auswähle, weil z.B. ein Gruppenprozess gut davon unterstützt wird oder weil sich ein Thema (z.B. Umgang mit dem Fremden) in den Einzel- wie auch Gruppentherapien ergeben hat.

Generell eignen sich Spielfilme, die folgende Kriterien erfüllen bzw. Merkmale haben:

- Filme mit Humor (Bedeutung des Lachens),
- Filme, die berühren (Bedeutung von Tränen),
- Filme, die Hoffnung geben, die die Selbstwirksamkeit fördern,
- Filme, die sowohl negative beliefs wie auch mangelnde Selbstwertschätzung, Selbstliebe und Selbstfürsorge zum Inhalt haben,
- Filme, die ein Schwarz-weiß-Denken kritisch hinterfragen,
- Filme, die gesellschaftspolitische Themen behandeln zur Reflexion von Vorurteilen und Urteilen,
- Filme, die motivieren, die „Ressourcenschatzkiste" neu zu öffnen,
- Filme, die Selbstdistanzierung und Intentionalität fördern.

12.2.3 Für welche Patienten ist Filmtherapie geeignet?

Prinzipiell ist die Filmtherapie, wenn sie eben nicht nur als „Film anschauen“ verstanden wird, mit Ausnahme akut psychotischer Patienten für alle Störungsgruppen geeignet. Besondere Aufmerksamkeit im Sinne einer guten Vor- und Nachbereitung sowie einer Freiwilligkeit, an diesem gruppentherapeutischen Angebot teilzunehmen, sollten Patienten mit einer Traumafolgestörung erhalten. Die in der Trauma-Therapie vermittelten Distanzierungstechniken (Sicherer Ort, Tresortechnik, Screentechnik u.a.) sollten von Patienten ebenso angewendet werden können, wie – und das gilt für alle Patientengruppen – die Skills-Arbeit bereits als Standardrepertoire zur Stressregulation vertraut sein sollte. Anders als in der Arbeit mit anderen Patientengruppen empfiehlt es sich in der Arbeit mit Trauma-Patienten vor der Filmpräsentation den Inhalt bereits kurz vorzutragen, sodass Patienten dann noch entscheiden können, ob sie den Film sehen wollen oder nicht.

Das bereits Erwähnte gilt natürlich auch für die Arbeit mit adipösen Patienten, die zu etwa einem Drittel ebenfalls als Komorbidität Traumafolgestörungen haben.

Die Gruppengröße beträgt zehn Patienten, bis zu zwölf Patienten können von einer Therapeutin gut begleitet werden, bei einer Gruppe aus Patienten mit Traumafolgestörungen empfiehlt es sich, entweder zwei Therapeuten zu haben oder eine Therapeutin und eine zweite Person, z.B. aus der Pflege. Sind die Patienten mehrheitlich psychisch stabil, so wäre auch eine Gruppe von mehr als zwölf Personen denkbar, dies ist aber individuell zu handhaben.

12.2.4 Filmtherapie im stationären Setting

Für das Gelingen eines filmtherapeutischen Angebotes ist auch der Gruppenraum wesentlich. Er sollte eine gute Akustik haben und lückenlos verdunkelbar sein (was für Trauma-Patienten oftmals eine große Herausforderung bedeutet). Eine Temperaturregelung ist ebenso notwendig wie eine funktionierende Ausstattung (Beamer, Laptop, DVD, Lautsprecher).

Wie läuft nun eine Filmtherapie im stationären Setting praktisch ab? Die Patienten werden nach einer kurzen Achtsamkeitsübung über den Titel und mittels einer kurzen Zusammenfassung über den Filminhalt informiert. Meistens wird auch Bezug darauf genommen, warum dieser Film gezeigt wird (Themenprozesse, Patientenprozesse, Gruppenprozesse). Der Ablauf der Filmtherapie wird präsentiert: Film ansehen (Regelungen, wenn Patienten während des Films den Raum verlassen) – Pause – Austausch in der Gruppe. Ich habe für den Austauschprozess ein Handout mit sieben Fragen erstellt, z.B.: Welche Gefühle sind in mir während des Filmes hochgekommen? Oder: Konnte ich wahrnehmen, welche Werte in diesem Film besonders behandelt worden sind? Deckt sich das mit meinen Wertevorstellungen? Dieses Handout dient als Erinnerungshilfe wie auch für die weitere Arbeit in der Einzeltherapie.

12.2.5 Erfahrungen mit psychosomatischen Patienten

In der Arbeit mit Patienten mit Traumafolgestörungen stellt die Filmtherapie sowohl für Patienten als auch für die Therapeutin eine besondere Herausforderung dar. Das beginnt schon bei der Filmauswahl und endet oft dabei, dass unvorhersehbare Trigger schmerzhafte Prozesse auslösen können. Erfahrungsgemäß findet die Reflexion des Films mehrheitlich in den Einzeltherapien und nicht in der Gruppe statt.

Adipöse Patienten mit unterschiedlichsten Komorbiditäten haben eine deutlich bessere Mentalisierungsfähigkeit, können dadurch besser bei gleichzeitiger Distanzierung „mit(er)leben“.

Dies ermöglicht den Einsatz einer weitaus größeren Bandbreite von unterschiedlichen Filmen und damit auch an existenziellen Themen. Die Reflexion findet hauptsächlich in der Gruppe statt, in den Einzeltherapien wird allerdings auch immer wieder auf Filminhalte Bezug genommen.

12.3 Das therapeutische Puppentheater

Die Ursprünge des therapeutischen Puppentheaters liegen in den USA der 20er-Jahre des vorigen Jahrhunderts. Ausgehend vom Psychodrama des Arztes Jacob Levy Moreno, entwickelten vor allem tiefenpsychologisch orientierte Therapeuten das Puppenspiel weiter. Gudrun Gauda gilt als eine der Pionierinnen des therapeutischen Puppentheaters in Mitteleuropa (Gauda 2007, 2010).

Mein persönlicher existenzanalytischer Zugang nützt einerseits die Erfahrungen und das Wissen von Gauda, andererseits arbeite ich weitgehend autodidaktisch. Weitere Zugänge sind für mich das Logodrama sowie Ideen aus der Kindertraumatherapie, die ich in den Ausbildungen bei Dorothea Weinberg kennenlernen konnte. Auch die Ego-State-Arbeit wie überhaupt hypno-systemische Elemente vervollständigen meinen Zugang zum therapeutischen Puppentheater. Ich biete diese Gruppentherapie seit 2015 für Patienten des Kompetenzbereiches Essstörungen/Adipositas an.

12.3.1 Was kann ein therapeutisches Puppentheater bei Patienten bewirken?

Patienten erhalten durch die Möglichkeit, mit Puppen zu arbeiten, zum einen eine Ausdrucksmöglichkeit ohne Worte, zum anderen können sie Puppen Sätze, Gedanken, Handlungen sagen bzw. tun lassen, die sie als Menschen nicht (mehr) sagen bzw. tun würden. So dürfen Puppen frech sein, flapsige Antworten geben, motzen, sie dürfen ihren Gefühlen freien Lauf lassen – vieles, was sich vor allem Erwachsene nicht mehr gestatten.

Mithilfe von Puppen kann die innere Welt nach außen gebracht und damit sichtbar gemacht werden. Sicherheit für Patienten im therapeutischen Puppentheater geben klare Strukturen, eine der Herausforderungen für Therapeuten, die für deren Schaffung verantwortlich sind. Ein therapeutisches Puppentheater lebt durch die Kraft der Symbole. Erich Fromm:

> » Die Symbolsprache ist eine Sprache, in der innere Erfahrungen, Gefühle und Gedanken so ausgedrückt werden, als ob es sich um sinnliche Wahrnehmungen, um Ereignisse in der Außenwelt handelt. Es ist eine Sprache, die eine andere Logik hat als unsere Alltagssprache, wie wir tagsüber sprechen. Die Symbolsprache hat eine Logik, in der nicht Zeit und Raum die einzige universale Sprache, welche die Menschheit je entwickelt hat und die für alle Kulturen im Verlauf der Geschichte die gleiche ist. Es ist eine Sprache, sozusagen mit eigener Grammatik und Syntax, eine Sprache, die man verstehen muss, wenn man die Bedeutung von Mythen, Träumen und Märchen verstehen will. (Fromm 1981, S. 14)

Die Logotherapie sieht im Symbol ein menschliches Bedürfnis, weil jeder Mensch täglich symbolische Gesten vollzieht. Das bedeutet, dass Patienten mithilfe des therapeutischen Puppentheaters lernen können, zu symbolisieren, was eine Erweiterung nicht nur der sprachlichen Ausdrucksmöglichkeiten darstellt, sondern überhaupt eine Erweiterung des Denkens und der Sicht auf das Leben.

Es gibt mehrere Möglichkeiten, wie die Geschichte eines Puppentheaters entsteht. Ich persönlich handhabe es so, dass Patienten keine Inhalte vorgegeben bekommen, sondern im Gruppenprozess eine Geschichte, die für alle stimmig ist, entwickelt werden muss. Und obwohl es eine Geschichte einer Gruppe von zehn Personen wird, erzählt jeder teilnehmende Patient seine eigene Geschichte. Dies auf eine ganzheitliche Art und Weise. Viele Erwachsene scheuen sich vor Rollenspielen. Mithilfe einer Puppe hingegen gelingt es ungleich einfacher, in eine Rolle zu schlüpfen, die erfahrungsgemäß vieles der eigenen Persönlichkeit abbildet und repräsentiert. Zudem haben viele Patienten, z.B. durch Parentifizierungen, niemals Kind sein dürfen, viele adipöse Patienten haben nicht spielen dürfen. Teile dieser Kindheitserfahrungen können im therapeutischen Puppenspiel nachgeholt werden, was gleichzeitig aber auch wieder eine Herausforderung für manche Patienten darstellt. Innere Bilder erhalten eine Gestalt, die spielerisch – und anders als im wirklichen Leben, auch ohne Risiko – ausprobiert werden kann. Dadurch können auch neue Lösungsmöglichkeiten entstehen.

Im Gruppenprozess können Nähe und Distanz, der Umgang mit Konflikten und deren Lösungen nicht immer verbal ausgedrückt bzw. erfahren werden. Das therapeutische Puppenspiel hingegen ermöglicht genau das.

12.3.2 Die Rolle des Patienten und des Therapeuten im therapeutischen Puppentheater

Patienten erfinden ihre Puppe selbst. Die Rahmenbedingungen sind das Theaterstück, das im ersten Schritt zu konzipieren ist, sowie der Materialfundus, der Grenzen setzt. Ich habe die Erfahrung gemacht (ähnlich wie bei Kindern und deren Spielzeugangebot), dass, je weniger Ausgangsmaterialien vorhanden sind, desto mehr an Kreativität und Spontaneität ausgelebt wird. Die Gruppe einigt sich zumindest auf die Größe der Puppen, ab dann steht es jedem Patienten frei, seine individuelle Puppe zu gestalten. Immer wieder sind Puppen auch Tier- und/oder Phantasiegestalten. Patienten sind in Personalunion Drehbuchautoren, Regisseure, Puppenproduzenten, Puppenspieler und Gestalter der Kulissen.

Als Therapeutin muss ich mich gleichermaßen in die unterschiedlichen Prozesse einbringen, aber auch zurücknehmen (z.B. zur Moderation von Gruppenkonflikten, die eigenen Kreativitätswünsche müssen zurückgestellt werden). In jedem Fall muss die Therapeutin Strukturen vorgeben und, wenn nötig, auch wieder in Erinnerung rufen. Gauda fordert angstfreie Therapeuten und empfiehlt eine Reihe von therapeutischen Voraussetzungen:

> » Sie sollen gleichzeitig so viel Freiheit für jeden Einzelnen bieten wie nötig und doch das In-Beziehung-Setzen von Einzelnen fördern. Sie sollen die Selbstoffenbarung fördern und dabei Schutz bieten – gleichzeitig Konflikte zulassen, aber nicht überkochen lassen. Sie müssen dabei gleichzeitig Verantwortung für den Einzelnen und für alle tragen und auch selbst authentisch sein. (Gauda 2010, S. 27)

Meiner Erfahrung nach bietet therapeutisches Puppentheater einen Einblick in die Persönlichkeit von Patienten, wie dies kaum nur durch verbale Kommunikation in den Einzel- oder Gruppentherapien möglich ist. Für das Gelingen dieses Angebots ist es, wie auch schon beim der Filmtherapie, notwendig, die Patientengeschichten zu kennen, zu wissen, welche Lösungsschritte angedacht/gemacht werden sollen, können oder wollen.

12.3.3 Von der Idee zur Puppe zum Spiel zur Aufführung

So wie im menschlichen Alltag ist auch das Werden eines Theaterstückes kein linearer Prozess, sondern oftmals chaotisch, rückschrittlich, mit Pausen versehen. Es ist mühsam, von zehn individuellen Vorstellungen zu einem Ganzen zu gelangen, in dem sich alle wieder erkennen. Von vorneherein stelle ich als Therapeutin klar, dass therapeutisches Puppentheater weder ein Kasperltheater für Erwachsene noch Ersatz für eine sinnvolle Freizeitgestaltung darstellt. Es gibt zwar eine Reihe von erlebnispädagogischen Erfahrungen, dennoch ist der Fokus auf einen umfassenden therapeutischen Prozess gelegt. Patienten werden im PSZW Eggenburg durchschnittlich zwölf Wochen stationär behandelt. Eine besondere Herausforderung stellt die Rahmenbedingung dar, dass nicht alle Patienten, die einen Puppentheater-Prozess beginnen, ihn auch zu Ende bringen können, da im PSZW weder Blockaufnahmen bzw. -entlassungen vorgesehen sind. Hier erfordert es ein besonderes therapeutisches Geschick, die Motivation trotz des „Verzichts" aufrechtzuerhalten.

Von Anfang an war es die Idee der Patienten, ihr Stück auch aufführen zu wollen. Jeder Gruppe ist es freigestellt, ob sie dies im kleinen Rahmen (Primarius, therapeutisches Team) oder im großen (Einladung von anderen Patienten/Therapeuten) tun wollen. Die Produktionszeit ist in etwa auf zweieinhalb Monate ausgelegt, damit doch einige Patienten die Möglichkeit erhalten, den Prozess von Anfang bis zum Ende zu erleben. Das therapeutische Puppentheater ist ein dreistündiges Angebot in einer 14-tägigen Frequenz. Es findet alternierend zur Filmtherapie statt. Dies bedeutet aber auch, dass Einiges an Arbeit in die Freizeit der Patienten erledigt werden muss. Bisher gab es nur in einer Patientengruppegruppe Widerstand gegen das therapeutische Puppentheater, der von zwei männlichen Patienten ausging und doch die restliche Gruppe negativ beeinflusste.

Für den Therapeuten ergeben sich während der verschiedensten Gruppenprozesse interessante und hilfreiche Erkenntnisse: Wer übernimmt wie welche Rolle? Wie wird mit Konflikten umgegangen? Können andere Meinungen akzeptiert werden, werden sie vielleicht sogar widerspruchslos hingenommen? Wie organisiert sich die Gruppe? Und viele mehr. Es ergeben sich Erfahrungen und Erkenntnisse, die wesentlich für die Vorbereitung eines Alltagsmanagements sind. Gleichzeitig bietet das therapeutische Puppentheater für Patienten die Möglichkeit, nicht nur Erkenntnisse zu erzielen, sondern bereits tatsächlich Veränderung zu erleben, z.B.: Wie fühlt sich das Verlassen einer Opferrolle an?

Die Aufführung ist letztlich der krönende Abschluss einer mehrwöchigen Mühe – für Patienten gleichermaßen wie für das therapeutische Team. Als Hilfestellung zur Reflexion nach Beendigung dieses Gruppenprozesses habe ich, wie schon bei der Filmtherapie, einen Reflexionsbogen entworfen, den ich ersuche, auszufüllen – wenn gewollt, auch anonym.

Filmtherapie wie therapeutisches Puppentheater sind nicht nur hilfreiche „Behandlungswerkzeuge", vielmehr noch steht das Wachsen und Reifen des persönlichen Seins (und nicht des Habens) im Vordergrund. In jedem Fall sind Filmtherapie und therapeutisches Puppentheater eine Bereicherung für das therapeutische Klinikangebot.

Literatur

Frankl VE (1998) Der leidende Mensch: Anthropologische Grundlage der Psychotherapie. Huber, Bern

Frankl VE (2005a) Ärztliche Seelsorge. Deuticke, Wien

Frankl VE (2005b) Der Mensch vor der Frage nach dem Sinn. Piper, München

Fromm E (1981) Märchen, Mythen, Träume. Eine Einführung in das Verständnis einer vergessenen Sprache. Rowohlt, Reinbek b. Hamburg

Gauda G (2007) Theorie und Praxis des therapeutischen Puppenspiels. Books on Demand, Norderstedt

Gauda G (Hrsg) (2010) Therapeutisches Puppenspiel in der Gruppenarbeit. Books on Demand, Norderstedt

Hesley JW, Jan G (1998) Rent two films and lets talk in the morning: Using pupolar movies in psychotherapy. Wiley, New York

Kessler F, Lenk S (2006) Die Anwendung der Kinematographie auf Gemütskranke. Le Mystère de roches des kador (1912). In: Ballhausen T, Krenn G, Marinelli L (Hrsg) Psyche im Kino. Freud und der Film. Verlag Filmarchiv Austria, Wien, S 47–49

Lampropoulos GK, Kazantzis N, Deane FP (2004) Psychologists' Use of Motion Pictures in Clinical Practice. Professional Psychology: Research and Practice 35(5): 535
Wedding D, Boyd MA, Niemiec RM (2010) Movies and mental illness. Hogrefe, Göttingen
Wolz B (2005) E-motion picture magic. A movie lover`s guide to healing and Transformation. Glenbridge Publishing, Centennial, CO
Yalom ID (2007) Theorie und Praxis der Gruppenpsychotherapie. Klett-Cotta, Stuttgart

Weiterführende Literatur

Caneppele P, Balboni AL (2006) Film als Heilmittel? In: Ballhausen T, Krenn G, Marinelli L (Hrsg) Psyche im Kino. Freud und der Film. Verlag Filmarchiv Austria, Wien, S 71ff.
Doering S, Möller H (Hrsg) (2008) Frankenstein und Belle de Jour. 30 Filmcharaktere und ihre psychischen Störungen. Springer, Heidelberg New York
Teischl O (2007) Die Filmdeutung als Weg zum Selbst. Einführung in die Filmtherapie. Books on Demand, Norderstedt

Begegnung – Beziehung – Begleitung: Tiergestützte Therapie in der Psychosomatik

Doris Gilli und Romana Gilli

F. Riffer, E. Kaiser, M. Sprung, L. Streibl (Hrsg.), *Die Vielgestaltigkeit der Psychosomatik*, Psychosomatik im Zentrum, DOI 10.1007/978-3-662-54146-3_13

Im Konzept TIERAPIE® nutzen wir die jeweiligen Kompetenzen und Fähigkeiten der einzelnen Tiere und begleiten die Menschen, welche zu uns kommen, ganzheitlich. Der Fokus liegt auf Stabilisierung und Stärkung der sozialen und emotionalen Kompetenzen, der Handlungskompetenzen, des Selbstwertes und des Vertrauens. Im geschützten Rahmen in der speziell geschaffenen Atmosphäre am Hof werden im Tun mit dem Bezugspferd korrigierende Beziehungserfahrungen möglich. Es handelt sich hierbei um eine geschlossene Gruppe, die vier Patienten während ihres stationären Aufenthaltes im Psychosomatischen Zentrum Waldviertel über einen Zeitraum von sechs Wochen die Möglichkeit gibt, therapeutische Themen über das Medium Pferd aufzugreifen. Die Zuteilung zu der Gruppe erfolgt in Absprache mit der Einzeltherapeutin.

13.1 Das spezielle pferdegestützte Therapiekonzept: TIERAPIE®

Dieses Konzept beruht auf der nonverbalen Kommunikation mit dem jeweiligen persönlichen Bezugspferd. Jede/Jeder Einzelne wird in ihrem/seinem individuellen Prozess unterstützt und begleitet. Mithilfe der Pferde werden Ängste abgebaut. Vertrauen, welches meist zutiefst verletzt wurde und nun fehlt, kann neu entstehen und über das Tier wiederaufgebaut werden. Eigene Fähigkeiten und Stärken können wiederentdeckt und angenommen werden.

Ziele sind beispielsweise psychische Stabilisierung, Stärkung von Wahrnehmung, Regulation und Ausdruck eigener Bedürfnisse und Gefühle, Stärkung des Selbstwertgefühls, Aktivierung eigener Ressourcen, mehr Sicherheit im Umgang mit anderen Menschen.

In der direkten Begegnung mit den Pferden wird soziale Kontaktaufnahme möglich. Die Patienten und Patientinnen, welche meist in ihrem Alltag total zurückgezogen leben, erfahren mit dem Tier ein Angenommensein ohne Bewertung. Auf dieser Grundlage kann Vertrauen wiedergewonnen werden.

Die aktive Rolle, die der Mensch im Beziehungsaufbau mit dem Pferd einnehmen muss, kann seine Beziehungsfähigkeit schulen. Muster und Erwartungen in Bezug auf Beziehungen im Alltag werden bewusst. Besonders bei Menschen mit traumatisierenden Erfahrungen können negative Introjekte und Repräsentanzen behutsam verändert werden, sodass die Menschen wieder aktiver am Leben teilnehmen, soziale Netze vertiefen und mehr Lebensfreude entwickeln können.

Der positive Einfluss von Mensch-Tier-Interaktionen wurde bereits durch eine beeindruckende Anzahl von Studien mit unterschiedlichen Forschungsdesigns dokumentiert. So wird bei Berührung und durch Körperkontakt in vertrauensvollen Beziehungen das Hormon Oxytocin freigesetzt. Dies führt zur Entspannung, stärkt soziale Interaktionen, erhöht das Vertrauen, reduziert Angst, senkt den Kortisolspiegel und den Blutdruck (Julius et al. 2014).

Bei den TIERAPIE®-Interventionen geht es um Klarheit und Eindeutigkeit im Ausdruck – in Gestik und Mimik, um ein Sich-Aufrichten, Sich-Ausrichten. Dies sind wichtige Elemente körperlichen Ausdrucks, die zu selbstbestimmtem Handeln führen. Selbstwirksamkeit und Selbstbehauptung werden unmittelbar erlebt und können so wieder mehr in das eigene Selbst integriert werden. Patientinnen und Patienten entdecken eigene Fähigkeiten neu, erleben sich kompetent und handelnd in einer Gruppe.

Aufgrund traumatischer Erlebnisse haben unsere Patienten Schwierigkeiten, zwischenmenschliche Kontakte herzustellen. Am Hof, im Umgang mit den Tieren, erleben sie wieder Zuwendung, Vertrauen und Freude. Menschen sind in Gegenwart eines Tieres eher bereit, eher fähig, sozial zu interagieren. Der Kontakt mit einem Tier reduziert depressive Zustände, wirkt stimmungsaufhellend, reduziert Furcht und Angst und erhöht das Vertrauen und die innerliche Ruhe (ebd.).

TIERAPIE® ist begleitete Interaktion mit Pferden in der Behandlung von komplexen Traumafolgestörungen und Persönlichkeitsstörungen. Der Fokus liegt auf Stabilisierung und Stärkung der sozialen und emotionalen Kompetenzen, der Handlungskompetenzen, des Selbstwertes und des Selbstvertrauens. Im geschützten Raum – in einer speziell geschaffenen Atmosphäre am Hof – werden im Tun mit dem Bezugstier korrigierende Beziehungserfahrungen möglich.

13.2 Modellprojekt TIERAPIE® im Psychosomatischen Zentrum Waldviertel – Klinik Eggenburg

In den letzten Jahren wurde Tiergestützte Therapie zu einem immer stärker werdenden Thema bei der Behandlung von unterschiedlichen Krankheiten und Störungen, vor allem auch im Bereich der psychischen Störungen und Belastungsreaktionen. Sie wird verstärkt in Behandlungsplänen von Kliniken implementiert, so auch im Psychosomatischen Zentrum Waldviertel.

Menschen mit Persönlichkeitsstörungen, komplexen Traumatisierungen und Posttraumatischen Belastungsstörungen kommen im Rahmen ihres stationären Aufenthaltes im Psychosomatischen Zentrum Waldviertel – Klinik Eggenburg in einer geschlossenen Gruppe von vier Personen auf den TIERAPIE®-Hof.

Annäherung, Kontakt und Beziehungsaufbau mit einem persönlichen Bezugspferd bilden die Grundlage in diesem speziellen tiergestützten Setting.

13.2.1 Pferdegestützte Therapie als Bestandteil einer multimodalen Therapie

Die Tiergestützte Therapie ist fixer Bestandteil der Therapiepläne der unterschiedlichen Stationen und Abteilungen des Psychosomatischen Zentrum Waldviertel – Klinik Eggenburg. Die Integration in den laufenden Betrieb und „eingebunden zu sein" ins interdisziplinäre Team, mit Feedback bezüglich des Fortgangs der Tiergestützten Maßnahme, der Modifikation von Zielen, der Klärung der Auswirkung für den Patienten usw., sind sehr wichtige Bestandteile in der Zusammenarbeit mit der Institution.

Die Patienten kommen während des stationären Aufenthaltes in der Klinik zweimal in der Woche für zwei Stunden zu uns ins TIERAPIE®-Zentrum am Hof in Eggenburg. Die Abstände zwischen den Einheiten werden möglichst gering gehalten. Die Begleitung von Prozessen mit Unterstützung der Pferde bietet einen geschützten Rahmen, in dem die Menschen über das unmittelbare Erleben vielseitig lernen, Erfahrungen sammeln und sich wohlfühlen können.

Durch gezielte angeleitete Interaktionen und Übungen und deren Reflexion werden ein Erkennen von Verhaltensmustern und damit eine Modifizierung des Verhaltens des Menschen möglich. Dies bietet die Chance, Sichtweisen zu verändern und verschüttete Potenziale und Ressourcen wiederzuentdecken. Menschen, die aufgrund traumatischer Erlebnisse oft Schwierigkeiten haben, zwischenmenschliche Kontakte herzustellen, erleben am Hof im Umgang mit den Tieren wieder Zuwendung, Vertrauen und Freude.

▪ Ein Fallbeispiel: Begegnung mit dem Pferd Neo

Neo ist ein warmherziges Pferd, sehr verschmust, genießt es, gebürstet und gekrault zu werden. Außerdem ist Neo sehr intelligent, sorglos, selbstsicher, neugierig und verspielt. In seinen Handlungsweisen ist er oft eigenwillig und sehr futterorientiert. Im Umgang zeigt er introvertiertes

Verhalten und benötigt gute Unterstützung und Durchsetzungsvermögen. Er hat wenig Bewegungsdrang und reagiert eher bedächtig.

Die Patientin leidet unter starken Stimmungsschwankungen, vermeidet Blickkontakt, ist sehr angespannt und unruhig. Sie erlebt starke innere Spannungszustände. Dahinter liegen Gefühle großer Angst, Verzweiflung, Hilflosigkeit.

Wir befinden uns auf der Weide in der freien Begegnung mit dem Pferd. Die junge Frau bleibt stehen, spricht das Pferd an, beugt sich vor und versucht, es auf sich aufmerksam zu machen. Das Pferd bleibt stehen, wendet seinen Blick der Klientin zu, kommt einen Schritt näher und beschnuppert ihre ausgestreckten Hände.

„Das Pferd ist interessiert, mit mir Kontakt aufzunehmen!“

Die Frau verspürt Freude, Überraschung und trägt ein unübersehbares Lächeln im Gesicht. Sie steht nun neben dem Pferd, streckt die Hand aus, um es seitlich zu berühren und über das Fell zu streichen.

Das Pferd nimmt die Klientin wahr, dreht die Ohren in ihre Richtung, es schenkt ihr die Aufmerksamkeit, verweilt und läuft nicht weg.

„Das Pferd läuft nicht weg – es hat zu mir Vertrauen! Es will mit mir Kontakt haben.“

Sichtbare Freude sowie körperliche und seelische Entspannung der Teilnehmerin folgen.

„Neo mag mich, er nimmt mich so an, wie ich bin.“

Dies ist der Beginn eines Entwicklungsprozesses, welcher mit der langsamen Loslösung von Ich-bezogenen Zweifeln und Ängsten einhergeht und zu mehr Zutrauen in sich selbst und in eigene Handlungen führt.

In der Begegnung mit dem Tier erfährt die Patientin ein Angenommensein ohne Bewertung, und es besteht die Gelegenheit, nahen Körperkontakt zuzulassen.

13.3 Bedeutung der Tiere im TIERAPIE®-Kontext

Patienten verbinden sehr viele positive Erinnerungen mit Tieren. Viele Menschen, die zu uns kommen, erwähnen, dass oftmals ein Tier die einzige „Bezugsperson“ war: „Eine Katze, die mich getröstet hat, ein Hund, der mich dazu bringt, aus dem Bett zu steigen, der sehnlichste Kinderwunsch, einmal auf einem Pferd zu sitzen, oder ein Kaninchen, welchem ich all meine Probleme erzählen konnte.“

TIERAPIE® baut auf diese früh erlebten und prägenden Erfahrungen auf. Natürlich kommen zu uns auch Patienten mit großen Ängsten und Befürchtungen. Gerade diese haben die Möglichkeit, korrigierende Erfahrungen zu erleben.

Bedürfnisse, Gefühle und Affekte steuern unser individuelles und soziales Verhalten. Unsere Fähigkeit, diese wahrzunehmen, zu differenzieren und mit Emotionen umzugehen, wird in unserer lebensgeschichtlichen Entwicklung sehr früh, durch sichere oder unsichere Bindungsbeziehungen, zugrunde gelegt. Wir erlernen neben dem Gefühl der inneren Übereinstimmung (Stimmigkeit, Passung, Authentizität) die Fähigkeit zu sozialen Beziehungen, zu Integration und Reflexion.

Besonders Pferde üben durch ihre natürliche Anmut, Größe, Sanftheit, Kraft, Schnelligkeit einen besonderen Reiz auf Menschen aus. Die Fähigkeit des Pferdes, zu synchronisieren, welche bei Hunden beispielsweise nicht festgestellt wurde, bietet in der Behandlung besondere Möglichkeiten. Vor allem die nonverbale Qualität ist hervorzuheben, welche bei Tieren und speziell bei Pferden zum Tragen kommt. Um sich mit Pferden zu verständigen, bedarf es einer eigenen Sprache, der Körpersprache.

> In der Mensch-Pferd-Beziehung ist der Körper die Grundlage, von der ein System der Kommunikation wachsen kann. Wie Shapiros (1990) Idee der „kinästhetischen Empathie" ist die Kommunikation zwischen Menschen und Pferden eine verkörperte Erfahrung. (Brandt 2005, S. 301; Übs. v. D. Gilli)

Ohne in Kontakt zu treten sind kein Austausch, keine Interaktion, kein menschliches Miteinander möglich:

> Kontakt hat also etwas mit leiblicher Nähe, Berührung und Abgrenzung zu tun. Unsere Nah-Sinne (vor allem die Haut) vermitteln einen unmittelbareren Kontakt als die Fern-Sinne (Sehen, Hören). (…) Im Kontakt werden Nähe und Distanz ununterbrochen und bis in feinste Feinheiten geregelt. (Rahm et al. 1993, S. 167)

Die Begegnung mit dem Pferd wird als sehr intensiver Kontakt beschrieben. Der Patient, die Patientin fühlt sich in seinem, in ihrem Wesen erlebt und/oder verstanden, auf einer tiefen Ebene verstanden. Diese Begegnungen mit dem Pferd variieren in Intensität und Dichte.

Im Beziehungsaufbau mit dem Pferd kann der Mensch im gemeinsamen Realitätsbezug, im gemeinsamen Erleben die Fähigkeit zu Abgrenzung und Berührung ebenso wie Einfühlungsvermögen entwickeln. Erlebnisaktivierung spielt eine bedeutende Rolle für den Weg der Förderung und Heilung von Patientinnen und Patienten.

„Animal Empathy" spielt eine wichtige Rolle, da das basale Einfühlen in leibliches Befinden und Empfinden verdeutlicht wird, wobei besonders Tiere sehr feinfühlig sind. Sie erwidern beispielsweise Zuneigung, welche mithilfe menschlichens Verstehens, Zuwendens, Erzählens und Zusammenwirkens interpretiert und so gelernt werden kann.

Menschen leben in sozialen Kollektiven und partizipieren durch Sozialisation und Enkulturation an deren mentalen Repräsentationen, die sie in Mentalisierungsprozessen, d.h. durch komplexes Lehren und Lernen ausgebildet haben: neurophysiologisches, sensomotorisches, emotionales, volitionales, kognitives, soziales Lernen (Sieper u. Petzold 2002; Lukesch u. Petzold 2011; Chudy u. Petzold 2011). Veränderung geschieht durch solches Lernen.

Literatur

Brandt K (2005) A Language of Their Own: An Interactionist Approach to Human Horse Communication. Society & Animals 12(4): 299–316

Chudy M, Petzold HG (2011) „Komplexes Lernen" und Supervision – Integrative Perspektiven. (www.FPI-Publikationen.de/materialien.) htm Supervision: Theorie–Praxis–Forschung. Eine interdisziplinäre Internet-Zeitschrift 3

Julius H, Beetz AM, Kotrschal K, Turner DC, Uvnäs-Moberg K (2014) Bindung zu Tieren. Psychologische und neurobiologische Grundlagen tiergestützter Interventionen. Hogrefe, Göttingen

Lukesch B, Petzold HG (2011) Lernen und Lehren in der Supervision–ein komplexes, kokreatives Geschehen. (www. FPI-Publikationen.de/materialien.) htm Supervision: Theorie–Praxis–Forschung. Eine interdisziplinäre Internet-Zeitschrift 5

Rahm D, Ruhe-Hollenbach H, Bosse S, Otte H (1993) Einführung in die Integrative Therapie: Grundlagen und Praxis. Junfermann, Paderborn

Sieper J, Petzold HG (2002) „Komplexes Lernen" in der Integrativen Therapie – seine neurowissenschaftlichen, psychologischen und behavioralen Dimensionen. POLYLOGE 19: 1–44

Trauma und Traumafolgestörungen

Zur Geschichte der Konzeption der Posttraumatischen Belastungsstörung

Friedrich Riffer

F. Riffer, E. Kaiser, M. Sprung, L. Streibl (Hrsg.), *Die Vielgestaltigkeit der Psychosomatik*, Psychosomatik im Zentrum, DOI 10.1007/978-3-662-54146-3_14

Berichtet wird zunächst über erste Schilderungen von Traumafolgesymptomen in der Literatur. Anschließend werden die ersten Konzeptionen zur Ätiologie von Traumafolgesymptomen, ab der zweiten Hälfte des 18. Jahrhunderts, dargestellt. Besonderes Augenmerk wird dabei auf die Entwicklung von zunächst somatischen hin zu psychologischen Erklärungsmodellen gelegt. Dabei werden die Konzepte der traumatischen Neurose bzw. der traumatischen Hysterie näher erläutert. Anhand der Diskussion um Krankheitssimulation bzw. der Frage, ob Traumafolgesymptome eine eigenständige Krankheit darstellen, wird die sozialpolitische Dimension dieser Fragestellung besprochen. Nach einem Blick auf die Bedeutung der beiden Weltkriege im Hinblick auf konzeptionelle Fragestellungen wenden wir uns den Konzepten der Diagnostik in den Manualen der American Association of Psychiatry und der WHO zu. Näher eingegangen wird dabei auf die Neuerungen. Abschließend werden aktuelle Diskussionen zur Konzeptbildung besprochen.

14.1 Geschichte der Konzeption der Posttraumatischen Belastungsstörung

Der hier vorgenommene vertiefte Blick auf jene Entwicklungen der Medizin, insbesondere der Psychiatrie, die mehr oder weniger Einfluss auf die heutigen diagnostischen Konzepte der Psychiatrie zum Krankheitsbild der Posttraumatischen Belastungsstörung genommen haben, soll hilfreich für das Verständnis und den Diskurs darüber sein.

14.1.1 Erste Schilderungen von Traumafolgesymptomen

Die ersten Schilderungen von Traumafolgesymptomen finden wir in der Literatur. Eine beeindruckende Darstellung ist im vor ca. 4.500 Jahren im babylonischen Raum entstandenen *Gilgamesch*-Epos zu lesen. Zur Bändigung des despotischen Führungsstils von Gilgamesch, dem König von Uruk, schafft die Göttin Istar aus Lehm Enkidu, der Freund und später Bruder von Gilgamesch wird. Das Epos erzählt von ihren gemeinsam vollbrachten Heldentaten und der Suche nach der Unsterblichkeit. Nachdem sie den Himmelsstier, der von den Göttern zu ihrer Bestrafung ausgesandt worden war, töteten, sendeten die Götter Krankheit, um die Aufrührer zu bestrafen. Auch Enkidu stirbt dadurch. Gilgamesch äußert sich zum Tod seines Freundes und Bruders u.a. wie folgt: „Ich war erschreckt von seinem Anblick, ich begann den Tod zu fürchten, und durchstreifte die Wälder". Nach dem akuten Stressor (dem Tod seines Freundes Enkidu) kommt es offensichtlich zu einer kognitiv emotionalen Dysbalance („ich *begann* den Tod zu fürchten") mit Hyperarousal und dysfunktionalem Verhalten („und durchstreifte die Wälder").

Auch in der *Ilias* und der Bibel finden sich Schilderungen von Traumafolgesymptomen. In der Neuzeit finden wir solche zunächst in den Tragödien Shakespeares – beispielsweise in „Macbeth". Der König kann den an seinem vermeintlichen Widersacher von ihm verübten Mord weder gedanklich noch emotional verarbeiten. Auch hier zeigt sich anschaulich das Hyperarousal („er ist unruhig, getrieben"), es kommt zu Intrusionen und sogar zu einer psychotischen Entwicklung.

Über das große Feuer von London im Jahr 1666 berichtet Samuel Pepys, Staatssekretär im englischen Marineamt, in seinen Tagebüchern. Auch hier finden wir Passagen über Traumafolgesymptome. R.J. Daly berichtet darüber im British Journal of Psychiatry (1983; 64–68).

In Amerika beschreibt der mit 28 Jahren an Tuberkulose verstorbene junge Schriftsteller Stephen Crane in seinem Werk 1895 erschienenen Werk „The Red Badge of Courage" über seinen Hauptprotagonisten eine Reihe von Angstsymptomen, an denen dieser als Folge des Bürgerkrieges litt.

wurden durch die zunehmenden Erkenntnisse über die Reflexe Hypothesen einer geteilten Seele (Gehirn/Rückenmark) generiert bzw. verstärkt.

Gemeinsam ist obigen Konzepten die Annahme von somatischen Befunden (beispielsweise anatomische Veränderungen an den Nervenzellfortsätzen) nach mechanischen Traumen,. Die psychische Komponente findet sich dabei in der pathogenetischen Entwicklung, aber auch bereits ursächlich.

Noch klarer heben der Begriff des „soldier's heart", er wurde vom amerikanischen Militärarzt Da Costa (Da-Costa-Syndrom) aufgrund von Beobachtungen im amerikanischen Bürgerkrieg geprägt (es handelte sich dabei um „herzneurotische" Symptome im Zusammenhang mit der Traumatisierung durch den Krieg), und der vom englischen Chirurgen Page 1885 geprägte Begriff der „Schreckneurose", die er sogar zu den „purley psychical causes" zählte (Page u. Placzek 1892), die psychische Genese traumatischer Symptome hervor.

14.3.1 Traumatische Neurose, traumatische Hysterie

Der französische Neurologe und Pathologe Jean-Marie Charcot (1825–1893) (Freud studierte ab 1885 bei ihm und begann sich dadurch für Neurosen zu interessieren) prägte den Begriff „traumatische Hysterie". Neben der genauen Beobachtung und psychopathologischen Beschreibung der Hysterie versuchte er mittels Hypnose eine organische Ursache der Hysterie zu beweisen. Er beschrieb eine bis zu sechsmonatige Latenz zwischen traumatischen Ereignissen und dem Auftreten von hysterischen Symptomen und stellte fest, dass die traumatische Hysterie auch bei Männern vorkam. Als Beweis für eine traumatische Form der Hysterie sah er die Möglichkeit des Aufhebens bzw. Hervorrufens der hysterischen Symptome, die nach Eisenbahnunglück entstanden, durch Hypnose. Fälschlicherweise sah er die Hypnotisierbarkeit als Beweis der Erkrankung.

Der deutsche Neurologe Hermann Oppenheim (1857–1919) prägte den Begriff „traumatische Neurose". Er sah diese – in Abgrenzung zu Charcot – als eigenständige Erkrankung nach traumatischen Ereignissen, wobei er der Psyche durch den emotionalen Schock eine starke Beteiligung zuschrieb (vgl. Huber 2007). Die Suche nach neuropathologischen Befunden, auf Basis einer mechanistisch-funktionellen Genese, blieb allerdings vergeblich. Sein Konzept der traumatischen Neurose war sehr umstritten. Am 10. Berliner Ärztekongress 1890, entbrannte eine heftige Diskussion zu Fragen ob es sich um eine eigenständige Diagnose handle, einer möglichen Prädisposition und der Thematik der Simulation. Während des ersten Weltkriegs, in dem er ein Lazarett für Kriegsopfer leitete, wandte er seine Theorie der traumatischen Neurose auf die Kriegszitterer an, und beschrieb die Symptomatik als Folge der traumatischen Ereignisse. Im selben Jahr des Erscheinens seines Werkes „Die traumatischen Neurosen" (1889), wurde diese in Deutschland von der Unfallversicherung als entschädigungspflichtige Diagnose anerkannt.

14.3.2 Psychologische Wende

Pierre Janet und Sigmund Freud beschäftigten sich intensiv mit der Dissoziation. Diese spielt in der aktuellen Diskussion im Hinblick auf die Risikobeurteilung der Entwicklung einer PTBS wieder eine starke Rolle. Der französische Philosoph und Psychiater Pierre Janet (1859–1947) arbeitete mehrere Jahre bei Charcot an der Salpêtière und verfasste dort auch eine Theorie zur Hysterie. Ab 1895 lehrte er experimentelle und vergleichende Psychologie am College de France, ab 1902 bis 1934 hatte er dort eine Professur inne. In seiner Doktorarbeit „L'Automatisme psychologique" unterschied er erstmals zwischen Unterbewusstsein und Bewusstsein. Er führte aus,

14.2 Anmerkungen zur Medizin und Psychiatrie im 18./19. Jahrhundert

Die Medizin beginnt sich erst im 19. Jahrhundert eingehender mit dem Thema Trauma auseinanderzusetzen. Bis dahin fehlte die Beschäftigung mit der Psyche generell. Erst als die Psychiatrie im 18./19. Jahrhundert akademisch wurde, nahm sie sich wissenschaftlich der Psyche an. Vorher hatte die Priesterschaft gleichsam ein diesbezügliches Monopol. Die Psyche unterscheidet ja den Menschen vom Tier und macht ihn dadurch – wenn man der christlichen Tradition folgt – zum Ebenbild Gottes. Es war daher nur konsequent, wenn das Psychische damit in die „Hoheit" der Religion fiel (vgl. Friedmann et al. 2004).

In der Mitte des 19. Jahrhunderts übten drei Männer großen Einfluss auf die Entwicklung der Psychiatrie aus. **Emil Kraepelin**, ein deutscher Psychiater, der die biologische Psychiatrie nachhaltig beeinflusste. Er entwickelte u.a. maßgeblich die empirisch orientierte Psychopathologie. Seine Einteilung der Psychosen in Dementia praecox und manisch-depressives Irresein hat im Wesentlichen bis heute Gültigkeit. Der französische Soziologe und Ethnolge **Émile Durkheim**. Er wurde mit seiner berühmten Selbsttötungsstudie zum Vorbild der empirischen Sozialforschung. Im Hinblick auf das Trauma war der wichtigste von den dreien jedoch unbestritten **Sigmund Freud**. Er leistete wesentliche konzeptionelle Beiträge zum Verständnis von Trauma, möglichen psychischen Folgen und deren Behandlung (vgl. Friedmann et al. 2004).

14.3 Erklärungsmodelle für Traumafolgesymptome – eine Entwicklung von somatischer zu psychischer Genese

In der zweiten Hälfte des 19. Jahrhunderts kam es durch die sich häufenden Eisenbahnunglücke zu ersten Hypothesen und Theorienbildungen zur Genese posttraumatischer Symptome. Der Londoner Chirurg John Eric Erichsen gilt irrtümlich als Schöpfer des Begriffs „railway spine". Er verschriftlichte ihn in seinem Werk „Railway and other injuries of the nervous system" erstmals, lehnte ihn aber ab; er sprach vielmehr von „concussion", der Rückenmarkserschütterung. Damit meinte Erichsen eine mechanische Verletzung der Wirbelsäule, die zu einem entzündlichen Prozess (für den er ursächlich aber auch die Psyche mit verantwortlich machte), aber auch bis zu vollkommener Degeneration des Rückenmarks führen kann. Entsprechend entwickeln sich nach Latenz spinale Symptome (besonders Rückenschmerzen), motorische und sensible Störungen im Bereich der Extremitäten, Pulsunregelmäßigkeiten, Verstopfung, Störungen im Bereich des Urogenitaltraktes und Zeichen einer zerebralen Mitbeteiligungung: Kopfweh, Gedächtnis- und Denkstörungen, Störungen der Sinnesorgane. Diese Publikation Erichsens gilt als Beginn der Geschichte der traumatischen Neurose (Fischer-Homberger 1970).

Wir finden den Einbezug des Psychischen schon bei Erichsen selbst: „Die unmittelbare *Wirkung der Angst* in solchen Fällen ist akute oder chronische Entzündung; und wir haben beobachtet, dass diese sich sogar nach kaum beachteten geringen Unfällen entwickelt hat." Auch in der zweiten Fassung seines Werks (Titel: „On concussion of the spine nervous shock and other obscure injuries of the nervous system") hebt Erichsen stark „die schweren seelischen Momente, den Schrecken, die Angst und Furcht, die gerade Eisenbahnunfälle begleiten", als wichtig für die Entstehung der schweren Erkrankungen nach solchen Unfällen hervor.

Bei der Spinalirritation, eine der „railway spine" in ihrer Konzeption verwandte Störung, die eine Neukonzeption der Hypochondrie darstellte (vgl. Fischer-Homberger 1970,1975), findet sich dieser Bezug zum Psychischen genauso wie in dem in den 80ern des 19. Jahrhunderts von Putman and Walton beschriebenen Konzept des „railway brain". Es sei darauf hingewiesen, dass um diese Zeit auch die Assoziation von Seele und Rückenmark durchaus geläufig war. Beispielsweise

dass Traumen zu hysterischen Reaktionen und Dissoziation führen können. Das Verständnis für Dissoziation, ein wesentlicher Begriff der Psychotraumatologie, geht auf ihn zurück. Freud, Adler, Jung, aber auch Eugen Bleuler und andere wurden durch ihn nachhaltig beeinflusst (Ellenberger 2011). Er kann getrost als Vater der dynamischen Psychiatrie bezeichnet werden.

Sigmund Freud (1956–1939), in Mähren geboren, in Alter von 3 Jahren nach Wien gekommen und nach der Emigration nach London 1939 dort verstorben, hat mit der Psychoanalyse ein epochales Werk geschaffen. Seine Erkenntnisse haben in weiten Teilen bis heute Gültigkeit und sind Grundlage unzähliger Weiterentwicklungen. 1885 war er bei Charcot an der Salpêtière, erlebte dessen Arbeit mit hysterischen Patienten, Hypnose und Suggestion. Nachdem er 1889 bei Bernheim war, wandte er sich von den Theorien Charcots ab. (Er übersetzte Bernheims Buch über die Suggestion.) Er entwickelte dann in Abwendung von der Hypnose (deren Begrenztheit in der Behandlung ihm bei Bernheim bewusst wurde) die Form der freien Assoziation, um zum Unbewussten der Betroffenen vorzudringen.

1893 veröffentlichte er gemeinsam mit Breuer – den er dazu drängte – die vorläufigen Mitteilungen, da Janet ihre Ergebnisse, nämlich die Zurückführung hysterischer Symptome auf Lebenseindrücke und deren Aufhebung durch hypnotische Reproduktion, quasi schon vorweggenommen hatte. 1895 folgten die „Studien über die Hysterie". War zu diesem Zeitpunkt die Verführungstheorie zentrale Überlegung, legte Freud ab 1897 (auch unter dem gesellschaftlichen Einfluss) den Schwerpunkt auf die Triebschicksale. Sowohl in den Überlegungen Janets und Freuds war damit die „psychologische Wende", die Erklärung der klinischen Bilder über psychische Genese, vollzogen.

14.4 Das 20. Jahrhundert

Die Entwicklungen im 20. Jahrhundert waren zunächst stark durch die beiden Weltkriege beeinflusst. Im Mittelpunkt standen dabei die kontroversen Auffassungen über die Genese psychischer Symptome bei Kriegstraumatisierten.

14.4.1 Erster Weltkrieg und die Zwischenkriegszeit

Im angelsächsischen Raum galten psychische Symptome als Kriegsfolgen und wurden entschädigungsrechtlich anerkannt. Der britische Psychologe Myers, im Krieg als Sanitätsoffizier tätig, prägte während des Ersten Weltkriegs den Begriff „shell shock", den er dann erst 1940 ausführlich beschrieb (vgl. Myers 2012).

In Deutschland und Österreich wurden die Betroffenen überwiegend als Simulanten gesehen und erhielten damit auch keine Entschädigungen. In Wien wurde Sigmund Freud von der staatlichen Kommission, die Pflichtverletzungen militärischer Organe im Krieg zu untersuchen hatte (der bis zu diesem Zeitpunkt auch Wagner Jauregg angehörte), im Herbst 1919 mit einem Gutachten über Wagner Jauregg, Nobelpreisträger und profiliertester Vertreter der klassischen Wiener Schule der Psychiatrie, beauftragt. In diesem zeigte Freud sich gegenüber der „elektrischen Heilmethode" sehr reserviert, ließ aber keinen Zweifel an der persönlichen und fachlichen Integrität Wagner Jaureggs, der vollständig rehabilitiert wurde. Die Verhandlung brachte jedoch den Richtungsstreit zwischen biologischer und psychodynamisch orientierter Psychiatrie innerhalb der Wiener Schule klar zum Ausdruck (Eissler 2006).

Der ungarische Psychoanalytiker Sandor Ferenci, Analysand und Schüler Freuds, hat die Grundlage für die moderne Psychotraumatologie gelegt. Er stellte die Triebwirkungen ganz zurück, zugunsten der Einwirkung der Erwachsenen auf das sich entwickelnde Kind. Er sieht das Trauma immer objektbeziehungstheoretisch, immer über Beziehungen. Ferenci formulierte neben Anna Freud den Abwehrmechanismus der „Identifikation mit dem Aggressor". Es handelt sich in seiner Theorie um einen lebenswichtigen Vorgang, der entsprechend elementar die Identität des Opfers verändert. Nur so kann der Täter (oft der Vater) auch „gut" bleiben, als liebender Vater erlebt werden, während das „Böse", die Schuld des Täters, vom Kind aufgenommen wird und dort fortan Schuldgefühle erzeugend und selbstwerterniedrigend wirkt. Ferenci und Freud unterscheiden noch nicht zwischen Identifikation und Introjektion. Heute geht man davon aus, dass die Gewalt als aktive Abwehrleistung des Opfers introjiziert wird und gleichsam von innen, wie ein Tumor oder Virus, destruktiv weiterwirkt (vgl. Hirsch 2001).

Abraham Kardiner, ebenfalls Psychoanalytiker, arbeitete in den 20er- und frühen 30er-Jahren in New York mit Kriegsveteranen und beschrieb etliche Symptome, die in die Definition der „Posttraumatic stress disorder" im DSM-III 1980 aufgenommen wurden. Er beschrieb Trauma als Reaktion mit permanent veränderter Anpassungsfähigkeit an die Umwelt und prägte auch den Begriff der Physioneurose für die chronische Beeinträchtigung nach einem Trauma (Huber 2007). Er kombinierte die Hypnosetherapie, die oft nicht ausreichte, um Besserung zu erzielen, mit der talking cure, die er ja selbst in den Jahren 1921/22 bei Freud in Wien machte.

Der Psychoanalytiker G. Niederland, ein deutscher Jude, der 1934 fliehen musste und über Umwege in die USA kam, beschrieb detailliert die vielfältige Symptomatik nach einem KZ-Aufenthalt. Er erkannte, dass die klassischen psychiatrischen Methoden in der Behandlung nicht reichten, und ließ seine Patienten malen und zeichnen, um einen Ausdruck für das Unausdrückbare zu finden. Von ihm wurde auch der Begriff des Überlebenden-Syndroms (Survivor Guilt Syndrom) geprägt (vgl. Niederland 1980). Als Gutachter ermöglichte er hunderten Menschen durch vorher von deutschen und amerikanischen Kollegen bestrittenen Folgen der Kriegstraumatisierung entsprechende Befunde eine bescheidene finanzielle Wiedergutmachung.

14.4.2 Die Zeit nach dem Zweiten Weltkrieg

Die ersten Arbeiten über schwer traumatisierte Menschen, die in Konzentrationslagern gefangen gewesen waren, erschienen 1946 und 1948 vom französischen Psychiater Eugene Minkowski, der als Jude selbst nur knapp der Deportation entkam. Er beschrieb eine affektive Anästhesie bei überlebenden Gefangenen des Kontentrationslagers. Paul Thegesen und Knud Hermann, die zwischen 1947 und 1953 mit Gruppen von deportierten Menschen gearbeitet hatten, fassten ihre Befunde als KZ-Syndrom zusammen. Insbesondere ab den 60er-Jahren erschienen dann vermehrt Arbeiten zur Entstehung der Folgen von Traumatisierungen. Venzlaff, Matoussek, Baastians und andere sind hier zu nennen.

In den USA war es der Vietnamkrieg und seine Folgen, der neben einer intensiven politischen Auseinandersetzung die Frage nach den Folgen für die betroffenen Soldaten ins Zentrum öffentlichen Interesses rückte. Bei den so genannten Rap Sessions, die ab 1970 stattfanden, trafen sich die New Yorker Psychiater Chaim Shatan und Robert J. Lifton mit Mitgliedern der Organisation Veterans against the war – mit dem Ziel psychologischer Hilfe, aber eben auch der politischen Absicht der öffentlichen Wahrnehmung der Thematik. Shatan beschrieb in seinen Veröffentlichungen das Post Vietnam Syndrome. Er und Lifton waren es auch, die den Weg für die Aufnahme der PTBS in das DSM-III initiierten.

14.4.3 DSM und ICD

1952 erschien dann die erste Ausgabe des DSM (Diagnostic and Statistic Manual) der American Psychiatric Association. Im DSM I finden wird den Begriff „Gross Stress Reaction", im DSM-II die „Transient Situational Disturbance". Wenn die Symptome allerdings über einen längeren Zeitraum verblieben, wurde eine andere zugrunde liegende psychische Störung angenommen, und diese sollte diagnostiziert werden. Erst im DSM-III wurde erstmals klar definiert, dass ein traumatisches Ereignis eine psychische Erkrankung – akut oder mit chronischem Verlauf – verursachen kann. Sie wurde als „Posttraumatic Stress Disorder" bezeichnet. Das implizit zugrunde liegende monokausale Erklärungsmodell (das Bemühen, atheoretisch zu sein, war nicht lückenlos umgesetzt) hatte weitreichende Folgen für die Gesundheitsversorgung und Rechtssprechung. Die auslösende Ursache war weit gefasst. Im Kriterium A heißt es: „The individual experienced a recognizable stressor that would evoke significant symptoms of distress by almost anyone." Die Symptome der Kriterien B bis D sind unspezifisch und kommen auch bei anderen psychischen Störungen vor.

In Deutschland wurde die amerikanische Entwicklung, d.h. das DSM-III, erstaunlich wenig diskutiert. Von der WHO wurde das Konzept 1991, auch in der Bestrebung der Angleichung der Diagnosesysteme, im Wesentlichen in das ICD-10 übernommen. Lehmacher zeigt in ihrer Arbeit, dass zwischen 1980 und 1991, also dem Jahrzehnt nach Erscheinen des DSM-III, offenbar kaum eine breitere Diskussion über das Konzept selbst stattgefunden hat. In diesem Zeitraum erschienene Arbeiten beschäftigten sich überwiegend mit speziellen Themen wie der PTBS bei HIV-infizierten Menschen, Kindesmisshandlung oder transgenerativ übertragenes Trauma von KZ-Überlebenden (vgl. Lehmacher 2013).

Im DSM-IV wurde, nicht zuletzt aufgrund der breiten klinischen Verwendung, die Definition des Traumas präzisiert und ausgeweitet. Der Bericht und die Zeugenschaft eines Ereignisses wurden in die Definition ebenso aufgenommen wie die Unterscheidung „tatsächlich" oder „drohend" im Hinblick auf Tod, schwerwiegende Krankheiten oder einer Gefahr gegen sich oder andere.

Im DSM-5 (Mai 2013) gab es wiederum einige Veränderungen zum DSM-IV. Es wurde eine neue Kategorie, die der „trauma and stressor-related disorders", geschaffen. Die PTBS, die vorher in der Kategorie der Angststörungen war, bildet gemeinsam mit der „acute stress disorder", den „adjustment disorders", der „reactive attachment disorder" und der „disinhibited social engagement disorder" diese Kategorie.

Statt drei (im DSM-IV) sind nunmehr fünf Symptomcluster angeführt. Das DSM-IV-Kriterium "avoidance and numbing" wurde geteilt in "avoidance" und "negative alterations in cognitions and mood". Das Kriterium A 2, das subjektive Erleben von Furcht, Hilflosigkeit und Entsetzen, wurde wegen mangelnder Evidenz gestrichen. Zwei klinische Subtypen, mit dissoziativen Symptomen (Derealisation, Depersonlisation) bzw. mit verzögertem Beginn, wurden geschaffen. Für Kinder unter 6 Jahren wurden getrennte Diagnosekriterien eingeführt. Die Prävalenzraten dürften sich beim DSM-5 durch die Veränderungen der Diagnostik nicht wesentlich verändern. Drei Veränderungen dürften für eventuell veränderte Prävalenzraten maßgeblich verantwortlich sein. Im A-1-Kriterium wurden der unerwartete Tod von Familienangehörigen oder engen Freunden durch natürliche Ursachen gestrichen. Durch die Teilung des C-Kriteriums des DSM-IV in zwei Kriterien (C, D) muss ein Vermeidungssymptom für die Diagnosestellung vorhanden sein. Und wie bereits erwähnt, wurde das A-2-Kriterium Furcht, Hilflosigkeit und Entsetzen gestrichen (vgl. Falkai u. Wittchen 2014).

Im ICD-11, das derzeit in Vorbereitung ist, wird die PTBS um die Diagnose der komplexen PTBS erweitert. Dabei muss definitionsgemäß eine lange andauernde/wiederholte schwerwiegende traumatische Situation, aus der Flucht nicht möglich ist, vorliegen, etwa KZ-Haft, Folter oder sexueller Kindesmissbrauch. Es soll, zumindest teilweise, einem dimensionalen Ansatz verpflichtet sein und Beeinträchtigungen in den Dimensionen Emotionsregulation, Selbstkonzept und Beziehungsgestaltung definieren. Bisherige Daten zeigen eine geringere Prävalenz und auch geringere Komorbiditäten als nach den DSM-5-Kriterien.

14.5 Derzeitige Diskussion, weiterführende Entwicklungen

Aus dem Ausgeführten geht hervor, dass in der WHO und der APA auch künftig aufgrund unterschiedlicher Konzeptionen unterschiedliche Diagnosekriterien vorliegen. Dies hat vor allem für Forschungsfragen Relevanz. Für diese wird wegen der stärkeren Operationalisierung überwiegend das DSM herangezogen. Es besteht dadurch jedoch ein Kontrast zum klinischen Bild nach ICD-11.

Diskutiert wird weiterhin die Definition des Traumas, es bleiben viele offene Fragen hinsichtlich Ein- bzw. Ausschlusskriterien. Unklar ist auch die Relevanz des Konzeptes der komplexen PTBS, im DSM-5 konnten sich die Experten nicht für die Aufnahme in das Statistische Manual entscheiden. Forschungsbedarf besteht auch in der Frage zur Abgrenzung gegenüber der Borderline-Persönlichkeitsstörung und der Frage nach Berücksichtigung kulturell bedingter Unterschiede, beispielsweise in der klinischen Ausprägung, oder kultursensibler Interventionen (Kostoula 2011). Die Frage nach dem Umgang mit der Diagnose in der klinischen Praxis – sie wird häufig gestellt, obwohl die Kriterien der gültigen Manuale nicht erfüllt werden – ist ebenfalls noch zu diskutieren.

Nicht zuletzt trägt sicherlich auch das vielfältige öffentliche Interesse an der Thematik – von der Entstehung der Störung, über die Behandlungsmöglichkeiten bis hin zu juristischen und entschädigungsrechtlichen Fragen – zur weiteren Entwicklung der diesbezüglichen Forschung und somit auch der Konzeptbildungen zur Genese bei.

Literatur

Crane S (1895) The Red Badge of Courage. Appleton & Company, New York

Daly RJ (1983) Samuel Pepys and post-traumatic stress disorder. The British Journal of Psychiatry 143(1): 64–68

Eissler KR (2006) Freud und Wagner-Jauregg vor der Kommission zur Erhebung militärischer Pflichtverletzungen. Löcker, Wien

Ellenberger HF (2011) Die Entdeckung des Unbewussten. Geschichte und Entwicklung der dynamischen Psychiatrie von den Anfängen bis zu Janet, Freud, Adler und Jung. Diogenes, Zürich

Erichsen JE (1867) Railway and other injuries oft the nervous system. Henry C. Lea, Philadelphia

Erichsen JE (1875) On concussion oft he spine nervous shock an other obscure injuries of the nervous system. Longmans, Green, and Company, London New York

Falkai P, Wittchen HU (Hrsg) (2014) Diagnostisches und Statistisches Manual Psychischer Störungen DSM-5: Deutsche Übersetzung. Hogrefe, Göttingen

Fischer-Homberger E (1970) Railway spine and traumatic neuroses – the psyche and the spinal cord. Gesnerus 27(1–2): 96–111

Fischer-Homberger E (1975) Die traumatische Neurose. Vom somatischen zum sozialen Leiden. Huber, Bern

Friedmann A, Hofmann P, Lueger-Schuster B, Steinbauer M, Vyssoki D (Hrsg) (2004) Psychotrauma: Die Posttraumatische Belastungsstörung. Springer, Wien New York

Herman J (2006) Die Narben der Gewalt Traumatische Erfahrungen verstehen und überwinden, 2. Aufl. Junfermann, Paderborn

Hirsch M (2001) Außen und Innen. Traumatische Realität und psychische Struktur. Die Bedeutung Ferenczis für Objektbeziehungstherorie und Psychotraumatologie. In: Klöpper M, Lindner R (Hrsg) Destruktivität – Wurzeln und Gesichter. Vandenhoeck & Ruprecht, Göttingen, S 59–82

Hirsch M (2012) Schuld und Schuldgefühl. Vandenhoeck & Ruprecht, Göttingen

Huber M (2007) Trauma und die Folgen Trauma und Traumabehandlung. Teil 1, 3. Aufl. Junfermann, Paderborn

Kostoula O (2011) Trauma und posttraumatische Belastungsstörung unter kulturtheoretischer Betrachtung. Journal für Psychologie 19(3)

Lehmacher K (2013) Trauma-Konzepte im historischen Wandel: Ein Beitrag zur Rezeptionsgeschichte der Posttraumatic-Stress Disorder in Deutschland (1980–1991). Doctoral dissertation, Universitäts-und Landesbibliothek Bonn

Lifton R (1968) Death in Life. Survivors of Hiroshima. Random House, New York, NY

Myers CS (2012) Shell shock in France, 1914–1918: Based on a war diary. Cambridge University Press, Cambridge

Niederland WG (1980) Folgen der Verfolgung. Das Überlebenden-Syndrom, Seelenmord. Suhrkamp, Frankfurt a.M.

Oppenheim H (1889) Die traumatischen Neurosen. Europäischer Hochschulverlag, Bremen

Page HW, Placzek S (1892) Eisenbahn-Verletzungen in forensischer und Klinischer Praxis. S. Karger, Berlin

Traumafolgestörungen: Erkennen, Benennen, Einordnen

Elmar Kaiser

F. Riffer, E. Kaiser, M. Sprung, L. Streibl (Hrsg.), *Die Vielgestaltigkeit der Psychosomatik*, Psychosomatik im Zentrum, DOI 10.1007/978-3-662-54146-3_15

Die Symptomatik der Posttraumatischen Belastungsstörung (PTBS) kann sich vielfältig präsentieren. Neben einer Variation der quantitativen Ausprägung (Symptomintensität) ist insbesondere eine große Bandbreite an qualitativ unterschiedlichen Symptomen zu beobachten. Gerade für eine zuverlässige und valide Diagnosestellung und damit die Einleitung einer adäquaten traumaspezifischen Therapie ist jedoch deren genaue Kenntnis, Beschreibung und Einordnung essenziell. Ziel der nachfolgenden Ausführungen ist zum einen eine Darstellung der inhaltlichen Überschneidung bzw. Abgrenzung der PTBS von verwandten Störungsbildern, zum anderen die Entwicklung eines tiefergehenden Verständnisses für die Komplexität PTBS-assoziierter Symptome. Schließlich soll anhand eines neueren Klassifikationsmodells von Traumafolgestörungen eine optimierte Grundlage für die diagnostische Einordnung komplexerer Störungsbilder vorgestellt werden.

15.1 Definition der PTBS

Gut etabliert und im klinischen Alltag gebräuchlich sind die Diagnosekriterien der PTBS nach ICD-10 (Dilling u. Freyberger 2006) bzw. der Posttraumatic Stress Disorder (PTSD) nach DSM-IV (Saß et al. 2003). Dabei entspricht der Begriff „Posttraumatische Belastungsstörung" in der ICD-10 im Wesentlichen dem Begriff „Posttraumatic Stress Disorder" im DSM-IV (Dilling u. Freyberger 2006). Die deutschsprachige „S-3 Leitlinie Posttraumatische Belastungsstörung ICD-10 F43.1" (Flatten et al. 2011, S. 203) charakterisiert die PTBS als „eine mögliche Folgereaktion eines oder mehrerer traumatischer Ereignisse, die an der eigenen Person, aber auch an fremden Personen erlebt werden können. In vielen Fällen kommt es zum Gefühl von Hilflosigkeit und durch das traumatische Erleben zu einer Erschütterung des Selbst- und Weltverständnisses."

15.2 Beispiele für traumatisierende Ereignisse

Das unmittelbare Erleben von körperlicher bzw. sexualisierter Gewalt kann in der Entstehungsgeschichte einer PTBS meist als häufigster auslösender Faktor identifiziert werden (Flatten et al. 2011). Situationen, die als kausaler Auslöser für die Entwicklung einer späteren Traumafolgestörung gelten, sind beispielsweise gewalttätige Angriffe auf die eigene Person, Geiselnahme oder Entführung, Vergewaltigung, Unfallereignis, Terroranschlag, Krieg, Kriegsgefangenschaft, politische Haft oder Folter. Durch die Natur oder durch Menschen verursachte Katastrophen können gleichermaßen zu Traumafolgestörungen führen, wobei „man-made disasters", also durch Menschen hervorgerufene oder herbeigeführte Schädigungen, in der Regel zu schwerwiegenderen Folgesymptomen führen (Brewin et al. 2000).

15.3 Klinische Präsentation der PTBS am Beispiel häufiger psychopathologischer Symptome

Bereits vor der 1980 erfolgten Einführung der Diagnose PTBS bzw. PTSD in das diagnostische Klassifikationssystem DSM-III, aktuell DSM-IV (Lantkafel 2000; Maercker 2003a; Saß et al. 2003), finden sich in verschiedenen literarischen Darstellungen sowie in Kriegsberichten Beschreibungen spezifischer Symptomkombinationen als Folge traumatischer Erlebnisse (vgl. Schellong 2003). Am häufigsten treten hier typische Symptome aus den Hauptgruppen Intrusionen, Vermeidung und Hyperarousal in Erscheinung. Auf Symptomebene finden sich daher häufig das unkontrollierbare Wiedererleben des ursprünglichen Traumas, wiederkehrende Albträume, Vermeidungsverhalten in Bezug auf traumabegleitende Reizkonstellationen und Gefühle von Abgestumpftheit bzw. Betäubtsein im Wechsel mit Übererregtheit (vgl. Schellong 2003). Das Erkennen sowie die richtige Zuordnung dieser Symptome im Rahmen der Diagnosestellung der PTBS sind hier von besonderer Bedeutung. Aufgrund der großen individuellen Variabilität von Symptomart und -ausprägung bei Patientinnen und Patienten mit einer PTBS kann im Rahmen dieser Darstellung allerdings nur ein Ausschnitt aus der Vielgestaltigkeit der zu beobachtenden Symptomatik aufgezeigt werden. Im Folgenden werden daher einige ausgewählte, besonders häufige psychopathologische Symptome aufgeführt, die zu den nach Kapfhammer (2003) wesentlichen drei syndromalen Clustern der PTSD bzw. PTBS gehören:

- Bei PTBS-Patientinnen und -Patienten kann es zu willentlich nicht beeinflussbaren, zeitlich unterschiedlich lange anhaltenden Phasen des Wiedererlebens verschiedener Aspekte des ursprünglichen Traumas kommen. Ein Beispiel dafür sind so genannte Intrusionen bzw. Flashbacks.
- Vermeidungsverhalten traumassoziierter Stimuli, z.B. Vermeidung des Ortes, an dem das Trauma stattgefunden hat, Vermeidung von Autofahrten bei durch einen Verkehrsunfall bedingtes Trauma, teilweise einhergehend mit sozialem Rückzug bis hin zur sozialen Isolation.
- Übererregbarkeit des autonomen Nervensystems, vermehrte Schreckhaftigkeit, „Hyperarousal", Schlafstörungen, sekundäre Auswirkungen auf kognitive Leistungsfähigkeit und Vigilanz.

15.4 Differenzialdiagnosen

Nach Kapfhammer (2003) wurde im DSM-IV mit der neu eingeführten diagnostischen Kategorie der „acute stress disorder" (ASD) bzw. „akuten Belastungsstörung" erstmals eine nosologische Zuordnung von akuten Stressreaktionen unmittelbar während und bis zu einem Monat nach einem Trauma ermöglicht. Auch hier findet sich in Analogie zur PTBS die syndromale Trias von unwillkürlichen Traumaerinnerungen, traumabezogenem Vermeidungsverhalten und autonomer Hyperaktivität, allerdings in meist abgeschwächter Intensität. Die Abgrenzung zur PTBS erfolgt u.a. durch die hohe Bedeutungsbeimessung von akuten dissoziativen Symptomen im Rahmen der Diagnosestellung einer ASD. In der Literatur finden sich Hinweise auf einen hohen prädiktiven Wert für eine spätere PTBS in dieser Patientenpopulation (Harvey u. Bryant 1998; Marshall et al. 1999).

Im Gegensatz zur akuten Belastungsstörung und zur PTBS kommt es bei der so genannten Anpassungsstörung über einen längeren Zeitraum hinweg meist zu einfacheren Symptomausprägungen, vorzugsweise ängstlicher, depressiver oder somatoformer Natur. Auch andere Symptome können in fluktuierender Ausprägung und Intensität auftreten. Gemeinsam ist den genannten Störungsbildern im Regelfall ein auslösendes Ereignis bzw. eine Situation, die die Entstehung erklärt.

Bei Vorliegen fortgesetzter, intensiver, lange anhaltender bzw. kumulativer Traumatisierungen, besonders in frühen oder psychobiologisch besonders sensiblen Entwicklungsabschnitten, können auch ausgeprägte Verformungen der Persönlichkeit resultierten. Vielfach zeigen sich diese Persönlichkeitsverformungen im Sinne einer emotional-instabilen Persönlichkeitsstörung (Borderline-Persönlichkeitsstörung) (vgl. Kapfhammer 2003). An dieser Stelle sei eine für die klinische Praxis aufschlussreiche Anmerkung von Kapfhammer (2003, S. 1304) zitiert:

> Wenngleich diese psychiatrischen Störungen kategorial voneinander getrennt erscheinen, ist in einer klinischen Perspektive die Annahme von dimensionalen Übergängen sehr viel plausibler.

Diese Beobachtung dürfte sicherlich von vielen klinisch und therapeutisch mit PTBS-Patientinnen und Patienten arbeitenden Kolleginnen und Kollegen geteilt werden. Letztlich zeigt sich hier auch ein Grundproblem einer jeglichen kategorialen Diagnostik, in der die Beschreibung einer komplexeren diagnostischen Realität meist nur näherungsweise gelingen kann. Gerade für eine valide diagnostische Einordnung aktueller PTBS-assoziierter Symptome sind daher die Kenntnis etwaiger früherer Symptome sowie der bisherige Krankheitsverlauf von besonderer Bedeutung.

15.5 Komorbiditäten

Patientinnen und Patienten mit einer Posttraumatischen Belastungsstörung zeigen außerordentlich häufig komorbide psychiatrische Störungen. Nach Brady (1997) finden sich bei 50–90% der Patientinnen und Patienten mit einer chronischen PTBS noch mindestens eine weitere psychiatrische Störung (Lebenszeitprävalenz). Folgende Störungen bzw. Erkrankungen finden sich dabei am häufigsten: Depressionen, Substanzmittel- bzw. Alkohol-Missbrauch, Angststörungen, Somatoforme Störungen, psychotische Störungen, Persönlichkeitsstörungen (ebd.). Essstörungen sind zwar absolut gesehen seltener als die genannten Störungsbilder mit einer PTBS assoziiert, können aber häufig in Kombination mit dem Vorliegen einer emotional-instabilen Persönlichkeitsstörung auf eine mögliche Traumatisierung verweisen. Brady (1997) betont die Vielgestaltigkeit der PTBS bereits im Titel seiner Publikation „Posttraumatic stress disorder and comorbidity: Recognizing the many faces of PTSD“. Es bleibt eine stetige Herausforderung, in der ärztlichen/therapeutischen Arbeit jeder Patientin und jedem Patienten in dieser Hinsicht gerecht zu werden und die Komplexität der individuellen Symptompräsentation mit der Diagnose einer PTBS in Einklang zu bringen.

Besonders aufschlussreich sind in diesem Kontext die Hauptgründe, die PTBS-Patientinnen und -Patienten in einer Untersuchung von Litz und Roemer (1996, S. 158) veranlasst haben, professionelle Hilfe aufzusuchen. Hier fanden sich an vorderster Stelle „definierte komorbide psychiatrische Störungen, suizidale Verhaltensweisen, familiäre und partnerschaftliche Probleme, sexuelle Funktionsstörungen und Beeinträchtigung in der Qualität der emotionalen Verbundenheit mit nahestehenden Partnern, Copingdefizite in der Verarbeitung posttraumatischer Symptome, somatoforme Beschwerden und andere körperliche Gesundheitsprobleme, Persönlichkeitsveränderungen infolge chronischer oder früher Traumatisierung (z.B. Defizite in der Selbstfürsorge, Affektregulation, grobe Verzerrungen in der Wahrnehmung von Verantwortlichkeit und Handlungsmacht)“ (vgl. Kapfhammer 2003).

15.6 Komplexe Posttraumatische Belastungsstörung

Der Begriff „Komplexe Posttraumatische Belastungsstörung“ (KPTBS) wurde erstmals 1992 von Herman etabliert und bezeichnet eine spezifische Konstellation der PTBS, die durch wiederholte oder lange anhaltende interpersonelle Traumatisierungen ausgelöst wurde. Die KPTBS präsentiert sich dabei häufig mit komplexen Syndromkonstellationen, die mit Störungen der Affektregulation, des Selbstbildes, der Beziehungsgestaltung oder mit somatoformen Störungsbildern einhergehen (vgl. auch Schellong 2003). Es findet sich eine hohe Komorbidität mit weiteren psychischen und körperlichen Erkrankungen sowie eine Neigung zur Chronifizierung (Ellsberg et al. 2008; Herman 2003; Felitti et al. 1998; Pikarinen et al. 2007). Herman verwendet für die KPTBS auch die Bezeichnung „Disorders of Extreme Stress Not Otherwise Specified (DESNOS; dt.: „Störung durch Extrembelastung, nicht anderweitig bezeichnet") (Herman 1993, 2003, Courtois u. Ford 2011).

In den aktuell verwendeten Versionen der Klassifikationssystem ICD-10 (Dilling u. Freyberger 2006) und DSM-IV (Saß et al. 2003) wird nicht zwischen einer einzelnen und einer wiederholten oder lange anhaltenden Traumatisierung unterschieden. Die Differenzierung erfolgt lediglich hinsichtlich akuter vs. verzögert auftretender Symptomatik. Auch die Art des krankheitsauslösenden Ereignisses wird nicht spezifisch berücksichtigt (vgl. Schellong 2003). Aufgrund der weiter zu beobachtenden Diskrepanz zwischen komplexer diagnostischer Realität und den (noch) unzureichenden Möglichkeiten einer nosologischen Zuordnung im Sinne des Konzepts einer KPTBS wurden verschiedene Einordnungsversuche des Phänomens komplexe Traumafolgestörungen unternommen (ebd.).

15.7 Eine andere Typisierung von Traumafolgestörungen

Die Arbeitsgruppe „Komplexe Traumafolgestörungen" der Deutschsprachigen Gesellschaft für Psychotraumatologie (DeGPT) hat zwischen 2009 und 2011 in dieser Hinsicht eine erweiterte Klassifikation von Traumafolgestörungen vorgestellt. Dieses Klassifikationskonzept kann als wertvolle Orientierungshilfe in der diagnostischen und therapeutischen Arbeit mit (k)PTBS-Patientinnen und -Patienten dienen und soll daher im Folgenden in seinen Grundzügen vorgestellt werden.

Nach Schellong (2003) entwickelt sich bei einigen Patientinnen und Patienten trotz des Vorhandenseins von eindeutigen kausalen Zusammenhängen zwischen auslösendem traumatischen Ereignis und PTBS-assoziierten Symptomen keine idealtypisch diagnostizierbare PTBS. Zudem zeigen sich gerade bei komplexeren Störungsbildern höchstens subsyndromale Symptomausprägungen (Rosner u. Powell 2007; Schützwohl u. Maercker 1999).

Die Arbeitsgruppe „Komplexe Traumafolgestörungen" der Deutschsprachigen Gesellschaft für Psychotraumatologie (DeGPT) orientiert sich bei ihrer Typisierung von Traumafolgestörungen an früheren Subtypisierungskonzepten von Miller und Resick (2007) bzw. Miller et al. (2004) sowie Terr (1991).

Die in der folgenden Übersicht wiedergegebene syndromale Einteilung von Traumafolgestörungen in vier Typen orientiert sich nach Schellong (2003) an den für den jeweiligen Schweregrad der Traumafolgestörung erforderlichen Behandlungsbedürfnissen. Die Klassifikation bietet somit eine praktisch nutzbare Orientierungshilfe – nicht nur für die Diagnostik, sondern insbesondere für Therapiezwecke.

▪ Traumafolgestörung Typ I

„Einfache" Posttraumatische Belastungsstörung.

Symptomatik: Intrusionen, Vermeidungsverhalten und/oder Numbing (emotionale Taubheit bzw. Abgestumpftheit), Hyperarousal ohne Komorbidität psychischer Erkrankungen.

▪ Traumafolgestörung Typ II

Posttraumatische Belastungsstörung oder partielle Posttraumatische Belastungsstörung „plus" traumakompensatorische Symptomatik.

Symptomatik von Typ I „plus“ Komorbidität, z.B. Angst, Depression, Somatisierung, Abhängigkeitserkrankungen, Depersonalisation/Derealisation, Phobien, Zwangssymptome, sonstige kompensatorische Symptome.

- **Traumafolgestörung Typ III**

Posttraumatische Belastungsstörung oder partielle Posttraumatische Belastungsstörung „plus“ persönlichkeitsprägende Symptomatik.

Symptomatik von Typ I und Typ II „plus“ schwere emotionale Instabilität, dissoziative Symptomatik, Bindungs- bzw. Beziehungsstörungen, verändertes Selbst- und Weltbild.

- **Traumafolgestörung Typ IV**

Posttraumatische Belastungsstörung oder partielle Posttraumatische Belastungsstörung „plus“ komplexe dissoziative Symptomatik.

Symptomatik von Typ I–III „plus“ Amnesien, Teilidentitätsstörungen, Identitätswechsel.

15.8 Diagnostik der PTBS

Gemäß den Empfehlungen der „S-3 Leitlinie Posttraumatische Belastungsstörung ICD-10 F43.1“ (Flatten et al. 2011) soll bei der Diagnostik beachtet werden, dass die PTBS nur eine, wenngleich eine spezifische Form einer Traumafolgeerkrankung ist. Weiterhin soll berücksichtigt werden, dass komorbide Störungen bei der PTBS eher die Regel als die Ausnahme sind (vgl. dazu auch Brady 1997). Es wird betont, dass die Diagnostik der PTBS nach klinischen Kriterien der ICD-10 (Dilling u. Freyberger 2006) erfolgen soll. Zur Unterstützung der Diagnostik können psychometrische Tests und PTBS-spezifische strukturierte klinische Interviews eingesetzt werden.

Der Klassifkationsvorschlag von Traumafolgestörungen der Arbeitsgruppe „Komplexe Traumafolgestörungen“ der Deutschsprachigen Gesellschaft für Psychotraumatologie (DeGPT) führt vier verschiedene Subtypen auf (s.o.). Dabei werden die nachfolgend aufgeführten diagnostischen und psychometrischen Verfahren zur Unterstützung der Typisierung von Traumafolgestörungen empfohlen (vgl. Wirtz et al. 2003):

- **Traumafolgestörung Typ I („Einfache“ PTBS)**
  - Posttraumatische Diagnoseskala PDS (Ehlers et al. 1996; Foa et al. 1997)
  - Posttraumatische Stressskala PTSS-10 (Maercker 2003b)
  - Impact of Event Scale, revised (IES-R) (Maercker u. Schützwohl 1998)
  - Essener Trauma-Inventar (ETI) (Tagay et al. 2006)
  - Clinician Administered PTSD Scale (CAPS) (Nyberg u. Frommberger 2001; Schnyder u. Moergeli 2002)

- **Traumafolgestörung Typ II (PTBS oder partielle PTBS „plus“ traumakompensatorische Symptomatik)**
  - Fragebogen zu dissoziativen Symptomen (FDS) (Freyberger et al. 1999; deutschsprachige Adaptation der Dissociative Experience Scale DES, Bernstein u. Putnam 1986)
  - Somatoform Dissociation Questionnaire (SDQ-20, SDQ-5) (Nijenhuis et al. 1996)
  - Strukturiertes Klinisches Interview für DSM-IV, Achse I (SKID-I) (Wittchen et al. 1997)
  - Diagnostisches Interview bei psychischen Störungen (DIPS) (Schneider u. Margraf 2006)

- **Traumafolgestörung Typ III (PTBS oder partielle PTBS „plus" persönlichkeitsprägende Symptomatik)**
  - Self-Report Inventory for Disorders of Extreme Stress (SIDES-SR) (Luxenberg et al. 2001)
  - Persönlichkeits-Stil- und Störungs-Inventar (PSSI) (Kuhl u. Kazén 2009)
  - Interview zur Komplexen Posttraumatischen Belastungsstörung (I-KPTBS) (Boroske-Leiner et al. 2008; Sack 2010)
  - Strukturiertes Klinisches Interview für DSM-IV, Achse II (SKID-II) (Fydrich et al. 1997)

- **Traumafolgestörung Typ IV (PTBS oder partielle PTBS „plus" komplexe dissoziative Symptomatik)**
  - Multidimensionales Inventar dissoziativer Symptome (MID) (Dell 2006) bzw. MID-d (deutschsprachige Adaptation) (Gast 2000)
  - Dissociation Questinonnaire (DIS-Q) (van der Linden et al. 1993)
  - Stukturiertes Klinisches Interview für Dissoziative Störungen (SKID-D) (Gast et al. 2000; Steinberg 1994)
  - Dissociative Disorders Interview Schedule (DDIS) (Ross 1996)

15.9 Fazit

Die Diagnosestellung einer PTBS erfordert einen besonders wachen und mitunter auch kritischen diagnostischen Blick, insbesondere auf den zum Teil langjährigen Krankheitsverlauf und dessen unterschiedliche psychopathologische Symptomkonstellationen. Mithilfe einer an den Therapieerfordernissen orientierten unterstützenden Diagnostik auf Grundlage des Klassifkationsvorschlages von Traumafolgestörungen der Arbeitsgruppe „Komplexe Traumafolgestörungen" der Deutschsprachigen Gesellschaft für Psychotraumatologie (DeGPT) (vgl. Schellong 2003) kann es gelingen, eine Grundlage für eine individualisierte und somit verbesserte Therapie von Traumafolgestörungen wie der (k)PTBS zu legen.

Literatur

Bernstein EM, Putnam FW (1986) Development, reliability, and validity of a dissociation scale. Journal of Nervous and Mental Disease 174(12): 727–735

Boroske-Leiner K, Hofmann A, Sack M (2008) Ergebnisse zur internen und externen Validität des Interviews zur komplexen Posttraumatischen Belastungsstörung (I-kPTBS). Psychotherapie, Psychosomatik, Medizinische Psychologie 58(5): 192–199

Brady KT (1997) Posttraumatic stress disorder and comorbidity: Recognizing the many faces of PTSD. Journal of Clinical Psychiatry 58, Suppl 9: 12–15

Brewin CR, Andrews B, Valentine JD (2000) Metaanalysis of risk factors for posttraumatic stress disorder in trauma-exposed adults. Journal of Consulting and Clinical Psychology 68(5): 748–766

Courtois CA, Ford JD (2011) Komplexe traumatische Belastungsstörungen und ihre Behandlung. Junfermann, Paderborn

Dell PF (2000) The Multidimensional Assessment of Dissociation (MAD): A new measurement of dissociation. Paper presented at the conference of the International Society for the Study of Dissociation, San Antonio, Texas

Dell PF (2006) The Multidimensional Inventory of Dissociation (MID): A comprehensive measure of pathological dissociation. J Trauma Dissociation 7(2): 77–106

Dilling H, Freyberger HJ (Hrsg) (2006) Taschenführer zur ICD-10-Klassifikation psychischer Störungen, 3. Aufl. Huber, Bern

Ehlers A, Steil R, Winter H, Foa EB (1996) Deutsche Übersetzung der Posttraumatic Stress Diagnostic Scale (PDS). Warneford Hospital, Department of Psychiatry, University of Oxford, UK. Unveröff. Manuskript

Ellsberg M, Jansen H, Heise L, Watts CH, García University-Moreno C (2008) Intimate partner violence and women's physical and mental health in the WHO multi-country study on women's health and domestic violence: an observational study. The Lancet 371(9619): 1165–1172

Felitti VJ, Anda RF, Nordenberg D, Williamson DF, Spitz AM, Edwards V et al. (1998) Relationship of childhood abuse and household dysfunction to many of the leading causes of death in adults. The Adverse Childhood Experiences (ACE) Study. American Journal of Preventive Medicine 14(4): 245–258

Flatten G, Gast U, Hofmann A, Knaevelsrud C, Lampe A, Liebermann P, Maercker A, Reddemann L, Wöller W (2011) S3-Leitlinie Posttraumatische Belastungsstörung ICD-10: F43.1. Trauma & Gewalt 5(3): 202–210

Foa EB, Cashman L, Jaycox L, Perry K (1997) The validation of a self-report measure of PTSD: The posttraumatic diagnostic scale (PDS). Psychological Assessment 9(4): 445–451

Freyberger HJ, Spitzer C, Stieglitz RD (1999) Fragebogen zu dissoziativen Symptomen (FDS). Hogrefe, Göttingen

Fydrich T, Renneberg B, Schmitz B, Wittchen HU (1997) Strukturiertes Klinisches Interview für DSM-IV, Achse II: Persönlichkeitsstörungen (SKID-II). Hogrefe, Göttingen

Gast U (2000) Komplexe Dissoziative Störungen. Konzeptionelle Untersuchung zur Diagnostik und Behandlung der Dissoziativen Identitätsstörung und ähnlicher Erkrankungen. Habilitationsschrift, Medizinische Hochschule Hannover

Gast U, Oswald T, Zündorf F, Hofmann A (2000) SKID-D – Strukturiertes Klinisches Interview für Dissoziative Störungen. Hogrefe, Göttingen

Harvey AG, Bryant RA (1998) The relationship between acute stress disorder and posttraumatic stress disorder: A prospecitve evaluation of motor vehicle accident survivors. Journal of Consulting and Clinical Psychology 66(3): 507–512

Herman JL (1993) Sequelae of prolonged and repeated trauma: evidence for a complex posttraumatic syndrom (DESNOS). In: Davidson JRT, Foa EB (eds) Posttraumatic Stress Disorder: DSM-IV and beyond. American Psychiatric Press, Washington, DC, pp 213–228

Herman JL (2003) Die Narben der Gewalt. Traumatische Erfahrungen verstehen und überwinden. Junfermann, Paderborn

Kapfhammer H-P (2003) Anpassungsstörung, akute und posttraumatische Belastungsstörung. In: Möller H-J, Laux G, Kapfhammer H-P (Hrsg) Psychiatrie & Psychotherapie. Springer, Heidelberg Wien New York, S 1302–1341

Kuhl J, Kazén M (2009) PSSI – Persönlichkeits-Stil und Störungsinventar. Hogrefe, Göttingen

Langkafel M (2000) Die Posttraumatische Belastungsstörung. Psychotherapie im Dialog 1(01): 3–12

Litz BT, Roemer L (1996) Post-traumatic stress disorder: An overview. Clinical Psychology & Psychotherapy 3(3): 153–168

Luxenberg T, Spinazzola J, van der Kolk BA (2001) Complex trauma an disorder of extreme stress (DESNOS) diagnosis, part one: Assessment. Directions in Psychiatry 21(25): 373–415

Maercker A (2003a) Erscheinungsbild, Erklärungsansätze und Therapieforschung. In: Maercker A (Hrsg) Therapie der Posttraumatischen Belastungsstörungen, 2. Aufl. Springer, Berlin Heidelberg New York, S 3–36

Maercker A (2003b) Posttraumatische Stress-Skala-10 (PTSS-10). In: Hoyer J, Margraf J (Hrsg) Angstdiagnostik – Grundlagen und Testverfahren. Springer, Berlin Heidelberg New York, S 401–403

Maercker A, Schützwohl M (1998) Erfassung von psychischen Belastungsfolgen: Die Impact of Event Skala – revidierte Version (IES-R). Diagnostica 44(3): 130–141

Marshall RD, Spitzer R, Liebowitz MR (1999) Review and critique of the new DSM-IV diagnosis of acute stress disorder. American Journal of Psychiatry 156(11): 1677–1685

Miller MW, Resick PA (2007) Internalizing and externalizing subtypes in female sexual assault survivors: implications for the understanding of complex PTSD. Behavior Therapy 8(1): 58–71

Miller MW, Kaloupek DG, Dillon AL, Keane TM (2004) Externalizing and internalizing subtypes of combat-related PTSD: a replication and extension using the PSY-5 scales. Journal of Abnormal Psychology 113(4): 636–645

Nijenhuis ERS, Spinhoven P, Van Dyck R, Van der Hart O, van der Linden J (1996) The development and the psychometric characteristics of the Somatoform Dissociation Questionnaire (SDQ-20). Journal of Nervous and Mental Disease 184(11): 688–694

Nyberg E, Frommberger U (2001) Clinician-Administered PTSD-Scale (CAPS) – deutsche Version. Universitätsklinik Freiburg, Abteilung für Psychiatrie und Psychotherapie mit Poliklinik. Unveröff. Manuskript

Pikarinen U, Saisto T, Schei B, Swahnberg K, Halmesmaki E (2007) Experiences of physical and sexual abuse and their implications for current health. Obstetrics & Gynecology 109(5): 1116–1122

Rosner R, Powell S (2007) Überschätzt die ICD-10 die PTBS-Prävalenz? Auswirkungen unterschiedlicher Diagnosekriterien auf Diagnoseraten der Posttraumatischen Belastungsstörung nach Kriegstraumatisierung. Trauma und Gewalt 1(1): 46–57

Ross CA (1996) Dissociative Identity Disorder: Diagnosis, Clinical Features, and Treatment of Multiple Personality, 2nd ed. Wiley, New York

Sack M (2010) Schonende Traumatherapie. Schattauer, Stuttgart

Saß H, Wittchen HU, Zaudig M, Houben I (2003) Diagnostisches und Statistisches Manual Psychischer Störungen – Textrevision (DSM-IV-TR). Hogrefe, Göttingen

Schellong J (2003) Diagnostische Klassifikation von Traumafolgestörungen. In: Sack M, Sachsse U, Schellong J (Hrsg) Komplexe Traumafolgestörungen. Diagnostik und Behandlung von Folgen schwerer Gewalt und Vernachlässigung. Schattauer, Stuttgart, S 42–58

Schneider S, Margraf J (2006) DIPS für DSM-IV. Diagnostisches Interview bei psychischen Störungen. Springer, Berlin Heidelberg New York

Schnyder U, Moergeli H (2002) German Version of Clinician-Administered PTSD Scale. Journal of Traumatic Stress 15(6): 487–492

Schützwohl M, Maercker A (1999) Effects of varying diagnostic criteria for posttraumatic stress disorder are endorsing the concept of partial PTSD. Journal of Traumatic Stress 12(1): 55–165

Steinberg M (1994) Structured Clinical Interview for DSM-IV-Dissociative Disorders – Revised (SCID-D). American Psychiatric Press, Washington, DC

Tagay S, Erim Y, Stoelk B, Möllering A, Mewes R, Senf W (2006) Das Essener Trauma-Inventar (ETI) – Ein Screeninginstrument zur Identifikation traumatischer Ereignisse und posttraumatischer Störungen. Psychotherapie Psychosomatik Medizinische Psychologie 56(02): A98

Terr LC (1991) Childhood traumas: an outline and an overview. American Journal of Psychiatry 148(1): 10–20

van der Linden F, Van Dyck R, Vandereycken W, Vertommen T, Verkes RJ (1993) The Dissociation Questionnaire (DIS.-Q). Development and characteristics of a new self-report questionnaire. Clinical Psychology & Psychotherapie 1(1): 21–27

Wirtz G, Overkamp B, Schellong J (2003) Instrumente zur strukturierten Diagnostik. In: Sack M, Sachsse U, Schellong J (Hrsg) Komplexe Traumafolgestörungen. Diagnostik und Behandlung von Folgen schwerer Gewalt und Vernachlässigung. Schattauer, Stuttgart, S 70–90

Wittchen HU, Zaudig M, Fydrich T (1997) Strukturiertes Klinisches Interview für DSM-IV. Hogrefe, Göttingen

Ein Netzwerkansatz zur Posttraumatischen Belastungsstörung und komplizierten Trauer

Richard J. McNally

Die Übersetzung des ursprünglich englischen Textes stammt von Mag. Karl Thomanek.

F. Riffer, E. Kaiser, M. Sprung, L. Streibl (Hrsg.), *Die Vielgestaltigkeit der Psychosomatik*, Psychosomatik im Zentrum, DOI 10.1007/978-3-662-54146-3_16

Im traditionellen psychopathologischen Konzept weisen psychiatrische Symptome auf zugrunde liegende (latente) kategorische Entitäten oder zugrunde liegende Dimensionen hin, welche die Genese und die syndromale Kohärenz solcher Symptome bewirken. Bedauerlicherweise erfordert der Rückschluss auf eine zugrunde liegende gemeinsame Ursache der Symptomkovarianz, dass keine kausalen Interaktionen zwischen den Symptomen selbst bestehen – eine äußerst implausible Annahme für die meisten psychiatrischen Störungen. Einige Forscher haben einen radikal anderen Ansatz zur Psychopathologie vorgeschlagen, der Störungen als dynamische Systeme kausal interagierender Symptome konzeptualisiert. In diesem Kapitel fasse ich diesen Netzwerkansatz zusammen und veranschauliche seine Anwendung unter Bezugnahme auf netzwerkanalytische Studien meiner Forschungsgruppe zur Posttraumatischen Belastungsstörung und komplizierten Trauerstörung.

16.1 Einleitung

Sollten psychische Störungen in kategorischer (z.B. Guze 1992) oder dimensionaler (z.B. Helzer et al. 2008) Weise konzeptualisiert werden? Unterscheiden sich psychische Störungen nach Art oder Grad? Die Debatten zwischen Vertretern dieser beiden Ansätze dauern bereits seit Jahrzehnten an, hauptsächlich weil ihre Stärken und Schwächen einander widerspiegeln und daher nur wenige Forscher mit dem einen oder anderen Rahmenwerk zufrieden sind (McNally 2011, S. 184–211). Trotz ihrer Unterschiede nehmen beide an, dass Symptome auf das Vorhandensein einer zugrunde liegenden Störung (oder Erkrankung) hindeuten, welche die Symptomentstehung und -kovarianz bewirkt (vgl. Borsboom 2008; Borsboom u. Cramer 2013). Das heißt, eine latente (unbeobachtete) Variable – sei sie kategorisch oder dimensional konstruiert – stellt die gemeinsame Ursache syndromaler Kohärenz dar (vgl. Bollen u. Lennox 1991; Borsboom et al. 2003; Edwards u. Bagozzi 2000).

Allerdings weisen solche, auf eine latente Variable beruhenden Störungsansätze eine zentrale konzeptuelle Schwäche auf (Borsboom 2008). Um den Rückschluss auf eine latente gemeinsame Ursache zu begründen, muss gewährleistet sein, dass die Symptomkovarianz ausschließlich aus eben jener Ursache entsteht. Man muss daher überzeugt sein, dass Symptome lokal unabhängig sind, sobald auf das Vorhandensein einer latenten Variable konditionalisiert wird. Kausale Interaktionen zwischen den Symptomen selbst sind psychometrisch untersagt.

Doch steht die Erfüllung dieses Axioms der lokalen Unabhängigkeit, wie klinisch allgemein bekannt ist, in klarem Widerspruch zu allem, was wir über psychische Erkrankungen wissen (Borsboom 2008). In der Tat ist es offensichtlich, dass Symptomen Kausalbeziehungen innewohnen; sie sind selten voneinander lokal unabhängig. Zum Beispiel lösen bei Leuten mit Posttraumatischen Belastungsstörungen (PTBS) Erinnerungen an traumatische Ereignisse psychisches Leiden aus, das eine physiologische Erregung bewirkt, die wiederum zur Vermeidung von Erinnerungen motiviert. Bei Menschen mit Depressionen kann Grübeln Schlaflosigkeit verursachen, die am Folgetag zu Erschöpfung führt und dadurch die Konzentrationsfähigkeit beeinträchtigt.

Für die meisten psychiatrischen Störungen sind Symptome nicht kausal unverwandte Manifestationen einer latenten Erkrankung. Schließlich sind Husten, blutiges Sputum und Brustschmerzen Manifestationen, die auf einen zugrunde liegenden bösartigen Tumor hindeuten können. Kausale Interaktionen ereignen sich zwischen Symptomen und widersprechen damit dem Axiom der lokalen Unabhängigkeit – der psychometrischen Grundlage für Rückschlüsse auf eine zugrunde liegende Erkrankung als gemeinsame Ursache für die Symptomentstehung und -kovarianz.

16.2 Der Netzwerkansatz zur Psychopathologie

Nach Identifizierung der den latenten kategorischen und dimensionalen Ansätzen gemeinsamen psychometrischen Achillessehne haben Borsboom und Kollegen ein radikal anderes Rahmenwerk zur Konzeptualisierung der Psychopathologie und zur Erklärung der syndromalen Kohärenz vorgelegt (z.B. Borsboom u. Cramer 2013; Cramer et al. 2010). Gemäß ihrer Netzwerkperspektive entstehen Störungsepisoden aus den dynamischen Interaktionen zwischen Symptomen. Das heißt, Symptome deuten nicht auf zugrunde liegende Erkrankungen hin, sie sind für sie grundlegend.

Netzwerke bestehen aus Knoten und Kanten. Während Knoten Gegenstand der Forschung sind, stellen Kanten die Verbindungen zwischen Knotenpaaren dar. Bei sozialen Netzwerken bilden Knoten individuelle Personen ab, während Kanten die zwischen ihnen bestehenden Beziehungen (etwa Freundschaften) abbilden. In psychopathologischen Netzwerken stellen Knoten Symptome und Kanten Assoziationen zwischen Symptompaaren dar.

Kanten können entweder ungewichtet oder gewichtet sein. Eine ungewichtete Kante gibt lediglich an, dass zwei Knoten (hiernach: Symptome) verbunden sind, wobei eine gewichtete Kante darüber hinaus das Ausmaß der Verbindung angibt (z.B. einen Pearson'schen Korrelationskoeffizienten), das durch die Dicke der jeweiligen Kante angegeben wird. Je dicker die symptomverbindende Kante, desto größer die Wahrscheinlichkeit, dass die Aktivierung des einen Symptoms auch zur Aktivierung des anderen Symptoms führen wird. Die Assoziation zwischen zwei Symptomen kann entweder positiv oder negativ sein (z.B. eine positive oder negative Korrelation), die jeweils durch die Farben Grün und Rot wiedergegeben werden. Schließlich können die Kanten – und so auch die sie darstellenden Netzwerke – entweder ungerichtet oder gerichtet sein. Ungerichtete Netzwerke stellen Kanten dar, die eine Assoziation bezeichnen, ohne zu besagen, ob die Aktivierung von Symptom X die Aktivierung von Symptom Y bewirkt oder umgekehrt – oder beides. Daher ist die Richtung der Prädiktion, und potenziell der Kausalität, unbestimmt. Im Gegensatz dazu geben gerichtete Netzwerke die Richtung des Einflusses mit einer Pfeilspitze an, die am Ende der Kante erscheint und in die Richtung der Prädiktion und potenziell der Kausalität zeigt (z.B. Schlaflosigkeit → Erschöpfung).

Die Netzwerkanalyse ermöglicht es, Metriken der **Knotenzentralität** zu berechnen, wovon jede eine unterschiedliche Messung der Bedeutung eines Knoten innerhalb des Gesamtnetzwerks angibt. Die **gewichtete Gradzentralität** („strength centrality") eines Knotens ist die Summe der mit dem jeweiligen Knoten verbundenen Kantengewichte. Dementsprechend verfügt ein Symptom mit hoch gewichteter Gradzentralität über viele Kanten großen Ausmaßes, die mit vielen anderen Symptomen verbunden sind. Die Aktivierung eines solchen Symptoms sollte viele andere Symptome aktivieren und so eine Störungsepisode auslösen. Die **Betweenness-Zentralität** eines Knotens bezeichnet die Häufigkeit, mit welcher der Knoten auf der kürzesten Verbindung zwischen zwei anderen Knoten erscheint. Wenn das Symptom Y auf dem kürzesten Weg zwischen Symptom X und Symptom Z enthalten ist, dann kann die Aktivierung von Symptom X nicht zur Aktivierung von Symptom Z führen, ohne dass vorher Symptom X Symptom Y aktiviert.

Nach dem Netzwerkansatz ist eine Störungsepisode immer dann diagnostizierbar, wenn die erforderliche Anzahl an Symptomen für die erforderliche Dauer eintritt. Erholung erfolgt bei Deaktivierung von Symptomen, bei Auflösung von zwischen ihnen bestehenden Verbindungen oder bei beiden. Daher stellt eine psychische Störung ein kausales System dynamisch interagierender und möglicherweise selbstverstärkender Symptome dar.

In diesem Kapitel erläutere ich den Netzwerkansatz zur Psychopathologie anhand von Studien, die von meiner Forschungsgruppe unternommen wurden, einschließlich einer mit unseren Kollegen in den Niederlanden und China durchgeführten Untersuchung. Eine Studie betraf

PTBS-Symptome bei Erwachsenen, die von sexuellem Missbrauch in der Kindheit (Childhood Sexual Abuse, CSA; McNally 2015) berichteten, und die andere PTBS-Symptome bei erwachsenen Überlebenden eines Erdbebens in Wenchuan, China (McNally et al. 2015). Die dritte Studie betraf Symptome der komplizierten Trauer bei Erwachsenen, deren Partner verstorben waren (Robinaugh et al. 2014). Ich konzentriere mich auf die erste Studie, da die anderen beiden bereits veröffentlicht worden sind.

16.3 PTBS-Symptome bei Erwachsenen CSA-Überlebenden

Gegenstand der Netzwerkanalysen waren selbstberichtete PTBS-Symptome bei 86 Teilnehmerinnen an unserem Forschungsprojekt zu Risiken und Resilienz bei CSA-Überlebenden (z.B. McNally u. Robinaugh 2011; Robinaugh u. McNally 2011). Sie hatten die Zivilistenversion der PTSD Checklist (PCL-C; Weathers et al. 1993) ausgefüllt, indem sie jedes der 17 PTBS-Symptome im DSM-IV (American Psychiatric Association 1994) auf einer Skala zwischen 1 (überhaupt nicht) bis 5 (extrem) bewerteten, um das Ausmaß ihrer Belastung durch das Symptom im Laufe des jeweils vorangegangenen Monats anzugeben.

Unter Verwendung des R-Pakets qgraph (Epskamp et al. 2012) habe ich ein Assoziationsnetzwerk berechnet, das Zero-Order-Korrelationen zwischen Symptompaaren wiedergibt (◘ Abb. 16.1).

Dicke Kanten stellen hier starke Assoziationen zwischen Träumen vom Trauma, Rückblenden und aufdringlichen Gedanken zum Trauma dar. Benommenheit und das Gefühl von Distanz zu anderen sind ebenfalls stark verwandt, wie auch erhöhte Wachheit und erhöhte Schreckreaktionen. Interessanterweise ist das Unvermögen, sich an wichtige Aspekte des Traumas zu erinnern (Amnesie), mit anderen Symptomen schwach verbunden. Dessen Entfernung vom Netzwerkzentrum und schwache Kanten, die sich mit anderen Symptomen verbinden, kennzeichnen eine

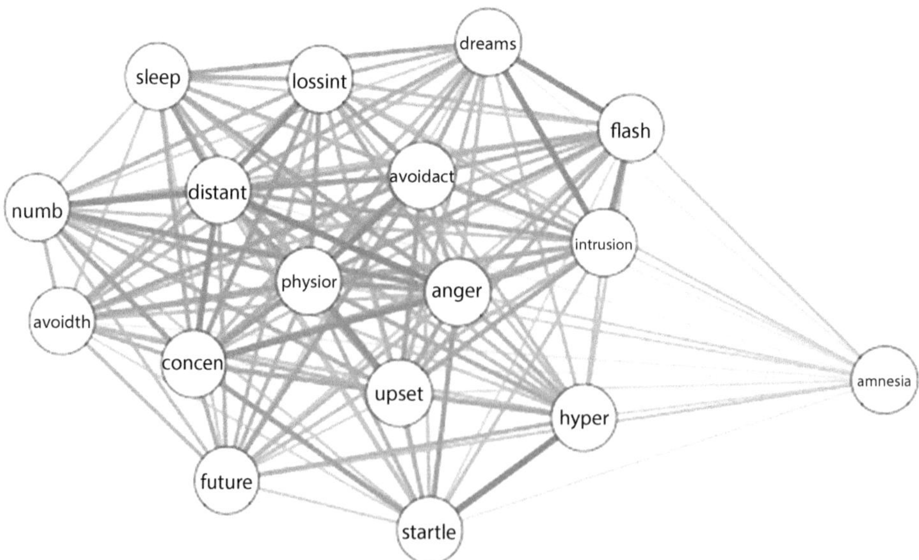

◘ **Abb. 16.1** Assoziationsnetzwerk: Zero-Order-Korrelationen zwischen PTBS-Symptomen bei Erwachsenen, die über sexuellen Missbrauch in der Kindheit berichteten

geringe Zentralität. Ebenfalls interessant ist es, dass die physiologische Reaktivität auf Erinnerungen an das Trauma, Wut und Konzentrationsprobleme die Symptome mit der am höchsten gewichteten Gradzentralität sind. Von diesen könnte nur das zweite als kennzeichnendes Symptom der PTBS angesehen werden, wobei die beiden letztgenannten nichtspezifische Symptome der PTBS darstellen.

Ziel der Netzwerkanalyse ist die Aufklärung kausaler Beziehungen zwischen Symptomen. Allerdings stellen Zero-Order-Korrelationen dafür zwar eine notwendige, aber unzureichende Grundlage dar. Dementsprechend können partielle Korrelationsanalysen zur Überprüfung durchgeführt werden, ob eine Kante zwischen Symptompaaren in einem Assoziationsnetzwerk eine direkte oder lediglich eine unechte, von anderen Symptomen im Netzwerk gelenkte Assoziation darstellt. Zu diesem Zweck kann ein (geregeltes) partielles Korrelationsnetzwerk unter Anwendung des graphischen Least Absolute Shrinkage and Selection Operator-Algorithmus (LASSO-Algorithmus) (Friedman et al. 2010) erstellt werden. Ich habe durch Verwendung der R-Pakete qgraph und glasso (Friedman et al. 2014) ein solches Netzwerk berechnet (■ Abb. 16.2). Dieses Verfahren produziert einen „spärlichen“ Graph, der die (geregelten) partiellen Korrelationen zwischen Symptompaaren, die unwahrscheinlicherweise „falsch positiv“ sind, abbildet. Das heißt, der Algorithmus zeigt ausschließlich robuste partielle Korrelationen und setzt alle anderen auf null.

Wie aus ■ Abbildung 16.2 hervorgeht, haben einige Kanten im Assoziationsnetzwerk das graphische LASSO überlebt. Zum Beispiel verblieben Assoziationen zwischen Träumen und aufdringlichen Gedanken an das Trauma sowie zwischen diesen und Rückblenden. Die Assoziation zwischen erhöhter Wachheit und Hypervigilanz blieb bestehen, wie auch die Kante zwischen Benommenheit und das Gefühl der Distanz zu anderen. Andere Kanten waren ebenfalls offensichtlich, etwa zwischen Schlafschwierigkeiten und überhöhten Schreckreaktionen oder zwischen Schlafschwierigkeiten und Wut.

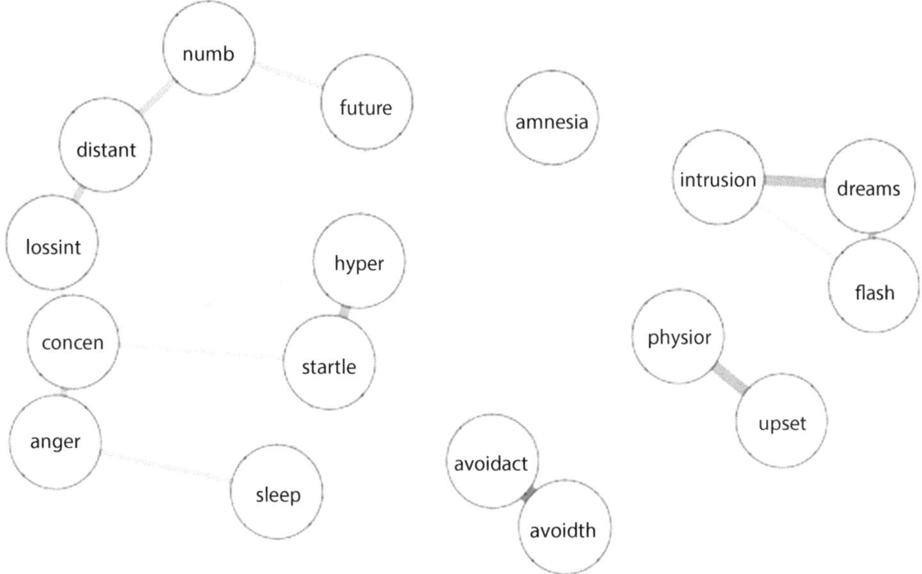

■ **Abb. 16.2** Unter Anwendung des graphischen LASSO erstelltes, geregeltes partielles Korrelationsnetzwerk: PTBS-Symptome bei Erwachsenen, die über sexuellen Missbrauch in der Kindheit berichteten

Ein (geregeltes) partielles Korrelationsnetzwerk bestätigt das Vorhandensein robuster, direkter Assoziationen zwischen Symptompaaren und kontrolliert für die mögliche Einwirkung anderer Symptome im Netzwerk. Dementsprechend ist die Assoziation zwischen Symptom X und Symptom Y direkt und nicht unecht. Allerdings ist unklar, ob die Aktivierung von Symptom X die Aktivierung von Symptom Y vorhersagt oder umgekehrt oder ob die Einwirkung in beide Richtungen verläuft. Folglich habe ich mit dem R-Paket relaimpo (Grömping 2006) ein Netzwerk der relativen Bedeutung (Johnson u. LeBreton 2004) berechnet.

Die lmg-Metrik betrifft die direkte prädiktive Wirkung von Symptom X auf Symptom Y sowie die Wirkung von Symptom X auf Symptom Y nach Bereinigung um den prädiktiven Beitrag aller anderen Symptome im Netzwerk. Die Kanten in einem Netzwerk der relativen Bedeutung sind sowohl gerichtet als auch gewichtet. Wenn ein Symptom ein anderes vorhersagt und umgekehrt, gibt daher der Algorithmus zwei symptomverbindende Kanten wieder. Die Dicke jeder Kante veranschaulicht das Ausmaß an Prädiktion, während Pfeile, die vom Prädiktorknoten ausgehen und am vorhergesagten Knoten enden, die Prädiktionsrichtung angeben.

Wie aus ◘ Abb. 16.3 hervorgeht, ist die erhöhte Wachheit ein starker Prädiktor für erhöhte Schreckreaktionen und umgekehrt. Je hypervigilanter CSA-Überlebende sind, desto wahrscheinlicher ist es, dass sie erhöhte Schreckreaktionen zeigen, und je schreckhafter sie sind, desto eher tendieren sie zu erhöhter Wachheit. Gekoppelt mit der dicken gerichteten Kante von der erhöhten Wachheit zum Aufschrecken legt die gleich dicke Kante von erhöhten Schreckreaktionen hin zur Hypervigilanz ein selbstverstärkendes Muster zwischen diesen beiden Symptomen nahe, welches wahrscheinlich zur Aufrechterhaltung des PTBS beiträgt. Andere Schlaufen sind evident. Beziehungen zwischen Rückblenden, Träumen über das Trauma und aufdringliche Gedanken zum Trauma zeigen in beide Richtungen wirksame Kanten. In einigen Fällen ist allerdings die Kante von Symptom X zum Symptom Y viel stärker als die Kante von Symptom Y zum Symptom X, wie durch

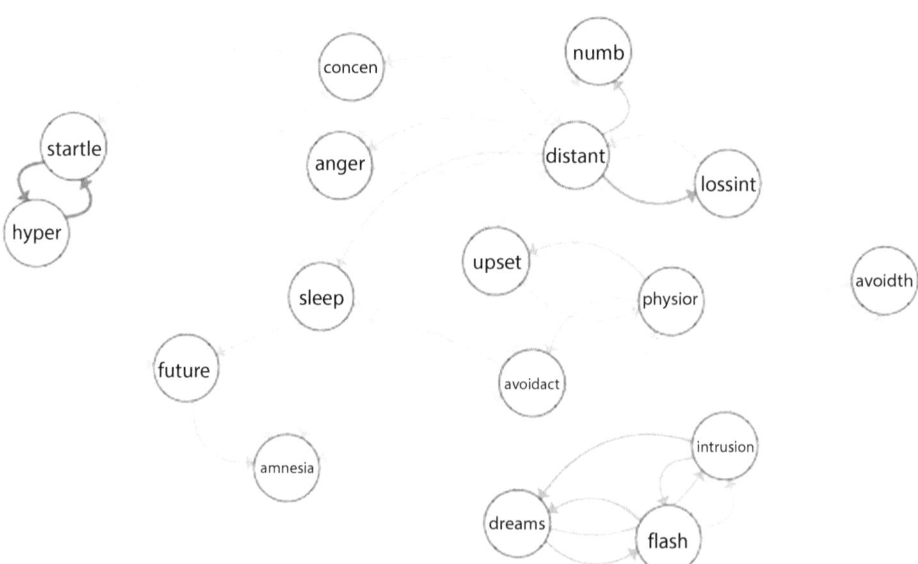

◘ **Abb. 16.3** Gerichtetes Netzwerk der relativen Bedeutung: die Stärke eines PTBS-Symptoms als Prädiktor für ein anderes Symptom bei Erwachsenen, die über sexuellen Missbrauch in der Kindheit berichteten. (Aus McNally 2016; Abdruck mit freundl. Genehmigung des © Elsevier-Verlags)

die unterschiedlichen Dicken angezeigt. So ist das Gefühl der Distanz zu anderen ein viel stärkerer Prädiktor für Benommenheit als umgekehrt. Das Gefühl der Distanz zu anderen ist auch ein stärkerer Prädiktor für den Verlust des Interesses an früher genossenen Aktivitäten als umgekehrt.

16.4 PTBS-Symptome bei Erdbebenüberlebenden

Für unsere Studie zu PTBS-Symptomen bei 362 erwachsenen Überlebenden eines Erdbebens in der chinesischen Stadt Wenchuan (McNally et al. 2015) haben wir Daten aus der Mandarin-Version (Li et al. 2010) des PCL-C verwendet. Wir haben zunächst zwei Assoziationsnetzwerke berechnet, wovon das erste alle Zero-Order-Korrelationen zwischen den Symptomen darstellte und das zweite nur jene, bei denen die Pearson-Korrelationen $r \geq 0{,}30$ waren.

Im Vergleich mit dem PTBS-Symptomnetzwerk der CSA-Überlebenden war dasjenige der Erdbebenüberlebenden sehr dicht, wie durch die 0-Betweenness-Zentralität für jedes Symptom angedeutet. Das heißt, dass jedes Symptom mit jedem anderen Symptom verbunden war – ein Umstand, der potenziell auf den Schweregrad des Traumas, dessen relative Neuheit oder die größere Stichprobe zurückzuführen wäre.

Dichte psychopathologische Netzwerke tendieren zu besonderer Stabilität und stellen damit Kliniker, die Patienten zu heilen versuchen, vor Herausforderungen. Die Kanten im CSA-Netzwerk sind auch im Erdbeben-Netzwerk zu erkennen. Besonders dicke Kanten bestanden zwischen erhöhten Schreckreaktionen und erhöhter Wachheit, dem Gefühl der Distanz zu anderen und dem Verlust des Interesses an zuvor genossenen Aktivitäten sowie zwischen aufdringlichen Gedanken an das Trauma, Träumen vom Trauma und Rückblenden. Auch die Verbindungen zwischen Konzentrationsproblemen und jeweils Wut sowie Schreckreaktionen waren stark.

Wir haben in der Folge ein Konzentrationsnetzwerk berechnet, um partielle Korrelationen innerhalb von Symptompaaren abzubilden. Die im Assoziationsnetzwerk entdeckten starken Assoziationen blieben bestehen, sodass die Kanten zwischen diesen Knoten direkt und nicht unecht zu sein schienen.

Schließlich konnten anhand eines Netzwerks der relativen Bedeutung bidirektionale Schlaufen zwischen Symptompaaren identifiziert werden, welche wahrscheinlich zum Fortbestand der Störung beitrugen, u.a. zwischen Hypervigilanz und Schreckreaktionen, zwischen dem Gefühl der Distanz zu anderen und emotionaler Benommenheit sowie zwischen Wut und Konzentrationsstörungen.

16.5 Symptome der komplizierten Trauer nach Partnerverlust

Für unsere Studie zu Symptomen der komplizierten Trauer nach Partnerverlust (Robinaugh et al. 2014) verwendeten wir den öffentlichen Datensatz der Changing Lives of Older Couples Studie, einer prospektiven Langzeituntersuchung zum Altern bei älteren Paaren im Großraum Detroit. Aufgrund ihres fortgeschrittenen Alters verstarben viele Studienteilnehmer im Laufe des Projekts. Dementsprechend sonderten wir aus diesem Datensatz Depressions- und Trauersymptome heraus und führten damit Netzwerkanalysen durch. Eines der Ziele war es, die Kookurrenz von Depressionen und Symptomen des komplizierten (prolongierten, beeinträchtigenden, intensiven) Trauerns zu untersuchen.

Unsere Analysen zeigten, dass im Assoziationsnetzwerk, wie auch im Netzwerk der relativen Bedeutung, der emotionale Schmerz ein hochzentrales Symptom darstellte. Ironischerweise haben einige Trauerexperten (erfolglos) für den Ausschluss dieses Symptoms aus dem diagnostischen Kriteriensatz zugunsten der „anhaltenden komplexen Verluststörung" plädiert, einer provisorischen Diagnose im DSM-5 (APA 2013). Tatsächlich hat dieses Symptom eine hohe relative Signifikanz als Prädiktor für solche komplizierten Trauersymptome gezeigt, etwa im Hinblick auf Schwierigkeiten, sich die eigene Zukunft vorzustellen, auf die Sehnsucht nach dem geliebten Verstorbenen, auf Gedanken über die verstorbene Person und auf die Vermeidung von Erinnerungen an den Tod.

Mit dem R-Packet igraph (Csardi u. Nepusz 2006) wandten wir den Spin-Glas-Algorithmus (Reichardt u. Bornholdt 2006) an, um zu untersuchen, ob Symptome der Trauer sich von solchen der Depression unterscheiden ließen. Die Analyse ergab zwei Gemeinsamkeiten im resultierenden Assoziationsnetzwerk, wobei die eine Trauersymptome und die andere Depressionssymptome umfasste. Folglich waren die Kantenstärken innerhalb jeder Gemeinsamkeit stärker als diejenigen, die die beiden Gemeinsamkeiten verbanden. Dadurch wird gezeigt, wie die Depression und die komplizierte Trauer sich unterscheiden und doch oft komorbid sind. Darüber hinaus fungierten die Einsamkeit und Betrübnis im Einklang mit der Netzwerkanalyse der Komorbidität von Cramer et al. (2010) als **Brückensymptome**, welche die beiden Symptomgemeinsamkeiten im Netzwerk miteinander verbanden.

16.6 Klinische Implikationen

Die Netzwerkanalyse weist mehrere klinische Implikationen auf. Zunächst empfiehlt die Netzwerkanalyse in Übereinstimmung mit dem größten Teil der klinischen Praxis die Behandlung von Symptomen, nicht Störungen. Dieser Ansatz unterscheidet sich von anderen Bereichen der Medizin, bei welchen die zugrunde liegende gemeinsame Ursache der Symptomentstehung und -kovarianz behandelt wird (z.B. Krebs, Diabetes).

Zweitens lenkt die Netzwerkanalyse unsere Aufmerksamkeit auf Symptome hoher Zentralität, und nicht auf kennzeichnende Symptome, die in einigen Syndromen (nahezu) einzigartig präsent sind. In der Tat können gewisse Symptome (z.B. Rückblenden) hauptsächlich bei spezifischen Syndromen auftreten (etwa der PTBS), jedoch für die Beibehaltung der Störung unbedeutend sein, sofern sie nicht hochzentrale Symptome sind, die viele robuste Assoziationen mit anderen Symptomen aufweisen. Symptome hoher Zentralität sind vielversprechende klinische Targets für die Intervention, da ihre Deaktivierung wahrscheinlich die Aktivierung anderer Symptome verringert.

Drittens stellen nichtspezifische Symptome, die bei vielen Störungen auftreten (z.B. bei Konzentrationsproblemen, Schlafschwierigkeiten) nicht bloß nosologischen Lärm dar. Vielmehr können sie als Brückensymptome fungieren, die nach Aktivierung die Entwicklung multipler Syndrome unterstützen und dadurch ein klinisches Bild der Komorbidität erzeugen können (Cramer et al. 2010).

Zusammenfassend gesagt, bietet die Netzwerkanalyse ein potenziell wertvolles Rahmenwerk für die Konzeptualisierung und Anleitung der Behandlung von Psychopathologien. Der Ansatz wird sich mit der Entfaltung neuartiger Berechnungsmethoden, welche etwa die auf individuelle Patienten anwendbare Zeitreihenanalyse einbinden, weiterentwickeln (Borsboom u. Cramer 2013).

Literatur

American Psychiatric Association (1994) Diagnostic and statistical manual of mental disorders, 4th ed. American Psychiatric Association Press, Washington, DC

American Psychiatric Association (2013) Diagnostic and statistical manual of mental disorders, 5th ed. American Psychiatric Association Press, Arlington, VA

Bollen K, Lennox R (1991) Conventional wisdom on measurement: A structural equation perspective. Psychological Bulletin 110: 305–314

Borsboom D (2008) Psychometric perspectives on diagnostic systems. Journal of Clinical Psychology 64: 1089–1108

Borsboom D, Cramer AOJ (2013) Network analysis: An integrative approach to the structure of psychopathology. Annual Review of Clinical Psychology 9: 91–121

Borsboom D, Mellenbergh GJ, van Heerden J (2003) The theoretical status of latent variables. Psychological Review 110: 203–219

Cramer AOJ, Waldorp LJ, van der Maas HLJ, Borsboom D (2010) Comorbidity: A network perspective. Behavioral and Brain Sciences 33: 137–150

Csardi G, Nepusz T (2006) The igraph software package for complex network research. International Journal of Complex Systems 1695

Edwards JR, Bagozzi RP (2000) On the nature and direction of relationships between constructs and measures. Psychological Methods 5: 155–174

Epskamp S, Cramer AOJ, Waldorp LJ, Schmittmann VD, Borsboom D (2012) qgraph: Network visualization of relationships in psychometric data. Journal of Statistical Software 48(4): 1018

Friedman J, Hastie T, Tibshirani R (2010) Regularization paths for generalized linear models via coordinate descent. Journal of Statistical Software 33(1): 1–22

Grömping U (2006) Relative importance for linear regression in R: The package relaimpo. Journal of Statistical Software 17(1): 1–27

Guze SB (1992) Why psychiatry is a branch of medicine. Oxford University Press, Oxford, UK

Helzer JE, Kraemer HC, Krueger RF, Wittchen H-U, Sirovatka PJ, Regier D (eds) (2008) Dimensional approaches to classification: Refining the research agenda for DSM-V. American Psychiatric Association, Arlington, VA

Johnson JW, LeBreton JM (2004) History and use of relative importance indices in organizational research. Organizational Research Methods 7: 238–257

Li H, Wang L, Shi Z, Zhang Y, Wu K, Liu P (2010) Diagnostic utility of the PTSD Checklist in detecting PTSD in Chinese earthquake victims. Psychological Reports 107: 733–739

McNally RJ (2011) What is mental illness? The Belknap Press of Harvard University Press, Cambridge, MA

McNally RJ (2015) A network approach to PTSD symptoms in adult survivors of childhood sexual abuse. In: Levinson CA, Langer J (Co-chairs) Network analysis: A symptom perspective of psychopathology. Symposium conducted at the meeting of the Association of Behavioral and Cognitive Therapies, Chicago, IL

Mc Nally RJ (2016) Can network analysis transform psychpathology? Behaviour Research and Therapy 86: 95–104

McNally RJ, Robinaugh DJ (2011) Risk factors and posttraumatic stress disorder: Are they especially predictive following exposure to less severe stressors? Depression and Anxiety 28: 1091–1096

McNally RJ, Robinaugh DJ, Wu GWY, Wang L, Deserno M, Borsboom D (2015) Mental disorders as causal systems: A network approach to posttraumatic stress disorder. Clinical Psychological Science 3: 836–849

Reichardt J, Bornholdt S (2006) When are networks truly modular? Physical Review E, 74:016110. Doi:10.1103/PhysRevE.74.016110

Robinaugh DJ, McNally RJ (2011) Trauma centrality and PTSD symptom severity in adult survivors of childhood sexual abuse. Journal of Traumatic Stress 24: 483–486

Robinaugh DJ, LeBlanc NJ, Vuletich HJ, McNally RJ (2014) Network analysis of persistent complex bereavement disorder in conjugally bereaved adults. Journal of Abnormal Psychology 123: 510–522

Weathers FW, Litz BT, Herman DS, Huska JA, Keane TM (1993) The PTSD Checklist (PCL): Reliability, validity, and diagnostic utility. Paper presented at the meeting of the International Society for Traumatic Stress Studies, San Antonio, TX

Internetadresse

Friedman J, Hastie T, Tibshirani R (2014) Graphical lasso – estimation of Gaussian graphical models. http://www-stat.stanford.edu/~tibs/glasso

Die Rolle der kindlichen Theory of Mind für die Diagnose und Behandlung der PTBS

Manuel Sprung

F. Riffer, E. Kaiser, M. Sprung, L. Streibl (Hrsg.), *Die Vielgestaltigkeit der Psychosomatik*,
Psychosomatik im Zentrum, DOI 10.1007/978-3-662-54146-3_17

Epidemiologische Studien schätzen die Prävalenz der Posttraumatischen Belastungsstörung (PTBS) bei jüngeren Kindern (< 11 Jahren) niedriger ein als bei älteren Kindern und Erwachsenen. Dies wurde lange so interpretiert, dass jüngere Kinder weniger unter den negativen Auswirkungen von traumatischen Erlebnissen leiden. Inzwischen hat aber die neuere Forschung gezeigt, dass jüngere Kinder ähnliche PTBS-Symptome entwickeln wie ältere Kinder und Erwachsene. Es ist aber noch unklar, wie angemessen die PTBS-Symptomkriterien für jüngere Kinder sind und inwieweit entwicklungspsychologische Aspekte bei der Diagnose und Behandlung der PTBS berücksichtigt werden müssen. Die PTBS-Symptomkriterien beinhalten viele Symptome, die interne mentale Zustände und Prozesse betreffen (wie z.B. intrusive Gedanken und Wiedererinnerungen).

17.1 Einleitung

Jüngere Kinder (< 8–9 Jahre) haben typischerweise noch ein limitiertes Verständnis von mentalen Zuständen und Prozessen (Theory of Mind) und möglicherweise deshalb auch Schwierigkeiten, PTBS-Symptome, wie intrusive Gedanken, zu berichten. Diese Hypothese wurde in mehreren Studien mit jungen Kindern mit traumatischen Erlebnissen (Naturkatastrophe, Misshandlung, schwere Verletzung) untersucht. Die Ergebnisse zeigen, dass das kindliche Verständnis von mentalen Zuständen und Prozessen (Theory of Mind) tatsächlich einen Einfluss darauf hat, ob junge Kinder über kognitive PTBS-Symptome, wie ungewollte intrusive Gedanken, berichten können. Dies spielt auch bei der Behandlung der Posttraumatischen Belastungsstörung und anderen psychischen Störungen eine Rolle.

Die relativ niedrige Prävalenz der Posttraumatischen Belastungsstörung (PTBS) bei jungen Kindern wurde lange so interpretiert, dass jüngere Kinder infolge von traumatischen Erlebnissen weniger häufig PTBS-Symptome entwickeln und anscheinend weniger anfällig für die negativen Auswirkungen traumatischer Erlebnisse sind (Garmezy u. Rutter 1985). Inzwischen gibt es aber eine Debatte darüber, ob jüngere Kinder mehr oder weniger von traumatischen Erlebnissen belastet sind und tatsächlich weniger PTBS-Symptome entwickeln. Neuere Forschung hat gezeigt, dass auch jüngere Kinder PTBS-Symptome infolge von traumatischen Erlebnissen entwickeln, dass aber der individuelle kognitive Entwicklungsstand Einfluss darauf hat, ob und wie Kinder über diese Symptome berichten können (Scheeringa 2011; Salmon u. Bryant 2002). Die PTBS-Symptomkriterien beinhalten viele Symptome, die interne mentale Zustände und Prozesse betreffen (wie z.B. intrusive Gedanken und Wiedererinnerungen). Diese Symptome sind bei jungen Kindern schwieriger zu erfassen. Möglicherweise leiden auch jüngere Kinder sehr wohl an diesen Symptomen, können diese aber aufgrund einer eingeschränkten Fähigkeit zur Introspektion und Selbstbericht weniger häufig berichten (Scheeringa et al. 2006). Kindliches Verständnis von mentalen Zuständen und Prozessen (Theory of Mind) sollte demnach einen Einfluss darauf haben, ob Kinder über kognitive PTBS-Symptome, wie ungewollte intrusiven Gedanken, berichten können. Dies spielt auch bei der Behandlung der Posttraumatischen Belastungsstörung eine Rolle.

17.2 Traumatische Ereignisse und PTBS bei Kindern

17.2.1 Häufigkeit traumatischer Ereignisse und PTBS bei Kindern

Jedes vierte Kind erlebt bedauerlicherweise bereits vor dem Alter von 16 Jahren ein traumatisches Ereignis (Becker-Blease et al. 2010; Copeland et al. 2007; Essau et al. 1999; Perkonigg et al. 2000). Ein Teil der Kinder mit traumatischen Erlebnissen entwickelt eine Posttraumatische Belastungsstörung (Briggs-Gowan et al. 2010; McLaughlin et al. 2010). In der Prävalenz von PTBS und PTBS-Symptomen werden deutliche Altersunterschiede berichtet. Bei jungen Kindern (< 11 Jahre) wird die Prävalenz wesentlich niedriger eingeschätzt als bei älteren Kindern (Dyregrov u. Yule 2006; Essau et al. 1999; Perkonigg et al. 2000; Scheeringa et al. 2003). Noch bis vor 20 Jahren ging man daher davon aus, dass jüngere Kinder keine PTBS nach traumatischen Erlebnissen entwickeln (Garmezy u. Rutter 1985), sondern lediglich vorübergehende unspezifische Symptome zeigen. In den letzten beiden Jahrzehnten hat die Forschung aber gezeigt, dass jüngere Kindern im Grunde ähnliche und andauernde PTBS-Symptome entwickeln wie ältere Kinder und Erwachsene (Scheeringa et al. 2011). Es ist allerdings noch unklar, wie angemessen die DSM- und ICD-PTBS-Symptomkriterien für Kinder sind und inwieweit entwicklungspsychologische Aspekte bei der Diagnose und Behandlung der PTBS berücksichtigt werden müssen.

17.2.2 PTBS-Symptomkriterien für Kinder

Die ICD-10- und DSM-IV-Symptomkriterien für die Diagnose einer PTBS[1] wurden für Erwachsene entwickelt, und beim „field testing" der Kriterien wurden auch keine Kinder unter 15 Jahren berücksichtigt:

A. Traumatisches Erlebnis, B. Intrusives Wiedererleben, C. Vermeidungsverhalten, D. erhöhtes Erregungsniveau, E. Symptome treten länger als ein Monat auf, F. Funktionsbeeinträchtigung (im DSM-IV wird neben dem Kriterium A1. Traumatisches Ereignis auch A2. Intensive Furcht, Hilflosigkeit oder Entsetzung gefordert, und im DSM-IV (Kriterium C3) sowie ICD-10 (Kriterium D1) wird auch eine Unfähigkeit, sich an das traumatische Ereignisse zu erinnern, als Symptom beschrieben.

Es stellt sich daher die Frage, inwieweit die Kriterien für Kinder (< 15 Jahre) passend sind. Die Arbeitsgruppe um Michael Scheeringa untersuchte in einer Reihe von Studien die nötige Anzahl und etwaige zusätzliche Symptomkriterien für eine PTBS-Diagnose bei Kindern (Scheeringa et al. 2006, 2011). Die Autoren kommen zu dem Schluss, dass es zwar nicht notwendig ist, die Kriterien zu ergänzen, dass jedoch für eine PTBS-Diagnose bei Kindern (< 15 Jahren) nur jeweils ein Intrusions-, Vermeidungs- und Übererregungssymptom gefordert werden sollte.[2] Insgesamt sind nach Scheeringa et al. (2006, 2011) die PTBS-Symptomkriterien auf die Altersgruppe bis unter 10 Jahren nur eingeschränkt übertragbar. Scheeringa (2011) weist auch darauf hin, dass die Feststellung einer PTBS im Vergleich zu der anderer psychischer Störungen relativ schwierig ist. Dies liegt u.a. auch daran, dass viele der PTBS-Symptome sehr internalisiert sind, wie z.B. intrusive Wiedererinnerungen und Gedanken. Diese Symptome sind daher nur schwer für Eltern zu beobachten und schwierig für Kinder zu berichten, deren sprachliche und kognitive Fähigkeiten sich gerade entwickeln.

17.2.3 Entwicklungspsychologische Faktoren beeinflussen, wie Kinder auf traumatische Ereignisse reagieren

Obwohl sich Erwachsene und Kinder nicht grundsätzlich in ihrer Reaktion auf traumatische Ereignisse unterscheiden (sowohl Kinder als auch Erwachsene zeigen Intrusions-, Vermeidungs- und Übererregungssymptome), gibt es zwischen verschiedenen Altersstufen doch

1 Da die in diesem Kapitel diskutierten Studien alle vor dem Vorliegen des DSM-5 durchgeführt wurden, wird hier nicht näher auf etwaige Änderungen im DSM-5 eingegangen.

2 Im DSM-5 sind inzwischen gesonderte Diagnosekriterien für Kinder angeführt, mit einer geringen Anzahl an Symptomen (ein Intrusions-, ein Vermeidungs- und zwei Übererregungssymptome).

Unterschiede in der Art, wie sich diese Symptome manifestieren (Salmon u. Bryant 2002). In einer Metaanalyse von Fletcher (1996) zeigte sich, dass junge Kinder weniger kognitive Symptome (z.B. kaum intrusive Wiedererinnerungen und Gedanken) und weniger Vermeidungssymptome berichten (z.B. Unfähigkeit, sich an bestimmte Aspekte des Traumas zu erinnern, und Vermeidung von Gedanken, Gefühlen oder Gesprächen über das Ereignis). McNally (1993) weist darauf hin, dass die Variabilität der Befunde von PTBS-Symptomen bei Kindern zu erwarten ist, da es unsicher ist, inwieweit Kinder zu ihren PTBS-Symptomen mit verlässlichen Erhebungsmethoden befragt wurden. Beispielsweise verlangen viele PTBS-Kriterien eine verbale Beschreibung internaler affektiver Zustände (= mentale Zustände), was für jüngere Kinder eher schwierig ist (Cohen 1998; Fivush et al. 1997; Scheeringa et al. 1995). Ein fehlender Bericht von PTBS-Symptomen kann demnach auch mit mangelnder kognitiver Entwicklung zusammenhängen (Scheeringa et al. 2006). Dass jüngere Kinder z.B. kaum intrusive Gedanken und Wiedererinnerungen berichten, kann auch auf unzureichendes Verständnis mentaler Zustände (Theory of Mind) zurückzuführen sein. Was auch eine Erklärung dafür sein kann, warum die Prävalenz von PTBS-Symptomen bei jüngeren Kindern geringer eingeschätzt wird. Das würde heißen, dass jüngere Kinder nicht – wie bisher angenommen – tatsächlich weniger PTBS-Symptome entwickeln, weil sie etwa durch mangelndes kindliches Verständnis über die Bedeutung der traumatischen Erfahrung vor den negativen Folgen und PTBS-Symptomen geschützt sind (Garmezy u. Rutter 1985). Es könnte heißen, dass jüngere Kinder aufgrund von noch unzureichend entwickeltem Verständnis mentalen Zuständen, wie beispielsweise der teilweisen Unkontrollierbarkeit von Gedanken, nicht von PTBS-Symptomen, wie z.B. intrusiven Gedanken, berichten können.

17.3 Theory of Mind

17.3.1 Definition und historische Wurzeln

Theory of Mind (ToM) bezeichnet die Fähigkeit, sich selbst und anderen mentale Zustände, wie Wünsche, Überzeugungen, Gefühle, Absichten etc., zuzuschreiben und Verhalten auf der Basis dieser mentalen Zustände zu interpretieren. ToM ist eine kognitive Fähigkeit und bezieht sich auf das Verständnis und Wissen von Gedanken und Gefühlen. Dieses Verständnis von mentalen Zuständen ist vorwiegend über Konversationen ersichtlich und stellt die Grundlage für soziales Verständnis dar. Theory of Mind ist dem weiteren Bereich der Metakognition zuzuordnen, und mehrere andere Begriffe, wie soziale Kognition, Mentalisierung (Fonagy u. Target 1997), „reflective functioning" oder naive Alltagspsychologie, werden mehr oder weniger synonym verwendet.

Bedeutende historische Vorläufer des Theory-of-Mind-Konzepts sind vor allem in der Theorie der kognitiven Entwicklung von Jean Piaget (1926, 1928) und der Theorie der soziokulturellen Entwicklung von Lev Vygotsky (1930) begründet. Im Unterschied dazu wird der Begriff „mentalizing" von Fonagy et al. vielfach im Kontext psychoanalytischer Theorien und der Bindungstheorie diskutiert (z.B. Fonagy 1991). Als eigener Forschungsbereich existiert Theory of Mind seit etwas mehr als 30 Jahren, und der Begriff selbst ist auf die Untersuchung von Premack und Woodruff (1978) mit dem Titel „Does the Chimpanzee have a theory of mind?" zurückzuführen, in der die Autoren untersuchten, inwieweit Schimpansen diese Fähigkeit besitzen. Premack und Woodruff kommen zu dem Schluss, dass Schimpansen im Unterschied zu erwachsenen Menschen keine vergleichbaren Theory-of-Mind-Fähigkeiten besitzen (d.h. sich selbst und anderen mentale Zustände, wie Wünsche, Absichten, Überzeugungen etc., zuzuschreiben). Call und Tomasello (2008) fassten zum 30-jährigen Jubiläum die Ergebnisse relevanter Folgeuntersuchungen zur

Untersuchung von Premack und Woodruff zusammen und schlossen daraus, dass Schimpansen zwar keine vollständigen, mit den menschlichen vergleichbaren Theory-of-Mind-Fähigkeiten besitzen, aber doch einfache Elemente davon (wie z.B. die Zuschreibung von Zielen und Absichten oder den Zusammenhang von Wahrnehmung und Wissen).

Die Untersuchung von Premack und Woodruff (1978) gab den Anstoß für eine große Vielzahl an Folgeuntersuchungen, und Theory of Mind wurde zum beliebtesten Forschungsgegenstand in der kognitiven Entwicklungspsychologie und in den letzten 15 Jahren auch ein beliebter Forschungsgegenstand in der Psychiatrie, Klinischen Psychologie und Psychotherapie. Eine Suche in einschlägigen Fachliteraturdatenbanken vom 07.06.2016 ergab in Psycinfo 6.861 und in PubMed 3.623 Einträge bzw. Untersuchungen zur Theory of Mind.

17.3.2 Typische Entwicklung der Theory of Mind

Ausgehend von der Untersuchung von Premack und Woodruff (1978), entwickelten Wimmer und Perner (1983) eine Testaufgabe, die „False-Belief"-Aufgabe, um die Theory-of-Mind-Fähigkeiten von jungen Kindern zu untersuchen. Wimmer und Perner wiesen darauf hin, dass ein Verständnis falscher Überzeugungen („false belief") ein eindeutiger Marker für ein Verständnis von mentalen Zuständen ist, und untersuchten dies anhand der „False-Belief"-Aufgabe mit jungen Kindern. In der Aufgabe werden den Kindern Geschichten erzählt, z.B. folgende: Eine Spielfigur Namens Maxi gibt eine Schokolade in den Küchenschrank X. In seiner Abwesenheit verlagert seine Mutter die Schokolade vom Küchenschrank X in den Küchenschrank Y. Die Kinder müssen dann hindeuten, in welchem Küchenschrank Maxi nach der Schokolade suchen wird, wenn er zurückkommt. Nur wenn sie verstehen können, dass Maxi einen mentalen Zustand hat, d.h. eine falsche Überzeugung (dass die Schokolade in Schrank X ist), im Unterschied zu ihrem eigenen mentalen Zustand (d.h. dem Wissen, dass die Schokolade tatsächlich im Schrank Y ist), können sie richtig vorhersagen, dass Maxi im Schrank X nach der Schokolade suchen wird. Die einflussreiche Untersuchung von Wimmer und Perner (1983) würde über 4.700-mal zitiert. In einer Metaanalyse von 2001 analysierten Wellman et al. (2001) die Ergebnisse von 178 Folgestudien, die die „False-Belief"-Aufgabe von Wimmer und Perner verwendeten.

Wimmer und Perner fanden in ihrer Untersuchung 1983, dass Kinder ab einem Alter zwischen 6 und 9 Jahren richtige Vorhersagen in der „False-Belief"-Aufgabe und damit mentale Zustandszuschreibungen machen konnten. Eine Metaanalyse von Studien, die Theory of Mind mit der „False-Belief"-Aufgabe untersuchten, kommt zu dem Schluss, dass sich die entsprechenden Fähigkeiten zwischen 4 und 5 Jahren entwickeln (Wellman et al. 2001). In einer Folgestudie untersuchten Perner und Wimmer (1985) kindliches Verständnis von „Second-Order Beliefs", d.h. falsche Überzeugungen zweiter Ordnung (z.B. „John denkt, dass Mary glaubt …"). Die Ergebnisse der anfänglichen Untersuchungen von Perner und Wimmer (1985) zeigen, dass Kinder im Alter zwischen 6 und 7 Jahren richtige Schlussfolgerungen und Vorhersagen bezüglich falscher Überzeugungen zweiter Ordnung machen können. Ein Review, das Ergebnisse von Studien zum kindlichen Verständnis von mentalen Zuständen zweiter Ordnung zusammenfasst, kommt zu dem Schluss, dass sich dieses Verständnis typischerweise zwischen 5 und 6 Jahren entwickelt (Miller 2009).

Mit einer weiteren Facette der Theory of Mind beschäftigten sich kurz darauf Paul Harris et al., nämlich mit dem kindlichen Verständnis des Zusammenhangs zwischen Gedanken und Gefühlen (Harris et al. 1989). In ihren Untersuchungen fanden die Autoren, dass Kinder ab dem Alter von 5 bis 6 Jahren den Einfluss von falschen Überzeugungen auf Gefühle verstehen. Um die verschiedenen Facetten von Theory of Mind zu erfassen, haben Henry Wellman und Liu eine

Theory-of-Mind-Skala entwickelt, mit der kindliches Verständnis von verschiedenen Aspekten des Verständnisses von mentalen Zuständen erfasst werden kann (Wellman u. Liu 2004).

John Flavell hebt 1993 allerdings hervor, dass sich die ToM-Forschung bis dahin vorwiegend mit kindlichem Wissen über mentale Zustände, wie Überzeugungen, Wünsche, Wissen und Gefühle, beschäftigt hat und kaum mit kindlichem Verständnis von mentalen Aktivitäten, wie z.B. über etwas nachdenken (Flavell et al. 1993). Flavell et al. widmeten sich daher in einer Reihe von Studien diesen Aspekten der Theory of Mind, wie z.B. dem kindlichen Verständnis des kontinuierlichen Gedankenstroms („stream of conciousness"; Flavell et al. 1993), der (eingeschränkten) Kontrollierbarkeit von Gedankenprozessen (Flavell u. Green 1999), dem Bewusstsein der eigenen Gedankenprozesse (Flavell et al. 2000) oder dem kindlichen Verständnis von Bewusstlosigkeit (Flavell et al. 1999). Den verschiedenen Untersuchungen zufolge entwickelt sich das kindliche Verständnis von mentalen Aktivitäten zwischen 8 und 9 Jahren. Aber wie manche Untersuchungen zeigen, gibt es durchaus auch erhebliche individuelle Unterschiede in der Theory-of-Mind-Entwicklung (z.B. Carlson u. Moses 2001; Hughes et al. 2005).

17.3.3 Theory of Mind und psychische Störungen

Theory of Mind wurde auch im Zusammenhang mit verschiedensten psychischen Störungen untersucht, allen voran bei Kindern, Jugendlichen und Erwachsenen mit einer Autismus-Spektrum-Störung. Baron-Cohen et al. (1985) wiesen als erste darauf hin, dass Defizite in der Theory-of-Mind-Entwicklung die Beeinträchtigungen in der sozialen Interaktion von Kindern mit einer Autismus-Spektrum-Störung erklären können. In einer Vielzahl an Untersuchungen bestätigte sich der Befund, dass Kindern mit einer Autismus-Spektrum-Störung spezifische Defizite in ihren Theory-of-Mind-Fähigkeiten aufweisen (z.B. Baron-Cohen 1989, 2000; Happé 1994). Theory-of-Mind-Defizite wurden auch als Erklärung für verschiedene Symptome der Schizophrenie herangezogen (Corcoran et al. 1995), und mehrere Reviews und Metaanalysen einer Vielzahl von Untersuchungen bestätigen die zum Teil erheblichen Defizite in den Theory-of-Mind-Fähigkeiten von Patienten mit Schizophrenie (Brüne 2005; Bora et al. 2009; Sprong et al. 2007). Dysfunktionale Theory-of-Mind- bzw. Mentalisierungs-Fähigkeiten werden auch im Zusammenhang mit verschiedenen Persönlichkeitsstörungen gebracht, wie der Borderline-Persönlichkeitsstörung bzw. emotional instabilen Persönlichkeitsstörungen (Arntz et al. 2009; Bateman u. Fonagy 2008; Fonagy 1989; Sharp et al. 2011), sowie der Dissozialen Persönlichkeitsstörung (Dolan u. Fullam 2004). Dysfunktionale Theory of Mind wird hier vor allem auch zur Erklärung relevanter Symptome wie interpersonelle Probleme herangezogen. Die Befunde zu den Theory-of-Mind-Fähigkeiten von Patienten mit Borderline-Persönlichkeitsstörung divergieren jedoch. Einerseits zeigen sich generelle Defizite (z.B. Fonagy 1989; Sharp et al. 2011), andererseits finden manche Studien auch allgemein erhöhte Theory-of-Mind-Aktivität, welche im Sinne einer erhöhten Sensitivität für die mentalen Zustände anderer interpretiert wird (z.B. Fertuck et al. 2009). Wiederum andere Studien finden Defizite nur in manchen Aspekte der ToM (kognitive), während andere Facetten (emotionale) durchschnittlich (Arntz et al. 2009) bis überdurchschnittlich (Franzen et al. 2011) ausgeprägt sind. Im Kindes- und Jugendalter finden sich auch Theory-of-Mind-Defizite bei Kindern mit hyperkinetischen Störungen (z.B. Uekermann et al. 2010) und Störungen des Sozialverhaltens (z.B. Happé u. Frith 1996). Bei Kindern mit Störungen im Sozialverhalten scheinen vor allem emotionale Facetten der Theory of Mind beeinträchtigt bzw. dysfunktional zu sein (z.B. Schwenck et al. 2012).

Darüber hinaus wird Theory of Mind bei verschiedensten anderen psychischen Störungen und klinisch relevanten Bedingungen untersucht, u.a. bei kindlichen und jugendlichen Opfern und Tätern von Mobbing (Shakoor et al. 2012), Kindern und Jugendlichen mit Gehörschädigung (z.B. Peterson u. Siegal 1995), Sprachentwicklungsstörung (Nilsson u. de López 2016) oder angeborener Sehbehinderung (z.B., Peterson et al. 2000). Auch bei Patienten mit affektiven Störungen (z.B. Bora et al. 2005; Inoue et al. 2004; Kerr et al. 2003; Montag et al. 2010; Wang et al. 2008; Wolkenstein et al. 2011) oder Schmerz- und Somatoformen Störungen (Di Tella et al. 2015; Subic-Wrana et al. 2010; Stonnington et al. 2013; Zunhammer et al. 2015) wurden Defizite in Theory-of-Mind-Fähigeiten festgestellt. Ein klinisch hochrelevanter Befund ist hier, dass von Patienten mit einer schweren depressiven Episode jene, die eingeschränkte ToM-Fähigkeiten hatten, ein erhöhtes Rückfallrisiko aufwiesen (Inoue et al. 2006).

Nicht zuletzt wird Theory of Mind auch in Zusammenhang mit traumatischen Erfahrungen untersucht. Weitreichende Theory-of-Mind-Defizite finde sich bei misshandelten oder missbrauchten Kindern (z.B. Cicchetti et al. 2003; Kay u. Green 2016; Pears u. Fisher 2005) sowie bei Erwachsenen, die in ihrer Kinderheit misshandelt oder missbraucht wurden (z.B. Brüne et al. 2016; Hentze et al. 2016; Mrizak et al. 2016; Nazarov et al. 2013; Raman 2016). Es wurde auch postuliert, dass Theory-of-Mind-Fähigkeiten eine Rolle bei der Entwicklung von PTBS-Symptomen spielen. Theory-of-Mind-Defizite wurden z.B. auch zur Erklärung der psychischen Symptome (Quasi-Autismus, Enthemmung, Unaufmerksamkeit/Überaktivierung) von schwer vernachlässigten rumänischen Waisenkindern (Colvert et al. 2008) und misshandelten Jugendlichen in Fremdbetreuung („out-of-home care") (Kay u. Green 2016) herangezogen. Die genaue Rolle der Theory of Mind für die PTBS und PTBS-Symptome ist jedoch noch unklar.

17.4 Rolle von ToM in der Identifikation von PTBS-Symptomen

Die beschriebenen Befunde aus der kognitiven Entwicklungspsychologie zeigen, dass jüngere Kinder noch Schwierigkeiten haben, mentale Zustände und Prozesse zu verstehen. Dies gilt vor allem für Kinder unter 8–9 Jahren, wobei es teilweise auch erhebliche individuelle Unterschiede in der Theory-of-Mind-Entwicklung gibt (Hughes et al. 2005). Viele PTBS-Symptome betreffen interne mentale Zustände und Prozesses, wie z.B. intrusive Gedanken und Erinnerungen. Dies legt nahe, dass jüngere Kindern bzw. Kinder mit vergleichsweise noch geringeren Theory-of-Mind-Fähigkeiten Schwierigkeiten haben, PTBS-Symptome wie intrusive Gedanken zu verstehen und entsprechend zu berichten.

17.4.1 Intrusive Gedanken

Intrusive Gedanken und Erinnerungen zählen zu den Kernsymptomen von PTBS und spielen auch eine Rolle bei verschiedenen anderen psychischen Störungen, wie Depression, Angst- und Zwangsstörung, Psychosen sowie Schlafstörungen (Clark 2005). Allerdings sind intrusive Gedanken auch nicht unüblich bei Personen ohne psychische Störungen (Clark u. Rhyno 2005), und wie „Thought-sampling"- oder „Experience-sampling"-Experimente zeigen, besteht ein gewisser Teil unseres kontinuierlichen Gedankenflusses aus intrusiven Gedanken (Klinger 1996). Intrusive Gedanken sind aber nicht immer störend oder negativ, sondern können sogar positive Ereignisse oder Gefühle betreffen (Craig et al. 1996). Wie Clark und Rhyno (2005) hervorheben, sind vor allem jene intrusiven Gedanken klinisch relevant, welche mit einem negativen Affekt verbunden sind. Ein höherer Anteil von negativen intrusiven Gedanken und ein damit verbundenes Ungleichgewicht an positiven und negativen Gedanken ist auch mit PTBS und Angststörungen assoziiert (Nasby u. Russell 1997; Kendall u. Treadwell 2007). Inwieweit junge Kinder diese verstehen und berichten können, hängt aber auch von ihren individuellen Theory-of-Mind-Fähigkeiten ab.

17.4.2 Intrusive Gedanken und Theory of Mind bei Überlebenden der Hurrikan-Katrina-Katastrophe

Der tropische Wirbelsturm Hurrikan Katrina verursachte eine der schlimmsten Naturkatastrophen in der US-amerikanischen Geschichte. Innerhalb von weniger als zwei Tagen verwandelte er ein Gebiet, das so groß wie die Fläche von Großbritannien ist, in ein Katastrophengebiet, das einem Kriegsschauplatz glich. Die schwersten Schäden durch Hurrikan Katrina waren in den drei Küstenbezirken (Hancock, Harrison und Jackson County) zu beklagen, in denen viele der Kinder, die an der im folgenden beschriebenen Untersuchung teilgenommen haben, zu Hause waren (Disaster Center 2008). Nach Naturkatastrophen wie dieser sind intrusive Gedanken eines der häufigsten PTBS-Symptome (Wang et al. 2013). Jedoch erfüllen nur relativ wenige Kinder, die von solchen Katastrophen betroffen sind, die DSM-IV-Kriterien für eine PTBS-Diagnose (ebd.; Perkonigg et al. 2000; Scheeringa u. Zeanah 2008). Dass jüngere Kinder vergleichsweise weniger Symptome berichten, liegt möglicherweise auch daran, dass sie noch Schwierigkeiten haben, mentale Zustände und Prozesse zu verstehen, d.h. schlechtere Theory-of-Mind-Fähigkeiten haben. In einer Serie von Untersuchungen mit Kindern, die von der Hurrikan-Katrina-Katastrophe betroffen waren, haben wir daher untersucht, ob Kinder mit besseren Theory-of-Mind-Fähigkeiten eher von klinisch relevanten negativen intrusiven Gedanken berichten können (Sprung 2008; Sprung u. Harris 2010). Dabei wurden 5- bis 10-jährige Kinder aus dem Hurrikan-Katastrophengebiet (in Mississippi, USA) und zum Vergleich Kinder aus einem anderen Gebiet (Malden, Massachusetts, USA), die bisher keine vergleichbaren Naturkatastrophen erlebt hatten, 7 Monate (T1), 10 Monate (T2) und 26 Monate (T3) nach dem Hurrikan Katrina untersucht. Zum Zeitpunkt T1 nahmen 183 Kinder mit einem Altersdurchschnitt von 7 Jahren (SD=1 Jahr) an der Untersuchung teil. Zum Zeitpunkt T2 waren es 165 Kinder mit einem Altersdurchschnitt von 7 Jahren und 1 Monat (SD=1 Jahr und 1 Monat), und zum Zeitpunkt T3 waren es 165 Kinder mit einem Altersdurchschnitt von 8 Jahren und 9 Monate (SD=1 Jahr). Aus Gründen der Kürze und Prägnanz werden im Folgenden nur die Ergebnisse der Untersuchung vom Zeitpunkt T2 (10 Monate nach dem Hurrikan) beschrieben. Die Kinder wurden nach ihren intrusiven Gedanken befragt, und mit verschiedenen Theory-of-Mind-Tests wurden ihre Theory-of-Mind-Fähigkeiten gemessen.

Intrusive Gedanken wurden u.a. mit folgender Frage erfasst (deutsche Übersetzung): „Manchmal müssen wir an Dinge denken, an die wir nicht wirklich denken wollen. Woran musst Du denken, obwohl Du nicht wirklich daran denken willst?" Die Antworten wurden in folgenden drei Kategorien unterteilt: (a) keine intrusiven Gedanken oder „Ich-weiß-nicht"-Antworten, (b) negative intrusive Gedanken und (c) positive intrusive Gedanken.

Theory-of-Mind-Fähigkeiten wurden u.a. mit folgenden Tests erfasst:

■ Test zum Verständnis der teilweisen Unkontrollierbarkeit von Gedanken (Flavell et al. 1998)

Den Kindern wurde hierfür z.B. folgende Geschichte erzählt und Fragen gestellt, mit denen ihr Verständnis der teilweisen Unkontrollierbarkeit von Gedanken erfasst werden soll (deutsche Übersetzung): „Maxi hasst es, eine Spritze zu bekommen, und er will niemals daran denken, eine Spritze zu bekommen. Eines Tages ist Maxi krank, und seine Mutter ist mit ihm zum Arzt gegangen. Während er im Zimmer vom Arzt sitzt, sieht er vor sich eine Spritze am Tisch liegen. *Während Maxi die Spritze vor sich am Tisch ansieht, denkt er dann daran, eine Spritze zu bekommen, oder nicht?*"

■ Test zum Verständnis von intrusiven Gedanken (Harris u. Duke 2006)

Hierfür wurden den Kinder z.B. folgende mit Bildern illustrierte Geschichte erzählt und Fragen gestellt (deutsche Übersetzung): „Lisa fährt sehr gern Fahrrad, und sie hat immer davon geträumt, das Radrennen ihrer Stadt zu gewinnen. Sie hat das ganze Jahr lang dafür geübt, und schließlich kam der große Tag des Rennens. Lisa trat so schnell in die Pedale, wie sie konnte, aber in der schwierigsten Kurve der Rennstrecke stieß sie mit einem anderen Rennfahrer zusammen, und beide stürzten zu Boden. Lisa wurde nicht verletzt, aber der andere Rennfahrer hatte sich sein Bein gebrochen und musste mit einem Rettungsauto weggebracht werden. Lisa hatte große Angst. Am Tag nach dem Radrennen arbeitet Lisa an ihrer Mathematikaufgabe. Während sie an ihrer Mathematikaufgabe arbeitet, denkt sie über ihre Mathematikaufgabe nach. Sie denkt daran, wie viel 2 + 2 ergibt. Ganz plötzlich, ohne irgendeinen Grund, beginnt Lisa, an das Radrennen vom vorherigen Tag zu denken. Wenn Lisa beginnt, über das Radrennen vom Vortag nachzudenken, wie fühlt sie sich dann? *Wollte Lisa an das Radrennen vom Vortag denken?* Möchte Lisa aufhören, an das Radrennen vom Vortag zu denken?"

◘ Abb. 17.1 zeigt die Ergebnisse der Untersuchung zum Zeitpunkt T2 (10 Monate nach Hurrikan Katrina) mit den Häufigkeiten der drei Kategorien von intrusiven Gedanken (keine oder weiß nicht, positive und negative) auf der x-Achse und den Theory-of-Mind-Fähigkeiten in Form eines Gesamtsummen-Scores der Antworten aller Theory-of-Mind-Tests auf der y-Achse. Die Ergebnisse zeigen einen signifikanten Zusammenhang zwischen besseren Theory-of-Mind-Fähigkeiten und Bericht von negativen intrusiven Gedanken, unabhängig von Alter, Geschlecht, sozioökonomischem Status und genereller Sprachfähigkeit der Kinder (Model chi-square = 31.56, p > .001, -2 log likelihood = 97.745, Psuedo R-square [Nagelkerke] = 0.20). Die Ergebnisse bestätigen somit die Annahme, dass Kinder mit besseren ToM-Fähigkeiten eher ihre negativen intrusiven Gedanken angeben können.

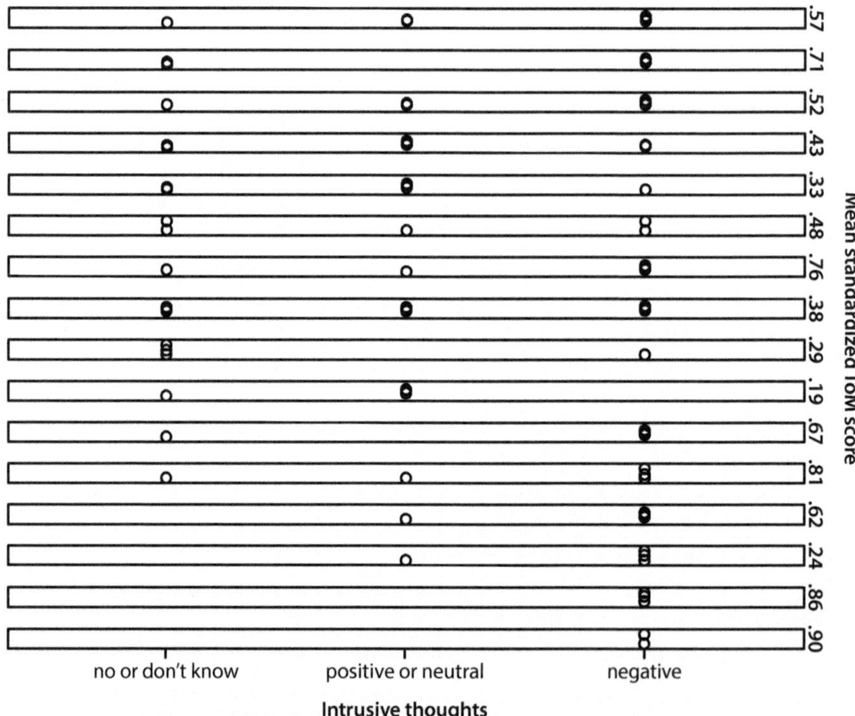

◘ **Abb. 17.1** Intrusive Gedanken und Theory-of-Mind-Fähigkeiten zehn Monate nach Hurrikan Katrina

17.4.3 Misshandlung und Hospitalisierung nach einer schwerwiegenden Verletzung

Die Ergebnisse der in ▶ Abschn. 17.4.2 beschriebenen Untersuchung mit Überlebenden der Hurrikan-Katrina-Katastrophe zeigen, dass Kinder mit besseren Theory-of-Mind-Fähigkeiten eher von ihren PTBS-Symptomen, d.h. speziell intrusiven Gedanken berichten können. Inwieweit sich dieser Befund auch im Zusammenhang mit intrusiven Gedanken infolge anderer Arten von traumatischen Erlebnissen bestätigen lässt, haben wir in einer Folgestudie untersucht (Sprung et al. 2011). In dieser Studie wurden die intrusiven Gedanken und Theory-of-Mind-Fähigkeiten von Kindern erfasst, die aufgrund von Misshandlung oder einer unfallbedingten schwerwiegenden Verletzung (jedoch kein Schädel-Hirn-Trauma) hospitalisiert waren, und einer Kontrollgruppe von Kindern ohne traumatische Erlebnisse. Insgesamt nahmen 42 Kinder im Alter zwischen 6 Jahren und 1 Monat und 11 Jahren und 6 Monaten an der Untersuchung teil, d.h. 17 misshandelte/verletzte Kinder mit einem Durchschnittsalter von 8 Jahren und 10 Monaten (SD=1 Jahr und 10 Monate) sowie 25 Kontrollgruppen-Kinder ohne traumatische Erlebnisse in einem Durchschnittsalter von 8 Jahren und 9 Monaten (SD=1 Jahr und 4 Monate). Die Kinder wurden mit den gleichen Verfahren zur Erfassung von intrusiven Gedanken und Theory-of-Mind-Fähigkeiten wie in der in ▶ Abschn. 17.4.2 beschriebenen Untersuchung mit Überlebenden der Hurrikan-Katrina-Katastrophe (Sprung 2008; Sprung u. Harris 2010) befragt bzw. getestet.

◘ Abb. 17.2 zeigt die Ergebnisse der Untersuchung mit misshandelten und verletzten Kindern, mit den Häufigkeiten der drei Kategorien von intrusiven Gedanken (keine oder weiß nicht, positive

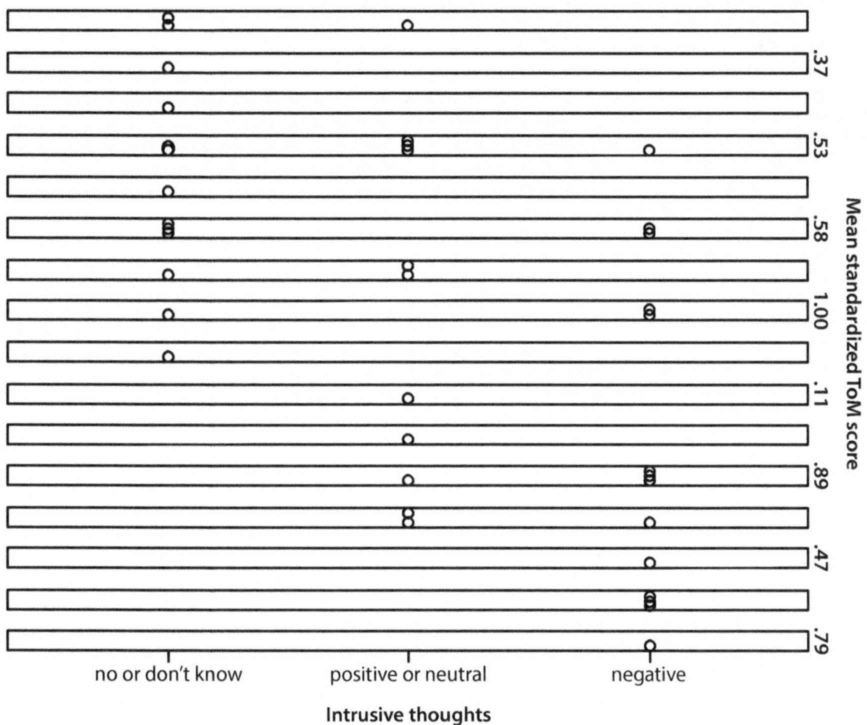

◘ **Abb. 17.2** Intrusive Gedanken und Theory-of-Mind-Fähigkeiten bei misshandelten/verletzten Kindern

und negative) auf der x-Achse und den Theory-of-Mind-Fähigkeiten in Form eines Gesamtsummen-Scores der Antworten aller Theory-of-Mind-Tests auf der y-Achse. Die Ergebnisse zeigen einen signifikanten Zusammenhang zwischen besseren Theory-of-Mind-Fähigkeiten und dem Berichten von negativen intrusiven Gedanken, unabhängig von Alter, Geschlecht, sozioökonomischem Status und genereller Sprachfähigkeit der Kinder (Model chi-square = 11.83, p > .01, -2 log likelhood = 51.43, Psuedo R-square [Nagelkerke] = 0.28). Die Ergebnisse bestätigen damit die Ergebnisse unserer vorherigen Untersuchung mit Hurrikan-Katrina-Überlebenden und belegen somit überdies die Annahme, dass Kinder mit besseren Theory-of-Mind-Fähigkeiten eher ihre negativen intrusiven Gedanken berichten können.

17.4.4 Schlussfolgerungen

Die Ergebnisse der Studie mit Hurrikan-Katrina-Überlebenden (Sprung 2008; Sprung u. Harris 2010) und mit misshandelten/verletzten Kindern (Sprung et al. 2011a) zeigen, dass Kinder mit besseren ToM-Fähigkeiten eher PTBS-Symptome wie intrusive Gedanken berichten können. Diese Ergebnisse sprechen gegen die frühere Annahme, dass die geringe Reflexionsfähigkeit jüngerer Kinder und ein mangelndes Verständnis der Bedeutung von traumatischen Ereignissen, jüngere Kinder vor den negativen Folgen von traumatischen Erlebnissen schützt und sie deshalb weniger PTBS-Symptome, wie intrusive Gedanken, entwickeln (Garmezy u. Rutter 1985). Die individuellen Theory-of-Mind-Fähigkeiten von Kindern scheinen jedoch eine Voraussetzung zu sein für kindlichen Selbstbericht von PTBS-Symptomen. Kindliches Verständnis von mentalen Zuständen und Prozessen (Theory of Mind) sollte daher bei der Diagnose von PTBS-Symptomen berücksichtigt werden. Bisherige Ergebnisse zur Rolle der Theory of Mind für PTBS-Symptome zeigen einen korrelativen Zusammenhang zwischen Theory-of-Mind-Fähigkeiten und einem Selbstbericht von PTBS-Symptomen, wie intrusiven Gedanken. Diese Ergebnisse lassen aber nicht hinreichend Schlüsse zur Kausalität und Richtung des Zusammenhangs zu. Daher sollte zukünftig auch untersucht werden, ob einer Verbesserung der Theory-of-Mind-Fähigkeit mittels Theory-of-Mind-Training zu einem häufigeren Selbstbericht von PTBS-Symptomen führt.

17.5 Theory-of-Mind-Trainings und Förderprogramme

Eine ganze Reihe von unterschiedlichen Theory-of-Mind-Trainings wurden entwickelt, um zu untersuchen, wie sich Theory-of-Mind-Fähigkeiten entwickeln und wodurch diese Entwicklung beeinflusst ist.

17.5.1 Beispiel eines Theory-of-Mind-Trainings

Sprung et al. untersuchten z.B. den Einfluss von Sprache auf Theory of Mind (Sprung et al. 2011b; Sprung et al. 2012). In diesem Training wurden den Kindern eine Reihe von Geschichten erzählt, in denen es um mentale Zustände, wie falsche Überzeugungen, geht. Den Kindern wurden auch Fragen dazu gestellt und Feedback zu ihren Antworten gegeben. Die Geschichten wurden mit Puppen, Spielsachen und Gegenständen illustriert.

Zum Beispiel wurde folgende Geschichte erzählt:

- **Ein Fallbeispiel**

Der Versuchsleiter (VL) stellt eine Puppe vor das Kind und sagt: „Das hier ist Ernie." Dann legt der Versuchsleiter eine verschlossene Smarties®-Box auf den Tisch und sagt: „Ernie, was glaubst Du, dass hier drinnen ist?" [VL zeigt auf die Smarties®-Box. Ernie bzw. der Versuchsleiter mit einer veränderten Stimme antwortet: „Ich glaube, dass hier Schokolade drinnen ist!" Der Versuchsleiter fragt anschließend das Kind: „Was glaubt Ernie?" und gibt entsprechendes Feedback auf die Antwort (z.B. bei richtiger Antwort: „Genau, Ernie glaubt, dass hier Schokolade drinnen ist"). Anschließend sagt der Versuchsleiter: „Lass uns mal nachschauen, was hier drinnen ist." Der VL öffnet die Smarties®-Box und er und das Kind sehen, dass dort Buntstifte und keine Schokolade drin ist. Dann fragt der VL das Kind: „Was ist hier wirklich drin? Was glaubt Ernie, dass da drinnen ist?" Und nachdem das Kind geantwortet hat, gibt der VL entsprechendes Feedback (z.B. bei richtiger Antwort: „Genau, hier sind wirklich Stifte drin. Aber Ernie glaubt, dass hier Schokolade drin ist." (Sprung et al. 2011b)

In der Untersuchung von Sprung et al. (2012) wurde ein Training mit Geschichten rund um falsche Überzeugungen und mit oder ohne mentale Zustandsverben (wie z.B. wollen, denken, glauben) und Komplementsätze (wie z.B. „Ernie glaubt, dass es heute regnet") in den sprachlichen Erläuterungen zu den Geschichten mit einem Kontrolltraining ohne falsche Überzeugungen verglichen. In dieser Studie wurden 106 Kinder zwischen 3½ und 6½ Jahren (Durchschnittsalter = 5 Jahre und 1 Monat, SD=9 Monate) über einen Zeitraum von zehn Wochen in Kleingruppen von fünf Kindern für ca. 15 Minuten pro Woche eine Reihe entsprechender Geschichten erzählt. Die Kinder wurden zu Beginn und am Ende des Trainings mit einer Batterie an Theory-of-Mind-Aufgaben getestet (Wellman u. Liu 2004; Hofer u. Aschersleben 2004; Kristen et al. 2006). Die Ergebnisse zeigten einen signifikanten Trainingseffekt, d.h. Verbesserung der Theory-of-Mind-Fähigkeiten im Laufe des Trainings. Die Ergebnisse zeigten auch eine Trainingseffekt-und-Trainingsgruppen-Interaktion, d.h., die Kinder in den beiden Theory-of-Mind-Trainingsgruppen (die Geschichten über falsche Überzeugungen gehört hatten) verbesserten sich signifikant, während sich die Theory-of-Mind-Fähigkeiten von Kindern in der Kontrollgruppe (die Geschichten ohne falsche Überzeugungen gehört hatten) kaum verbesserten.

17.5.2 Review und Metaanalyse von Theory-of-Mind-Trainings

Eine Metaanalyse von Hofmann et al. (2016) analysiert die Ergebnisse von 32 Artikel mit 45 Theory-of-Mind-Trainingsstudien mit insgesamt 1.529 Kindern von 2 Jahren und 7 Monaten bis 16 Jahren und 2 Monaten und einem Durchschnittsalter von 5 Jahren und 2 Monaten (SD=2 Jahre und 8 Monate). Die Theory-of-Mind-Trainings in den Studien umfassten zwischen 1 und 32 Sitzungen (M=7.72, SD=7.36), mit einer Sitzungsdauer von 5–90 Minuten (M=23.02, SD=19.60) und einem Trainingszeitraum von 1–189 Tagen (M=32.5, SD=39.73). Es wurden in den Studien sowohl Kinder mit typischer Entwicklung als auch Kinder mit Autismus-Spektrum-Störung trainiert. Die Ergebnisse der Metaanalyse zeigen, dass Theory-of-Mind-Trainings im Vergleich zu Kontrolltrainings effektiver in der Verbesserung von kindlichen Theory-of-Mind-Fähigkeiten sind, mit einer mäßig starken aggregierten Effektstärke (Hedge's g = 0.75, CI = 0.60–089, p <. 001). Dies ist ein robuster Effekt, mit einem Fail-Safe N (1208) > 5k+10, und es wären 2.519 (unveröffentlichte) Studien mit Null-Effekten nötig, um den Effekt zu nullifizieren. Moderator-Analysen zeigten, dass sich, obwohl Theory-of-Mind-Trainings generell effektiv waren, die relevanten

Theory-of-Mind-Fähigkeiten bei längerer Sitzungsdauer, größerer Anzahl an Trainingssitzungen, aber kürzerem Trainingszeitraum zunehmend verbesserten. Die Moderator-Analysen zeigten auch, dass Theory-of-Mind-Trainings für Mädchen effektiver waren.

17.6 Die Rolle von Theory of Mind in der Psychotherapie

Die Fähigkeit, mentale Zustände (Gedanken und Gefühle) und Prozesse (z.B. intrusive Gedanken) zu verstehen und berichten zu können und in einer Therapie darüber reflektieren zu können, ist fundamental für die meisten, wenn nicht alle Psychotherapieansätze (Fonagy et al. 2004). Theory of Mind spielt daher auch bereits eine Rolle in verschiedenen Therapieansätzen, z.B. bei Interventionen zur Förderung der Theory of Mind bei der Autismus-Störung (z.B. Fisher u. Happé 2005) oder bei sozialen Kompetenztrainings zur Förderung sozial-kognitiver Fertigkeiten im Rahmen von Gewaltprävention (z.B. Resolving Conflicts Creatively Program; Aber et al. 1998). Theory of Mind spielt auch eine Rolle in metakognitiven Trainings und Therapien (z.B. Moritz u. Woordward 2007; Wells 2009). Interessant ist in diesem Zusammenhang auch, dass metakognitive Therapie auch bei PTBS zur Anwendung kommt (Wells et al. 2008; Wells u. Sembi 2004). Auch bei achtsamkeitsbasierten Trainings- und Therapieprogrammen spielt Theory of Mind eine Rolle (z.B. Baer 2006; Semple et al. 2005, 2010; Zelazo u. Lyons 2011). Theory of Mind bzw. Mentalisierung spielt eine grundlegende Rolle in der mentalisierungsbasierten Therapie (Bateman u. Fonagy 2013; Bolm 2009; Fonagy u. Bateman 2006; Fonagy u. Luyten 2009). Auch in der Kognitiven Verhaltenstherapie (KVT) spielen Theory-of-Mind-Fähigkeiten eine Rolle. KVT beinhaltet Aufgaben und Übungen, die ein gewisses Wissen und Verständnis von Gedanken und Gefühlen voraussetzen, wie z.B. die Unterscheidung zwischen verschiedenen Emotionen oder ein Verständnis des Zusammenhangs zwischen Gedanken und Gefühlen. Die kindliche Fähigkeit, an Kognitiver Verhaltenstherapie teilzunehmen bzw. davon profitieren zu können, hängt daher auch von den individuellen Theory-of-Mind-Fähigkeiten ab (Doherr et al. 2005; Lickel et al. 2012). Ein Theory-of-Mind-Training, speziell bei Patienten mit unterdurchschnittlichen Theory-of-Mind-Fähigkeiten, wirkt sich daher auch förderlich auf die Therapiefähigkeit aus und kann zu einem besseren Behandlungsergebnis beitragen (Bruce et al. 2010).

17.7 Zusammenfassung und Schlussfolgerungen

PTBS wird weniger häufig bei jungen Kindern (< 11 Jahre) diagnostiziert, vermutlich weil jüngere Kinder weniger PTBS-Symptome berichten, vor allem solche, die mentale Zustände und Prozesse betreffen, wie z.B. intrusive Gedanken und Wiedererinnerungen. Jüngere Kinder (< 8–9 Jahre) haben generell noch ein eingeschränktes Verständnis von mentalen Zuständen und Prozessen (Theory of Mind). Dass jüngere Kinder weniger PTBS-Symptome, wie intrusive Gedanken, berichten, liegt zum Teil auch an ihren noch mangelnden Theory-of-Mind-Fähigkeiten. In einer Reihe von Untersuchungen mit Kindern mit traumatischen Erlebnissen (Naturkatastrophe, Misshandlung oder schwerwiegende Verletzung) konnte gezeigt werden, dass Kinder mit besseren Theory-of-Mind-Fähigkeiten eher ihre negativen intrusiven Gedanken berichten können. Dies impliziert, dass Theory-of-Mind-Fähigkeiten, wie z.B. ein Verständnis von der teilweisen Unkontrollierbarkeit von Gedanken und ein Verständnis von intrusiven Gedanken, eine Voraussetzung für einen verlässlichen Selbstbericht von PTBS-Symptomen sind. Kindliches Verständnis von mentalen Zuständen und Prozessen (Theory of Mind) sollte daher bei der Diagnose von PTBS und speziell bei kognitiven Symptomen (wie intrusiven Gedanken) berücksichtigt werden.

Die Ergebnisse vieler Studien (Sprung 2008; Sprung u. Harris 2010; Sprung et al. 2011a) zeigen, dass Kinder mit besseren Theory-of-Mind-Fähigkeiten häufiger ihre PTBS-Symptome berichten können. Das impliziert, aber nicht automatisch, dass bessere Theory-of-Mind-Fähigkeiten vor den negativen Auswirkungen von traumatischen Erlebnissen und der Entwicklung von PTBS-Symptomen schützen. Ein gutes Verständnis von mentalen Zuständen und Prozessen ist jedoch eine wichtige Voraussetzung, um in einer Therapie über PTBS-Symptome berichten zu können (Fonagy et al. 2004), und trägt somit zu einer Reduktion der Symptome im Rahmen einer Therapie bei. Andere Autoren postulieren allerdings schon, dass ein besseres Verständnis von mentalen Zuständen und Prozessen unmittelbar mit besserer Bewältigung von traumatischen Erlebnissen assoziiert ist. In einer Studie mit Überlebenden einer Erdbeben-Katastrophe in Italien untersuchten Cadamuro et al. (2016) die Rolle der kindlichen Theory of Mind für die Bewältigung dieses traumatischen Erlebnisses. Die Ergebnisse zeigen, dass Kinder mit schlechteren Theory-of-Mind-Fähigkeiten häufiger negative Bewältigungsstrategien (wie z.B. Selbstvorwürfe und Schuldzuweisung an andere) verwendeten. Wie Cadamuro et al. (2016) schlussfolgern, macht es ein geringes Verständnis von mentalen Zuständen und Prozessen schwierig, adaptive Bewältigungsstrategien zu identifizieren. Bessere Theory-of-Mind-Fähigkeiten tragen auch dazu bei, dass Kinder aktiv soziale Unterstützung suchen und positive soziale Interaktionen aufrechterhalten können, was wiederum ihre Resilienz fördert (Sang et al. 2011).

Die bisherigen Ergebnisse von Sprung et al. und anderen zeigen einen korrelativen Zusammenhang zwischen Theory-of-Mind-Fähigkeiten und dem Selbstbericht von PTBS-Symptomen, speziell von intrusiven Gedanken. Diese Ergebnisse lassen aber nicht hinreichende Schlüsse zur Kausalität und Richtung des Zusammenhangs zu. Es wäre z.B. auch möglich, dass eine zugrunde liegende dritte Variable den Zusammenhang erklärt. So könnte es sein, dass Bindungsqualität sowohl Theory-of-Mind-Fähigkeiten als auch die Fähigkeit zum Selbstbericht (und eventuell sogar auch die Bewältigung) von PTBS-Symptomen fördert. Die Rolle von Theory-of-Mind-Fähigkeiten für die Diagnose und Behandlung von PTBS-Symptomen sollte daher mit einem experimentellen Interventionsstudien-Design untersucht werden. Das heißt, es sollte untersucht werden, ob eine Verbesserung der Theory-of-Mind-Fähigkeit mittels Theory-of-Mind-Training zu häufigerem Selbstbericht von PTBS-Symptomen führt. Eine Reihe von effektiven Theory-of-Mind-Trainings stehen hierfür zur Verfügung um die Theory of Mind Fähigkeiten von Kindern zu verbessern. Damit könnte untersucht werden ob eine Verbesserung der Theory of Mind Fähigkeiten durch ein solches Training auch zu häufigerem Bericht von PTBS Symptomen, speziell intrusiven Gedanken führt. Dies würde die angeführten Befunde (Sprung 2008; Sprung u. Harris 2010; Sprung et al. 2011a) zu einem Zusammenhang von Theory-of-Mind-Fähigkeiten und Selbstbericht von PTBS-Symptomen untermauern.

Literatur

Aber JL, Jones SM, Brown JL, Chaudry N, Samples F (1998) Resolving conflict creatively: Evaluating the developmental effects of a school-based violence prevention program in neighborhood and classroom context. Development and Psychopathology 10: 187–213

Arntz A, Bernstein D, Oorschot M, Schobre P (2009) Theory of Mind in Borderline and Cluster-C Personality Disorder. Journal of Nervous & Mental Disease 197(11): 801–807

Baer RA (ed) (2006) Mindfulness-based treatment approaches: Clinician's guide to evidence base and applications. Academic Press, Burlington, MA

Baron-Cohen S (1989) The autistic child's theory of mind: a case of a specific developmental delay. Journal of Child Psychology and Psychiatry 30(2): 285–297

Baron-Cohen S (2000) Theory of mind and autism: A review. International Review of Research in Mental Retardation 23: 169–184

Baron-Cohen S, Leslie AM, Frith U (1985) Does the autistic child have a „theory of mind"? Cognition 21(1): 37–46

Bateman A, Fonagy P (2008) Comorbid antisocial and borderline personality disorders: Mentalization-Based Treatment. Journal of Clinical Psychology: In Session 64(2): 181–194

Bateman A, Fonagy P (2013) Mentalization-based treatment. Psychoanalytic Inquiry 33(6): 595–613

Becker-Blease KA, Turner HA, Finkelhor D (2010) Disasters, victimization, and children's mental health. Child Development 81(4): 1040–1052

Bolm T (2009) Mentalisierungs-basierte Therapie (MBT). Deutscher Ärzte-Verlag, Köln

Bora E, Vahip S, Gonul AS, Akdeniz F, Alkan M, Ogut M, Eryavuz (2005) Evidence for theory of mind deficits in euthymic patients with bipolar disorder. Acta Psychiatrica Scandinavica 112: 110–116

Bora E, Yucel M, Pantelis C (2009) Theory of mind impairment in schizophrenia: Meta-analysis. Schizophrenia Research 109: 1–9

Briggs-Gowan MJ, Carter AS, Clark R, Augustyn M, McCarthy KJ, Ford JD (2010) Exposure to potentially traumatic events in early childhood: differential links to emergent psychopathology. Journal of Child Psychology and Psychiatry 51(10): 1132–1140

Bruce M, Collins S, Landon P, Powlitch S, Reynolds S (2010) Does training improve understanding of core concepts in cognitive behaviour therapy by people with intellectual disabilities? An randomized experiment. British Journal of Clinical Psychology 49: 1–13

Brüne M (2005) Theory of Mind in Schizophrenia: A review of the literature. Schizophrenia Bulletin 31(1): 21–42

Brüne M, Walden S, Edel M-C, Dimaggio G (2016) Mentalization of complex emotions in borderline personality disorder: The impact of parenting and exposure to trauma on the performance in a novel cartoon-based task. Comprehensive Psychiatry 64: 29–37

Cadamuro A, Versari A, Vezzali L, Trifiletti E (2016) Preventing the detrimental effect of posttraumatic stress in young children: The role of theory of mind in the aftermath of a natural disaster. European Journal of Developmental Psychology 13(1): 52–66

Call J, Tomasello M (2008) Does the Chimpanzee have a theory of mind? 30 years later. Trends in Cognitive Sciences 12(5): 187–192

Carlson SM, Moses LJ (2001) Individual differences in inhibitory control and children's theory of mind. Child Development 72(4): 1032–1053

Cicchetti D, Rogosch FA, Maughan A, Toth SL, Bruce J (2003) False belief understanding in maltreated children. Development and Psychopathology 15: 1067–1091

Clark DA (ed) (2005) Intrusive thoughts in clinical disorders: Theory, research and treatment. Guilford Press, New York

Clark DA, Rhyno S (2005) Unwanted intrusive thoughts in nonclinical individuals: Implications for clinical disorders. In: Clark DA (ed) Intrusive thoughts in clinical disorders: Theory, research, and treatment. Guilford, New York, pp 1–29

Cohen JA (1998) Practice parameters fort he assessment and treatment of children and adolescents with posttraumatic stress disorder. Journal oft he American Academy of Child & Adolescent Psychiatry 37(10): 4S–26S

Colvert E, Rutter M, Kreppner J, Beckett C, Castle J, Groothues C et al. (2008) Do theory of mind and excutive function deficits underlie the adverese outcomes associated with profound early deprivation?: Findings from the English and Romanian Adoptees Study. Journal of Abnormal Child Psychology 36(7): 1057–1068

Copeland WE, Keeler G, Angold A, Costello EJ (2007) Traumatic events and posttraumatic stress in childhood. Archives of General Psychiatry 64(5): 577–584

Corcoran R, Mercer G, Frith CD (1995) Schizophrenia, symptomatology and social inference: Investigating „theory of mind" in people with schizophrenia. Schizophrenia Research 17: 5–13

Craig KJ, Heisler JA, Baum A (1996) Intrusive thought and the maintenance of chronic stress. In: Sarason IG, Pierce GR, Sarason BR (eds) Cognitive interference: Theories, methods, and findings. Erlbaum, Mahwah, NJ, pp 397–413

Di Tella M, Castelli L, Colomma F, Fusaro E, Torta R, Ardito RB, Adenzato M (2015) Theory of mind and emotional functioning in fibromyalgia syndrome: An investigation oft he relationship between social cognition and executive function. PLoS One 10(1): e0116542

Doherr L, Reynolds S, Wetherly J, Evans EH (2005) Young children's ability to engage in cognitive therapy tasks: Association with age and educational experience. Behavioural and Cognitive Psychotherapy 33(2): 201–215

Dolan M, Fullam R (2004) Theory of mind and mentalizing ability in antosocial personality disorders with and without psychopathy. Psychological Medicine 34: 1093–1102

Dyregrov A, Yule W (2006) A review of PTSD in children. Child and Adolescent Mental Health 11(4): 176–184

Essau CA, Conradt J, Petermann F (1999) Häufigkeit der Posttraumatischen Belastungsstörung bei Jugendlichen: Ergebnisse der Bremer Jugendstudie. Zeitschrift für Kinder und Jugendpsychiatrie und Psychotherapie 27(1): 37–45

Fertuck EA, Jekal A, Song I, Wyman B, Morris MC, Wilson ST, Brodsky BS, Stanley B (2009) Enhanced Reading the Mind in the Eyes in borderline personality disorders compared to healthy controls. Psychological Medicine 39: 1979–1988

Fisher N, Happé F (2005) A training study of theory of mind and executive function in children with autistic spectrum disorders. Journal of Autism and Developmental Disorders 35(6): 757–771
Fivush R, Pipe ME, Murachver T, Reese E (1997) Events spoken and unspoken: Implications of language and memory development for the recovered memory debate. In: Conway MA (ed) Recovered memories and false memories. Oxford University Press, Oxford, pp 34–62
Flavell JH, Green FL (1999) Development of intuitions about the controllability of different mental states. Cognitive Development 14(1): 133–146
Flavell JH, Green FL, Flavell ER (1993) Children's understanding of the stream of consciousness. Child Development 64(2): 387–398
Flavell JH, Green FL, Flavell ER (1998) The mind has a mind of its own: Developing knowledge about mental uncontrollability. Cognitive Development 13(1): 127–138
Flavell JH, Green FL, Flavell ER, Lin NT (1999) Development of children's knowledge about unconsciousness. Child Development 70(2): 396–412
Flavell JH, Green FL, Flavell ER (2000) Development of children's awareness of their own thoughts. Journal of Cognition and Development 1(1): 97–112
Fletcher KE (1996) Childhood posttraumatic stress disorder. In: Mash EJ, Barkley RA (eds) Child Psychopathology, 2nd ed. Guilford Press, New York, pp 242–276
Fonagy P (1989) On tolerating mental states: Theory of mind in borderline patients. Bulletin of the Anna Freud Centre 12: 91–115
Fonagy P (1991) Thinking about thinking: Some clinical and theoretical considerations in the treatment of a borderline patient. The International Journal of Psycho-analysis 72(4): 639
Fonagy P, Target M (1997) Attachment and reflective function: Their role in self-organization. Development and Psychopathology 9(4): 679–700
Fonagy P, Bateman AW (2006) Mechanisms of change in mentalization-based treatment of BPD. Journal of Clinical Psychology 62(4): 411–430
Fonagy P, Luyten P (2009) A developmental, mentalization-based approach tot he understanding and treatment of borderline personality disorder. Development and Psychopathology 21: 1355–1381
Fonagy P, Gergely G, Jurist EL, Target M (2004) Affektregulierung, Mentalisierung und die Entwicklung des Selbst. Klett-Cotta, Stuttgart
Franzen N, Hagenhoff M, Baer N, Schmidt A, Mier D, Sammer G, Gallhofer B et al. (2011) Superior theory of mind in borderline personality disorder: An analysis of interaction behavior in a virtual trust game. Psychiatry Research 187: 224–233
Garmezy N, Rutter M (1985) Acute reactions to stress. In: Rutter M, Hersov L (eds) Child psychiatry: Modern approaches, 2nd ed. Blackwell, Oxford, pp 152–176
Happé FG (1994) An advanced test of theory of mind: Understanding of story characters' thoughts and feelings by able autistic, mentally handicapped, and normal children and adults. Journal of Autism and Developmental Disorders 24(2): 129–154
Happé F, Frith U (1996) Theory of mind and social impairment in children with conduct disorder. British Journal of Developmental Psychology 14(4): 385–398
Harris PL, Duke S (2006) Understanding the flow of thoughts and feelings. In: Schleifer M, Martiny C (eds) Talking to children about responsibility and control of emotions. Detselig Enterprises, Calgary, AB, Canada, pp 95–117
Harris PL, Johnson CN, Hutton D, Andrews G, Cooke T (1989) Young children's theory of mind and emotion. Cognition & Emotion 3(4): 379–400
Hentze C, Walter H, Schramm E, Drost S., Schoepf D, Fangmaier T et al. (2016) Functional correlates of childhood maltreatment and symptom severity during affective theory of mind tasks in chronic depression. Psychiatry Research: Neuroimaging 250: 1–11
Hofer T, Aschersleben G (2004) „Theory of Mind"-Skala für 3- bis 5-jährige Kinder. Max Planck Institut für Kognitions- und Neurowissenschaften, Arbeitsbereich Psychologie, München
Hofmann SG, Doan SD, Sprung M, Wilson A, Ebesutani C, Andrews LA et al. (2016) Training children's theory-of-mind: A meta-analysis of controlled studies. Cognition 150: 200–212
Hughes C, Jaffee SR, Happé F, Taylor A, Caspi A, Moffitt TE (2005) Origins of individual differences in theory of mind: From nature to nurture? Child Development 76(2): 356–370
Inoue Y, Tonooka Y, Yamada K, Kanba S (2004) Deficiency of theory of mind in patients with remitted mood disorder. Journal of Affective Disorders 82: 403–409
Inoue Y, Yamada K, Kanba S (2006) Deficit in theory of mind is a risk for relapse of major depression. Journal of Affective Disorders 95: 125–127
Kay CL, Green JM (2016) Social cognitive deficits and biases in maltreated adolecents in UK out-of-home care: Relation to disinhibted attachment disorder and psychopathology. Development and Psychopathology 28: 43–83

Kendall PC, Treadwell KRH (2007) The role of selfstatements as a mediator in treatment for youth with anxiety disorders. Journal of Consulting and Clinical Psychology 75: 380–389

Kerr N, Dunbar RIM, Bentall RP (2003) Theory of mind deficits in bipolar affective disorder. Journal of Affective Disorders 73: 253–259

Klinger E (1996) The contents of thoughts: Interference as the downside of adaptive normal mechanisms in thought flow. In: Sarason IG, Pierce GR, Sarason BR (eds) Cognitive interference: Theories, methods, and findings. Lawrence Erlbaum Associates, Mahwah, NJ, pp 3–23

Kristen S, Thoermer C, Hofer T, Aschersleben G, Sodian B (2006) Skalierung von „Theory of Mind"-Aufgaben. Zeitschrift für Entwicklungspsychologie und Pädagogische Psychologie 38(4): 186–195

Lickel A, MacLean WE, Blakeley-Smith A, Helburn S (2012) Assessment of prerequisites skills for cognitive behavioral therapy in children with and without autism spectrum disorders. Journal of Autism and Developmental Disorders 42(6): 992–1000

Montag C, Ehrlich A, Neuhaus K, Dziobek I, Heekeren HR, Heinz A, Gallinat J (2010) Theory of mind impairment in euthymic bipolar patients. Journal of Affective Disorders 123: 264–269

Moritz S, Woordward TS (2007) Metacognitive training in schizophrenia: from basic research to knowledge translation and intervention. Current Opinion in Psychiatry 20: 619–625

McLaughlin KA, Conron KJ, Koenen KC, Gilman SE (2010) Childhood adversity, adult stressful life events, and risk of past-year psychiatric disorder: a test of the stress sensitization hypothesis in a population-based sample of adults. Psychological Medicine 40(10): 1647–1658

McNally RJ (1993) Posttraumatic Stress Disorder in Children. In: Davidson JRT, Foa EB (eds) Posttraumatic stress disorder: DSM-IV and beyond. American Psychiatric Press, Washinton, DC, p 57

Miller SA (2009) Children's understanding of second-order mental states. Psychological Bulletin 135(5): 749

Mrizak J, Trabelsi R, Arous A, Aissa A, Ben Ammar H, El Hechmi Z (2016) The relationship between childhood trauma and theory of mind in schizophrenia. European Psychiatry 33S: 259

Nasby W, Russell M (1997) Posttraumatic stress disorder and the states-of-mind model: Evidence of specificity. Cognitive Therapy and Research 21: 117–133

Nazarov A, Frewen P, Parla M, Oremus C, MacQueen G, McKinnon M, Lanius R (2013) Theory of mind performance in women with posttraumatic stress disorder related to childhood abuse. Acta Psychiatrica Scandinavica 129(3): 193–201

Nilsson KK, de López KJ (2016) Theory of Mind in children with specific language impairement: A systematic review and meta-analysis. Child Development 87(1): 143–153

Pears KC, Fisher PA (2005) Emotion understanding and theory of mind among maltreated children in foster care: Evidence of deficits. Development and Psychopathology 1: 47–65

Perkonigg A, Kessler RC, Storz S, Wittchen HU (2000) Traumatic events and post-traumatic stress disorder in the community: prevalence, risk factors and comorbidity. Acta Psychiatrica Scandinavica 101(1): 46–59

Perner J, Wimmer H (1985) "John thinks that Mary thinks that …" attribution of second-order beliefs by 5-to 10-year-old children. Journal of Experimental Child Psychology 39(3): 437–471

Peterson CC, Siegal M (1995) Deafness, Conversation and Theory of MInd. Journal of Child Psychology and Psychiatry 36(3): 459–474

Peterson CC, Peterson JL, Webb J (2000) Factors influencing the development of theory of mind in blind children. British Journal of Developmental Psychology 18(3): 431–447

Piaget J (1926) The language and thought of the child. Harcourt Brace, New York, NY

Piaget J (1928) Judgment and reasoning in the child. Routledge and Kegan Paul. London

Premack D, Woodruff G (1978) Does the chimpanzee have a theory of mind? Behavioral and Brain Sciences 1(4): 515–526

Raman S (2016) Adverse childhood experiences and theory of mind. British Journal of Psychiatry 208(1): 94–95

Salmon K, Bryant RA (2002) Posttraumatic stress disorder in children: The influence of developmental factors. Clinical Psychology Review 22(2): 163–188

Sang B, Xi J, Zuo Z, Wu W (2011) Theory of Mind in resilient children. Psychological Science (China) 34: 581–587

Semple RJ, Lee J, Rosa D, Miller LF (2010) A randomized trial of mindfulness-based cognitive therapy for children: Promoting mindful attention to enhance social-emotional resiliency in children. Journal of Child and Family Studies 19: 218–229

Semple RJ, Reid EFG, Miller L (2005) Treating anxiety with mindfulness: An open trial of mindfulness training for anxious children. Journal of Cognitive Psychotherapy 19(4): 379–392

Sharp C, Pane H, Ha C, Venta A, Patel AB, Sturek J, Fonagy P (2011) Theory of mind and emotion regulation difficulties in adolescents with borderline traits. Journal of the American Academy of Child & Adolescent Psychiatry 50(6): 563–573

Scheeringa MS (2011) PTSD in children younger than the age of 13: Toward developmentally sensitive assessment and management. Journal of Child & Adolescent Trauma 4(3): 181–197

Scheeringa MS, Zeanah CH (2008) Reconsideration of harm's way: Onset and comorbidity patterns of disorders in preschool children and their caregivers following hurricane Katrina. Journal of Clinical Child & Adolescent Psychology 37(3): 508–518

Scheeringa MS, Zeanah CH, Drell MJ, Larrieu JA (1995) Two approaches to the diagnosis of posttraumatic stress disorder in infancy and early childhood. Journal of the American Academy of Child & Adolescent Psychiatry 34(2): 191–200

Scheeringa MS, Zeanah CH, Myers L, Putnam FW (2003) New findings on alternative criteria for PTSD in preschool children. Journal of the American Academy of Child & Adolescent Psychiatry 42(5): 561–570

Scheeringa MS, Mary Jo Wright MD, Hunt JP, Zeanah CH (2006) Factors affecting the diagnosis and prediction of PTSD symptomatology in children and adolescents. American Journal of Psychiatry 163(4): 644–651

Scheeringa MS, Zeanah CH, Cohen JA (2011) PTSD in children and adolescents: toward an empirically based algorithma. Depression and Anxiety 28(9): 770–782

Schwenck C, Mergenthaler J, Keller K, Zech J, Salehi S, Taurines R, Romanos M et al. (2012). Empathy in children with autism and conduct disorder: group-psecific profiles and developmental aspects. Journal of Child Psychology and Psychiatry 53(6): 651–659

Shakoor S, Jaffee SR, Bowes L, Ouellet-Morin I, Andreou P, Happé F et al. (2012) A propsective longitudinal study of children's theory of mind and adolescents involment in bullying. Journal of Child Psychology and Psychiatry 53(3): 254–262

Sprong M, Schothorst P, Vos E, Hox J, Van Engeland H (2007) Theory of mind in schizophrenia: Meta-analysis. British Journal of Psychiatry 191(1): 5–13

Sprung M (2008) Unwanted intrusive thoughts and cognitive functioning in kindergarten and young elementary school-age children following Hurricane Katrina. Journal of Clinical Child and Adolescent Psychology 37: 575–587

Sprung M, Harris PL (2010) Intrusive thoughts and young children's knowledge about thinking following a natural disaster. Journal of Child Psychology and Psychiatry 51(10): 1115–1124

Sprung M, Lindner M, Thun-Hohenstein L (2011a) Unwanted Intrusive Thoughts and Knowledge about thinking in maltreated and injured children. Poster presented at the Biennial Meeting of the Society for Research in Child Development, Montreal, Canada

Sprung M, Lohmann H, Zauner P, Bauer N (2011b) Theory of Mind and discourse based interventions: Can language structure training really improve theory of mind understanding? Department of Psychology. University of Vienna, Austria (Unpubl. Manuscript)

Sprung M, Ristic S, Fritz M, Markova G (2012) Theory-of-Mind and discoursebased intervention: What aspects of language facilitate theory-of-mind understanding. Department of Psychology. University of Vienna, Austria (Unpubl. Manuscript)

Stonnington CM, Locke DEC, Hsu C-H, Ritenbaugh C, Lane RD (2013) Somatization is associated with deficits in affective Theory of Mind. Journal of Psychosomatic Research 74: 479–485

Subic-Wrana C, Beutel M, Knebel A, Lane R (2010) Theory of mind and emotional awareness deficits in patients with somatoform disorders. Psychosomatic Medicine 72(4): 404–411

Uekermann J, Kraemer M, Abdel-Hamid M, Schimmelmann BG, Hebebrand J, Daum I et al. (2010) Social cognition in attention-deficit hyperactivity disorder (ADHD). Neuroscience and Biobehavioral Reviews 34: 734–743

Vygotsky LS (1930) Mind in society: The development of higher psychological processes. Ed.: Cole M, John-Steiner V, Scribner S, Souberman E. Harvard University Press, Cambridge, MA 1978 (Originalarbeit publiziert 1930, 1933 und 1935)

Wang C-W, Chan CLW, Ho RTH (2013) Prevalence and trajectory of psychopathology among child and adolescent survivors of disasters: a systematic review of epidemiological studies across 1987–2011. Social Psychiatry and Psychiatric Epidemiology 48(11): 1697–1720

Wang Y, Wang Y, Chen S, Zhu C, Wang K (2008) Theory of mind disability in major depression with or without psychotic symptoms: A componential view. Psychiatry Research 161: 153–161

Wellman HM, Liu D (2004) Scaling of theory-of mind tasks. Child Development 75: 523–541

Wellman HM, Cross D, Watson J (2001) Meta-analysis of theory-of-mind development: the truth about false belief. Child Development 72(3): 655–684

Wells A (2009) Metacognitive therapy for anxiety and depression. Guilford Press, New York

Wells A, Sembi S (2004) Metacognitive therapy for PTSD: a prelimiary investgation of a new brief treatment. Journal of Behavior Therapy and Experimental Psychiatry 35: 307–318

Wells A, Welford M, Fraser J, King P, Mendel E, Wisely J et al. (2008) Chronic PTSD treated with metacognitive therapy: an open trial. Cognitive and Behavioral Practice 15: 85–92

Wimmer H, Perner J (1983) Beliefs about beliefs: Representation and constraining function of wrong beliefs in young children's understanding of deception. Cognition 13(1): 103–128

Wolkenstein L, Schönenberg M, Schirm E, Hautzinger M (2011) I can see what you feel, but I can't deal with it: impaired theory of mind in depression. Journal of affective disorders 132(1): 104–111

Zelazo PD, Lyons KE (2011) Mindfulness training in childhood. Human Development 54: 61–65

Zunhammer M, Halski A, Eichhammer P, Busch V (2015) Theory of mind and emotional awareness in chronic somatoform pain patients. PLoS One 10(10): e0140016

▪ Internetadresse

Disaster Center (2008) The Disaster Center's tropical storm – Hurricane Katrina. Retrieved June 6, 2016, from http://www.disastercenter.com/Katrina%20Mississippi.html

Die neurobiologische Ebene der PTBS und Traumatisierung

Martin Aigner

F. Riffer, E. Kaiser, M. Sprung, L. Streibl (Hrsg.), *Die Vielgestaltigkeit der Psychosomatik*,
Psychosomatik im Zentrum, DOI 10.1007/978-3-662-54146-3_18

Bei Traumatisierten und bei Patienten mit Posttraumatischer Belastungsstörungen (PTBS) kommt es zu Störungen der Verarbeitung von sensorischen Reizen. Insbesondere die Bewertung von Außenreizen ist bei PTBS verändert, wie die klinischen Symptome (erhöhte Reizbarkeit, übertriebene Schreckreaktion und Hypervigilanz) zeigen. Dazu kommen typische Symptome, wie Flashbacks und dissoziative Symptome. In Metaanalysen konnten eindeutig reduzierte Volumina der Hippocampi (insbesondere links) bei PTBS und bei traumatisierten Personen gefunden werden. Diese neurobiologischen Ergebnisse können gut in Verbindung mit klinischen Symptomen gebracht werden. Die bilaterale Volumenverringerung des ACC kann auch mit den Symptomen bei PTBS-Patienten (Aufmerksamkeitsdefizite und Unfähigkeit, Emotionen zu modulieren) in Verbindung gebracht werden.

18.1 Einleitung

Die Posttraumatische Belastungsstörung ist zunächst als monokausales Störungsbild im ICD-10 (WHO 1994) definiert – im Gegensatz zu den übrigen Störungsbildern im Kapitel F4. In diesem Kapitel (F40–F48, neurotische, Belastungs- und somatoforme Störungen) sind ätiologiefreie Syndrome (Angststörungen, Zwangsstörungen, Dissoziative Störungen, Somatoforme Störungen) und nur die Gruppe F43 als ätiologiegebunde Diagnosegruppe klassifiziert.

- **Psychische Folgen besonderer Belastungen, Reaktionen auf schwere Belastungen und Anpassungsstörungen (WHO 1994)**
- Akute Belastungsreaktion (F43.0)
- Posttraumatische Belastungsstörung (F43.1)
- Anpassungsstörungen (F43.2x)
- Anhaltende posttraumatische Persönlichkeitsveränderung (F62.0)

Als Gesamtmenge ist das Kapitel F4 in sich nicht logisch. Die Vermischung von ätiologisch definierten Störungen mit symptomdefinierten Störungen trägt zu einer Verunsicherung in der Diagnostik bei. Trotzdem ist es gelungen, die Symptome der Posttraumatischen Belastungsstörung auf der psychopathologischen Ebene in Zusammenhang mit Veränderungen auf der neurobiologischen Ebene zu bringen.

- **Posttraumatische Belastungsstörung F43.1 (WHO 1994)**

A. Kurz- oder langanhaltendes Ereignis oder Geschehen von außergewöhnlicher Bedrohung oder mit katastrophalem Ausmaß ausgesetzt (ätiologischer Faktor), das nahezu bei jedem tiefgreifende Verzweiflung auslösen würde
B. Anhaltende Erinnerungen oder Wiedererleben (Flashbacks)
C. Vermeidung von Umständen, die der Belastung ähneln
D. 1. oder 2.:
   1. Erinnerungslücken bezüglich Belastung
   2. Anhaltende Symptome oder psychische Sensitivität und Erregung, mit zwei der folgenden Symptome: Ein- und Durchschlafstörungen, Reizbarkeit oder Wutausbrüche, Konzentrationsstörungen, Hypervigilanz, erhöhte Schreckhaftigkeit

Die neurobiologischen Befunde haben im Zentrum die gestörte Regulation der Amygdala durch Hippocampus und präfrontale Regionen, die zu einer Überaktivität der Amygdala führen. Diese Überaktivität der Amygdala lässt sich gut mit den Symptomen in D.2 in Verbindung bringen.

18.2 Etabliertes neurobiologisches Modell der Posttraumatischen Belastungsstörung

Schon seit längerem ist bekannt, dass bei der Posttraumatischen Belastungsstörung Volumenreduktionen bilateral im Hippocampus gefunden werden (Smith 2005). In der Arbeit von Li et al. (2014a) wird die Reduktion der grauen Substanz darüber hinaus auch im medialen präfrontalen Kortex, im linken mittleren temporalen Gyrus, im rechten Gyrus frontralis superior und im so genannten ACC (anteriorer Cortex cingularis) gefunden. Bei Kindern wird nach Karl et al. (2006) ein reduziertes Volumen des Corpus callosum und ein reduziertes Volumen des Frontallappens gefunden. Auch bei Patienten mit einer Borderline-Persönlichkeitsstörung können reduzierte Volumen im Hippocampus sowie in der Amygdala gefunden werden (Ruocco et al. 2012).

Stevens et al. (2013) berichten über eine erhöhte Amygdala-Aktivität bei Posttraumatischer Belastungsstörung. Eine Störung der präfrontalen kortikalen Regulierung der Amygdala ist wahrscheinlich. Die neurobiologischen Befunde bei Posttraumatischer Belastungsstörung (reduziertes Hippocampus-Volumen, erhöhte Amygdala-Aktivität und gestörte Regulation in den frontolimbischen Regelkreisen) können zu einem Modell (s. ◘ Abb. 18.1) zusammengefasst werden (Hull 2002).

Die Volumenreduktionen frontal und hippocampal deuten auf eine Dysfunktion in diesem Bereichen hin, das würde gut zu der dysfunktionalen Regulation der Amygdala (Hyperaktivität) passen. Die Wutausbrüche oder die erhöhte Reizbarkeit könnten mit den frontolimbischen Dysfunktionen, die verringerte kognitive Regulation der Hypervigilanz mit den hippocampalen Dysfunktionen in Zusammenhang gebracht werden.

In ◘ Abb. 18.1 ist ein Modell der dysfunktionalen Regulierung der Amygdala durch eine gestörte Funktion von frontalen Arealen und gestörter Funktion des Hippocampus dargestellt. Volumenreduktionen deuten auf Dysfunktion hin. Wichtig ist dabei, darauf hinzuweisen, dass auch bei der rezidivierenden Depression Volumenreduktionen der Hippocampi gefunden werden, also eine Diagnosenspezifität nicht besteht. Dies widerspricht jedoch nicht unbedingt der Annahme, dass die Volumenreduktion der Hippocampi eine Folge des Traumas bzw. der Stresseinwirkung ist.

Reduzierte Hippocampus-Volumina werden mit Stressfaktoren in Zusammenhang gebracht. Erhöhte Glukokortikoid-Ausschüttungen bei Stress, so wird angenommen, können empfindliche Hirnregionen schädigen. Die Hippocampus-Region ist hochgradig „stress-sensitiv". Reduzierte Hippocampus-Volumina können neben der Posttraumatischen Belastungsstörung und der Depression (MDD: Major depressive disorder) auch bei anderen psychiatrischen Störungen gefunden werden (z.B. Schizophrenie, bipolare Störung). Es wird angenommen, dass

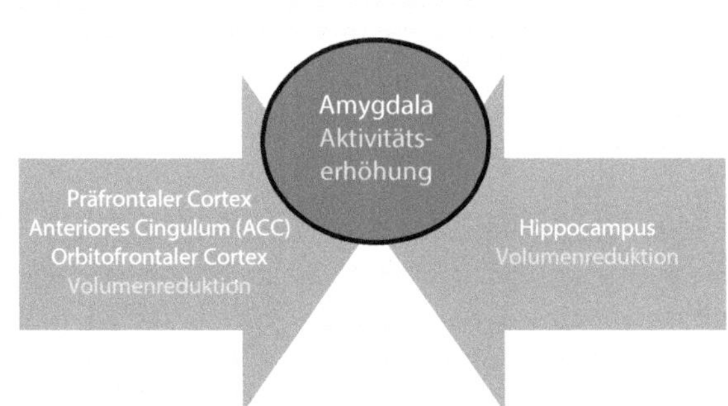

◘ **Abb. 18.1** Modell der dysfunktionalen Regulierung der Amygdala durch gestörte Funktion von frontalen Arealen und gestörter Funktion des Hippocampus (Volumenreduktionen deuten auf Dysfunktion hin)

Antidepressiva die Auswirkungen von Stress auf den Hippocampus mildern können. In der Metaanalyse von McKinnon et al. (2009) konnten 32 Studien mit über 2.000 Patienten mit MDD eingeschlossen werden. Unterschiede im Hippocampus-Volumen zwischen Patienten mit MDD und Kontrollen fanden sich bei einer Krankheitsdauer von über zwei Jahren und mit mehr als einer depressiven Episode. Kleine Hippocampus-Volumina sind mit protrahiertem Krankheitsverlauf verbunden. Prospektive Langzeituntersuchungen bei Patienten mit rezidivierender Depression wären aber unbedingt notwendig, um die Ergebnisse endgültig abzusichern (Aigner 2009).

Andererseits muss auch darauf hingewiesen werden, dass es inzwischen Hinweise für eine Vulnerabilität gibt, eine Posttraumatische Belastungsstörung (PTBS) zu entwickeln, ein monokausales lineares Model der PTBS also nicht zulässig ist. Es muss auch bei der Posttraumatischen Belastungsstörung ein komplexes bio-psycho-soziales Modell herangezogen werden.

18.3 Gehirn, Stress und Traumatisierung

Jeder Mensch reagiert auf akuten Stress. Bei entsprechender Empfindlichkeit kann es zu einer Transition in Richtung chronischem Stress kommen, wenn der Stress nicht bewältigt werden kann, also keine Ist-Soll-Angleichung stattgefunden hat. Das Gehirn spielt einerseits in der Bewältigung des Stresses eine zentrale Rolle, andererseits ist es natürlich auch dem Stress „ausgeliefert". Zunächst reversible Stressauswirkungen werden im Rahmen der Chronifizierung oder massiver überschwelliger Reizung nach einem „Point of no return" fixiert.

Gegenüber dem akuten Stress besteht eine individuelle Resilienz, es kommt zu einer Rückbildung der Stressauswirkungen ohne Dauerschäden. Auch beim chronisch „gestressten Gehirn" kann es zu einer „Recovery" kommen. Messmethoden für die Transition und Recovery auf biologischer Ebene können auf epigenetischer Ebene, molekularer Ebene, neuroanatomischer bzw. elektrophysiologischer Ebene eingesetzt werden (Sousa 2016):

▪ Molekulare und synaptische Ebene

Auf molekularer und synaptischer Ebene gibt es zunehmend Evidenz, dass **Stress** einen **dualen Effekt** auf die **glutamaterge Transmission der pyramidalen Neurone im präfrontalen Kortex** hat. Auf der einen Seite kann akuter Stress die Glukokortikoid-Rezeptoren aktivieren. Dies wiederum augmentiert die Funktion der NMDA- und der AMPA-Rezeptoren. Es kommt zu einer potenzierten synaptischen Transmission. Andererseits reduziert chronischer Stress die AMPA- und NMDA-Rezeptoren-Expression und damit die synaptische Transmission (ebd.).

▪ Neuroanatomische Ebene

Auf der neuroanatomischen Ebene kommt es durch Stress zu einer morphologischen Reorganisation der **Dendritenbäume** und **Spines**. Obwohl im dorsalen Hippocampus chronischer Stress eine Atrophie der Apikaldendriten in CA3-Pyramiden induziert, tritt das Gegenteil im ventralen Hippocampus ein (ebd.).

▪ Elektrophysiologische Ebene

Auf der elektrophysiologischen Ebene kann mit einer spektralen Leistungsdichtekarte im ventralen Hippocampus bei akut gestressten (berechenbar) und chronisch gestressten (unberechenbar) Ratten im Vergleich zu gesunden Kontrollen für Delta- (1–4 Hz), für Theta- (4–12 Hz) und für niedrige Gamma-Frequenzbänder (20–40 Hz) eine **progressive Powerzunahme** (ebd.) gezeigt werden.

Verhaltensebene

Auf der Verhaltensebene können zunehmend **progressive Gedächtnisstörungen** vom gesunden Zustand bis zu einem chronischen gestressten Zustand dargestellt werden (ebd.).

18.4 Research Domain Criteria (RDoC)

Die 5. Edition des Diagnostic and Statistical Manual of Mental Disorders (DSM-5) der American Psychiatric Association (APA) ist 2015 auf Deutsch erschienen (Falkai u. Wittchen 2015). Mit der symptomorientierten Herangehensweise der psychiatrischen Klassifikation, wie sie im DSM und auch in der ICD vorgenommen wird, ist die Sorge entstanden, dass die Fülle an neuem Wissen, das durch Neuro- und Kognitionswissenschaften entsteht, nicht in ausreichendem Ausmaß in die Klassifikationssysteme psychischer Störungen einfließen kann.

Der ursprüngliche Plan, im DSM-5 so genannte Biomarker für die Störungsdefinition hereinzunehmen, ist nicht aufgegangen. Nicht zuletzt aus diesem Grund hat das NIMH schon 2009 ein Projekt gestartet, das sich das Ziel gesteckt hat, ein Klassifikationssystem aufgrund von Forschungskriterien zu entwickeln („Research Domain Criteria" [RDoC]).

Cuthbert und Insel (2013) nennen vier zentrale Ziele: (1) Einleitung eines Prozesses für die Zusammenführung von Fachkräften in der klinischen Forschung und Grundlagenforschung, (2) die gesamte Variationsbreite, von „normal" bis „abnormal", zu erfassen, (3) zuverlässige Messvariablen für Grundlagenforschung und auch klinische Forschung zu entwickeln und (4) die Integration von grundlegenden, genetischen, neurobiologischen, Verhaltens-, Umwelt- und experimentellen Komponenten, die die psychischen Störungen beinhalten.

Fünf „Research Domain Criteria" werden definiert:

- negative Valenz-Domäne (akute Bedrohung, Furcht, potenzielle Bedrohung, Angst, anhaltende Bedrohung, Verlust; frustrane/fehlende Belohnung), diese spielt für das Angst- und das Vermeidungsverhalten eine wichtige Rolle bei der PTBS,
- positive Valenz-Domäne (Annäherungsmotivation, initiale und anhaltende Reaktion auf Belohnung, Belohnungslernen, Gewöhnung),
- kognitive Systeme (Aufmerksamkeit, Wahrnehmung, Arbeitsgedächtnis, deklaratives Gedächtnis, Sprachverhalten, kognitive Kontrolle), die auch beim der PTBS betroffen sind,
- Systeme für soziale Prozesse (Bindung, soziale Kommunikation, Wahrnehmen und Verstehen des Selbst, Wahrnehmen und Verstehen der anderen) und
- Arousal/modulierende Systeme (Arousal, biologische und Schlaf-wach-Rhythmen).

Hier kann im Bereich der verschiedenen Domänen geforscht werden, welche Domänen in welchem Ausmaß bei Traumatisierung, PTBS oder Anpassungsstörung betroffen sind.

Die RDoC stützen sich auf sieben Prinzipien, die es zunächst von DSM und ICD unterscheiden:

- starke translationale Forschungsperspektive,
- expliziter dimensionaler Ansatz in der Psychopathologie,
- (daraus abgeleitet) die Entwicklung von Messinstrumenten, die die Dimensionen von der transienten/milden Psychopathologie bis zum Störungsbereich abbilden,
- Studiendesigns, die auch die „subklinischen" Fälle berücksichtigen,
- gleiches Gewicht auf Verhaltensfunktionen und auf neuronale Schaltkreise und ihre Bestandteile zu legen,

- Konzentration auf Konstrukte, für die es genug Evidenz gibt, um als Plattform für die laufende Forschung zu dienen,
- sich nicht an feste Definitionen von Störungen im DSM und ICD zu binden.

Dabei ist die RDoC-Klassifikation nicht als Alternative zum DSM bzw. ICD zu sehen, sondern als eine Ergänzung, die es ermöglicht, moderne Forschungsergebnisse besser in die aktuellen Diagnose-Systeme zu integrieren. Die Integration von „subklinischen" Diagnosekategorien kann also gemäß den RDoC-Prinzipien dem besseren Verständnis von psychischen Phänomenen dienen und damit gerade einer Stigmatisierung entgegentreten. Die Kliniker brauchen Termini, die auch den transienten und milden Bereich der psychischen Phänomene abbilden, um die klinisch relevanten Störungen abgrenzen zu können (Aigner 2013). Im Fall der Belastungsstörungen müssen subklinische reversible Formen von behandlungswürdigen Störungen mit potenzieller Chronifizierungsgefahr unterschieden werden. Neurobiologische Faktoren können hier eventuell helfen, die Diagnose zu verbessern oder als Surrogatparameter für die Therapie wichtige Outcome-Parameter zu generieren.

In der Metaanalyse von Afari et al. (2014) wurde der Zusammenhang zwischen psychischen Traumen und Posttraumatischer Belastungsstörung (PTBS) mit funktionellen somatischen Syndromen wie Fibromyalgie, chronische Müdigkeit (chronic fatigue) etc. untersucht. Die Ergebnisse stehen im Einklang mit der Hypothese, dass traumatische Ereignisse mit einer erhöhten Prävalenz von funktionellen somatischen Syndromen einhergehen. Das Chronic Fatigue Syndrom (CFS) hatte die größte Assoziation mit Traumen in der Metaanalyse. Hier sollen daher die Erschöpfungssyndrome näher beleuchtet werden, zudem haben sie eine interessante Geschichte.

Mit der Definition als **Neurasthenie** wurde das Erschöpfungssyndrom Ende des 19. und Anfang des 20. Jahrhunderts zu einer „Modekrankheit". Es entstand ein Kurwesen, das Abwechslung und anregende Behandlungen versprach. Zunächst wurde vermutet, es käme nur in gehobenen Gesellschaftsschichten vor. Die Beforschung der Neurasthenie zeigte jedoch, dass dieses Syndrom in allen Gesellschaftsschichten vorkommt. Der Begriff wurde in der Folge fast völlig verlassen. Im amerikanischen DSM wurde die Diagnose gleich fallengelassen. In der ICD der WHO wurde die Diagnose noch beibehalten (ICD-10: F48.0), da in China diese Diagnose noch „gebraucht" wurde. Seit den 90er-Jahren des vorigen Jahrhunderts wird die Diagnose jedoch kaum mehr gestellt. Neue Begriffe wurden definiert, um ein chronisches Erschöpfungssyndrom zu beschreiben: „Chronic Fatigue Syndrom" (Wessely et al. 1998), Burn-out-Syndrom – diese ersetzen die älteren Begriffe. Erschöpfung ist jedoch auch ein wichtiges Symptom im Rahmen einer depressiven Erkrankung. Für die Praxis ist es von besonderer Bedeutung, schon beim alleinigen Vorliegen einer Erschöpfung (chronic fatigue) die Suizidalität zu prüfen, wie die Studie von Roberts et al. (2016) aufzeigt, und nicht erst bei dem Vollbild einer Depression, bei der die Prüfung der Suizidalität selbstverständlich ist. Die Ergebnisse für das „Chronic Fatigue Syndrom" sind höchstwahrscheinlich auch für das Burn-out-Syndrom generalisierbar. Andererseits können die Patienten entlastet werden: Das Erschöpfungssyndrom führt nicht zu einer erhöhten Sterblichkeit, insbesondere zu keiner erhöhten Krebs-Sterblichkeit (Aigner 2016). Die Häufigkeit dieser Syndrome lässt natürlich auch hier den Wunsch nach „Biomarkern" aufkommen.

Im Rahmen der negativen Valenz-Domänen gibt es das akute Bedrohungs-Furcht-Konstrukt. Dieses Furchtsystem ist im Rahmen der PTBS durch die Dysfunktion von Hippocampus und frontalen Gebieten durch konsekutive Überaktivierung der Amygdala dysfunktional. So erklären sich die erhöhte Schreckhaftigkeit und das ständige Bedrohungs- und Angstgefühl, auch das schlechtere Ansprechen auf kognitive Interventionen zur Beruhigung der Angst vor bestimmten Dingen, also das schlechtere therapeutische Ansprechen bei Furcht/Phobie und das damit einhergehende Vermeidungsverhalten.

18.5 Hypothalamus-Hypophysen-NNR-Achse (Stressachse)

Die Amygdala aktiviert über den Nucleus paraventricularis des Hypothalamus die Hypothalamus-Hypophysen-Nebennierenrinde-Achse und damit die Kortisol-Ausschüttung, die selbst eine negative Feedback-Schleife hat. Zusätzlich wird der Locus coeruleus aktiviert, der im Zusammenhang mit der Konsolidierung des Gedächtnisses steht. Bedrohungs-Stimuli werden über die Amygdala vermittelt. Der Startle Response („Schreckreflex") oder „Fluchtreflex" kann eine „Bedrohungsantwort" sein und als **erhöhte Schreckhaftigkeit** bei Posttraumatischer Belastungsstörung (PTBS) gefunden werden.

18.6 Genetische Aspekte: Glukokortikoid-Rezeptoren (GR)

Intrusive Erinnerungen sind unerwünschte Erinnerungen und von zentraler Bedeutung für zahlreiche psychische Störungen, insbesondere für die Posttraumatische Belastungsstörung (PTBS). Glukokortikoide erhöhen die Intensität emotionaler Erinnerungen. Der FKBP5-Polymorphismus moduliert die Glukokortikoid-Rezeptor-Empfindlichkeit und wurde für die PTBS als Risikofaktor entdeckt. Gesunde FKBP5-Allel-Träger mit hohem und niedrigem Risiko (N = 46) unterzogen sich einer Aufgabe mit Betrachtung negativer und neutraler Bilder. Zwei Tage später wurden die Teilnehmer überraschend neuerlich untersucht und die intrusiven Erinnerungen an die Bilder erhoben. Hochrisiko-Allel-Träger hatten einen höheren Kortisol-Response als solche mit niedrigem Risiko. Hochrisiko-Träger berichten auch mehr von intrusiven Erinnerungen an die negativen und neutralen Bilder. Diese Ergebnisse deuten darauf hin, dass der FKBP5-Polymorphismus ein Risikofaktor für die Entwicklung von aufdringlichen Erinnerungen sein könnte und dies möglicherweise eine Folge einer beeinträchtigten Glukokortikoid-Rezeptor-Sensitivität ist. Dies könnte den Mechanismus erklären, wie der FKBP5-Polymorphismus ein Risikofaktor für PTBS nach traumatischen Erlebnissen sein kann (Cheung u. Bryant 2015).

18.7 Epigenetik und Trauma

Franklin et al. (2010) konnten im Tierversuch zeigen, dass eine chronische und unberechenbare Trennung von der Mutter, also starker Stress, depressionsähnliche Verhaltensweisen induziert und parallel dazu auch die DNA-Methylierung im Promotor von mehreren Kandidaten-Genen in der Keimbahn beeinflusst. Vergleichbare Veränderungen in der DNA-Methylierung finden sich auch im Gehirn der Nachkommen und werden mit einer veränderten Genexpression assoziiert. Die Ergebnisse von Franklin et al. unterstreichen die negativen Auswirkungen von frühem Stress auf Verhaltensreaktionen über Generationen hinweg und auf die Regulation der DNA-Methylierung in der Keimbahn. Für die klinische Praxis heißt das, dass auch frühe Erlebnisse/Traumen aus der Großelterngeneration möglicherweise über epigenetische Mechanismen einen Einfluss auf das Verhalten der Enkelgeneration haben können. Diese sollten daher in die Familienanamnese mit einbezogen werden.

18.8 Mitochondriales Genom

Das Gehirn verbraucht viel Energie. Etwa 20% der Tagesenergiemenge, die ein Mensch verbraucht, werden vom Gehirn verbraucht. Die Mitochondrien als „Kraftwerke“ der Zellen mit ihrem Genom sind laut neuerer Erkenntnisse mit der PTBS assoziiert. Die Ergebnisse von Flaquer et al. (2015) betonen die wichtige Rolle des mitochondrialen Genoms unter den Faktoren, die zu einem Risiko, eine PTBS zu erleiden, beitragen. Mitochondriale genetische Varianten dürften wichtiger sein als bisher angenommen. Mitochondriale Dysfunktionen werden zunehmend als Schlüsselkomponenten bei stressbedingten psychischen Störungen gefunden.

Garabadu et al. (2015) schließen aufgrund ihrer Untersuchungen, dass Risperidon und Paroxetin auf die mitochondriale Dysfunktion und die Mitochondrien-abhängige Apoptose wirken könnte und so ihre Anti-PTBS-Wirkung über anti-apoptotische Aktivität entfalten könnten.

Die Posttraumatische Belastungsstörung (PTBS) geht, wie erwähnt, mit morphologischen Veränderungen im Hippocampus einher. Die Mechanismen, die eine solche Atrophie verursachen, sind jedoch noch nicht vollständig geklärt. In den Mitochondrien findet die Zellatmung statt. Zusätzlich zu ihrer Funktion in der Atmung spielen die Mitochondrien eine wichtige Rolle in der Regulation von Cytochrom C, das ein apoptotisches Signalelement ist. Zhang et al. (2006) vermuten, dass nichtgenomische und genomische Kortisol-induzierte Veränderungen des mitochondrialen Membranpotenzials zur Freisetzung von Cytochrom C aus den Mitochondrien in das Zytoplasma führen, wo Cytochrom C die Wirkung von Caspasen fördert, die zur Apoptose führen. Sie hypothetisieren, dass stressinduzierte Veränderungen des mitochondrialen Membranpotenzials von Kortisol in Hippocampus-Neuronen reguliert werden und dies der molekulare Mechanismus für stressinduzierten Zelltod im Hippocampus im Zusammenhang mit PTBS sein könnte.

18.9 Neurotransmitter bei PTBS

Es gibt Hinweise, dass Antidepressiva die PTBS-Symptomatik verbessern können (Ronconi et al. 2015). Auch Antipsychotika werden eingesetzt (Watts et al. 2013), sodass die Serotonin- und Dopamin-Systeme für PTBS wichtige Rollen spielen dürften, aber auch andere Mechanismen angedacht werden.

18.9.1 Serotonin

Das Serotonin-System reguliert u.a. die Aktivität des frontalen Kortex. Stein et al. (2000) empfehlen Selektive Serotonin-Wiederaufnahmehemmer (SSRI) als First-Line-Medikation zur Behandlung von PTBS. Umweltfaktoren und genetische Faktoren tragen zur Entwicklung der Posttraumatischen Belastungsstörung (PTBS) bei. Es wurde die Hypothese aufgestellt, eine Variation im 5-HTTLPR-Polymorphismus des Serotonin-Transporter-Gens würde das Risiko für PTBS beeinflussen. In Sensitivitätsanalysen fanden Gressier et al. (2013) einen Zusammenhang zwischen SS-Genotyp und PTBS bei hochgradig traumaexponierten Teilnehmern ($p < 0{,}001$). Die Trägerschaft des SS-Genotyps scheint ein Risikofaktor für PTBS bei Hoch-Trauma-Exposition darzustellen. Weitere Untersuchungen, die auf Gen-Umwelt-Wechselwirkungen fokussieren, sind erforderlich, um besser die Rolle dieses Polymorphismus bei PTBS zu verstehen.

18.9.2 Dopamin

Für das Dopamin-System fanden sich Genloci, die auf eine Involvierung des Dopamin-Systems bei PTBS hindeuten. Li et al. (2016) fanden in ihrer Metaanalyse, dass rs1800497 in DRD2 (dopamine receptor D2) (OR = 1,96, 95% CI: 1.15–3.33; p = 0,014) und die VNTR (variable number tandem repeat) in SLC6A3 (solute carrier family 6 [neurotransmitter transporter], member 3) (OR = 1,62, 95% CI: 1.12–2.35; p = 0,010) eine signifikante Assoziation mit PTBS zeigen.

18.10 Das „gestresste" Konnektom

Rabellino et al. (2015) untersuchten die funktionelle Konnektivität der großen intrinsischen Konnektivitäts-Netzwerke (ICNs) bei Posttraumatischer Belastungsstörung (PTBS) während unterschwelliger und supraliminaler Präsentation von Bedrohungs-Stimuli. Schlüsselknoten der ICNs zeigten veränderte funktionelle Konnektivität bei PTBS im Vergleich zu Kontrollen und unterschiedliche Ergebnisse in der sub- und supraliminalen Verarbeitung bedrohungsbezogener Reize.

Nach Lei et al. (2015) zeigten Patienten mit PTBS erhöhte Zentralität in Knoten, die überwiegend im Default-Mode-Netzwerk (DMN) und dem Salience-Netz (SN) beteiligt sind, einschließlich des hinteren Gyrus cinguli, des Precuneus, der Insula, dem Putamen und dem Pallidum. Die Ergebnisse von Li et al. (2014b) deuten darauf hin, dass veränderte Konnektivitätsmuster zur Unterscheidung zwischen Traumatisierten und Nicht-Traumatisierten beitragen könnten.

Literatur

Afari N, Ahumada SM, Wright LJ, Mostoufi S, Golnari G, Reis V, Cuneo JG (2014) Psychological trauma and functional somatic syndromes: a systematic review and meta-analysis. Psychosomatic Medicine 76(1): 2–11

Cheung J, Bryant RA (2015) FKBP5 risk alleles and the development of intrusive memories. Neurobiology of Learning and Memory 125: 258–264

Cuthbert BN, Insel TR (2013) Toward the future of psychiatric diagnosis: the seven pillars of RDoC. BMC Medicine 11(1): 1

Falkai P, Wittchen HU (2015) Diagnostisches und Statistisches Manual Psychischer Störungen – DSM-5: Deutsche Ausgabe. Göttingen: Hogrefe

Flaquer A, Baumbach C, Ladwig KH, Kriebel J, Waldenberger M, Grallert H et al. (2015) Mitochondrial genetic variants identified to be associated with posttraumatic stress disorder. Translational Psychiatry 5(3): e524

Franklin TB, Russig H, Weiss IC, Gräff J, Linder N, Michalon A et al. (2010) Epigenetic transmission of the impact of early stress across generations. Biological Psychiatry 68(5): 408–415

Garabadu D, Ahmad A, Krishnamurthy S (2015) Risperidone Attenuates Modified Stress-Re-stress Paradigm-Induced Mitochondrial Dysfunction and Apoptosis in Rats Exhibiting Post-traumatic Stress Disorder-Like Symptoms. Journal of Molecular Neuroscience 56(2): 299–312

Gressier F, Calati R, Balestri M, Marsano A, Alberti S, Antypa N, Serretti A (2013) The 5-HTTLPR Polymorphism and Posttraumatic Stress Disorder: A Meta-Analysis. Journal of Traumatic Stress 26(6): 645–653

Hull AM (2002) Neuroimaging findings in post-traumatic stress disorder. The British Journal of Psychiatry 181(2): 102–110

Karl A, Schaefer M, Malta LS, Dörfel D, Rohleder N, Werner A (2006) A meta-analysis of structural brain abnormalities in PTSD. Neuroscience & Biobehavioral Reviews 30(7): 1004–1031

Lei D, Li K, Li L, Chen F, Huang X, Lui S et al. (2015) Disrupted functional brain connectome in patients with posttraumatic stress disorder. Radiology 276(3): 818–827

Li L, Wu M, Liao Y, Ouyang L, Du M, Lei D et al. (2014a) Grey matter reduction associated with posttraumatic stress disorder and traumatic stress. Neuroscience & Biobehavioral Reviews 43: 163–172

Li X, Zhu D, Jiang X, Jin C, Zhang X, Guo L et al. (2014b) Dynamic functional connectomics signatures for characterization and differentiation of PTSD patients. Human Brain Mapping 35(4): 1761–1778

Li L, Bao Y, He S, Wang G, Guan Y, Ma D et al. (2016) The Association Between Genetic Variants in the Dopaminergic System and Posttraumatic Stress Disorder: A Meta-Analysis. Medicine 95(11)

McKinnon MC, Yucel K, Nazarov A, MacQueen GM (2009) A meta-analysis examining clinical predictors of hippocampal volume in patients with major depressive disorder. Journal of Psychiatry & Neuroscience 34: 41–54

Rabellino D, Tursich M, Frewen PA, Daniels JK, Densmore M, Théberge J, Lanius RA (2015) Intrinsic Connectivity Networks in post-traumatic stress disorder during sub-and supraliminal processing of threat-related stimuli. Acta Psychiatrica Scandinavica 132(5): 365–378

Roberts E, Wessely S, Chalder T, Chang CK, Hotopf M (2016) Mortality of people with chronic fatigue syndrome: a retrospective cohort study in England and Wales from the South London and Maudsley NHS Foundation Trust Biomedical Research Centre (SLaM BRC) Clinical Record Interactive Search (CRIS) Register. The Lancet 387(10028): 1638–1643

Ronconi JM, Shiner B, Watts BV (2015) A meta-analysis of depressive symptom outcomes in randomized, controlled trials for PTSD. The Journal of Nervous and Mental Disease 203(7): 522–529

Ruocco AC, Amirthavasagam S, Zakzanis KK (2012) Amygdala and hippocampal volume reductions as candidate endophenotypes for borderline personality disorder: a meta-analysis of magnetic resonance imaging studies. Psychiatry Research: Neuroimaging 201(3): 245–252

Smith ME (2005) Bilateral hippocampal volume reduction in adults with post-traumatic stress disorder: A meta-analysis of structural MRI studies. Hippocampus 15(6): 798–807

Sousa N (2016) The dynamics of the stress neuromatrix. Molecular Psychiatry 21(3): 302–312

Stein DJ, Seedat S, van der Linden GJ, Zungu-Dirwayi N (2000) Selective serotonin reuptake inhibitors in the treatment of post-traumatic stress disorder: a metaanalysis of randomized controlled trials. International Clinical Psychopharmacology 15: S31–S39

Stevens JS, Jovanovic T, Fani N, Ely TD, Glover EM, Bradley B, Ressler KJ (2013) Disrupted amygdala-prefrontal functional connectivity in civilian women with posttraumatic stress disorder. Journal of Psychiatric Research 47(10): 1469–1478

Watts BV, Schnurr PP, Mayo L, Young-Xu Y, Weeks WB, Friedman MJ (2013) Meta-analysis of the efficacy of treatments for posttraumatic stress disorder. The Journal of Clinical Psychiatry 74(6): 541–550

Wessely S, Sharpe M, Hotopf M (1998) Chronic fatigue and its syndromes. Oxford University Press, Oxford

WHO, Dilling H, Mombour W, Schmidt MH, Schulte-Markwort E (Hrsg) (1994) Internationale Klassifikation psychischer Störungen ICD-10 Kapitel V (F). Huber, Bern

Zhang L, Zhou R, Li X, Ursano RJ, Li H (2006) Stress-induced change of mitochondria membrane potential regulated by genomic and non-genomic GR signaling: a possible mechanism for hippocampus atrophy in PTSD. Medical Hypotheses 66(6): 1205–1208

▪ Internetadressen

Aigner M (2009) News-Screen Psychiatrie. Journal für Neurologie, Neurochirurgie und Psychiatrie 10(4): 62–63. http://www.kup.at/kup/pdf/8434.pdf

Aigner M (2013) News-Screen Psychiatrie. Journal für Neurologie, Neurochirurgie und Psychiatrie 14(3): 130–131. http://www.kup.at/kup/pdf/11747.pdf

Aigner M (2016) News-Screen Psychiatrie. Journal für Neurologie, Neurochirurgie und Psychiatrie 17(1): 26–27. http://www.kup.at/kup/pdf/13354.pdf

Traumatisierung findet im Körper statt – Traumaheilung auch!

Der Einbezug des Körpers in die stationäre Traumatherapie

Andrea Schulten und Maria Truffer Summhammer

F. Riffer, E. Kaiser, M. Sprung, L. Streibl (Hrsg.), *Die Vielgestaltigkeit der Psychosomatik*, Psychosomatik im Zentrum, DOI 10.1007/978-3-662-54146-3_19

Bezugnehmend auf eine neurowissenschaftliche Perspektive der Psychotraumatologie wird in diesem Kapitel der Körper als primärer Einwirkungsort jeder psychischen Traumatisierung und als Ausgangspunkt der Traumaheilung in den Fokus gestellt. Forschungsergebnisse, neurobiologische Erklärungsmodelle und das Beispiel einer Patientin mit einer komplexen Posttraumatischen Belastungsstörung begründen und veranschaulichen den erläuterten Zusammenhang zwischen den Einwirkungen des Traumas auf den Körper und den sich daraus entwickelnden seelischen, somatischen und verhaltensbezogenen Symptomen. Daraus erklärt sich die Notwendigkeit einer Neukonzeption therapeutischen Handelns in der Psychotraumatherapie. Die Autorinnen stellen dar, wie der Körper in die stationäre Traumatherapie des Psychosomatischen Zentrums Waldviertel Klinik Eggenburg einbezogen wird. Zwei spezifische körperorientierte Behandlungsmethoden, Traumasensitives Yoga und Somatic Experiencing, werden als Beispiele möglicher Interventionen – auch in der Behandlung komplex traumatisierter Personen – vorgestellt.

19.1 Einführung

> Das ist der größte Fehler bei der Behandlung von Krankheiten, dass es Ärzte für den Körper und Ärzte für die Seele gibt, wo beides doch nicht getrennt werden kann. (Plato)

In der Psychotraumatologie und -therapie zeigt sich die Notwendigkeit einer bifokalen Sichtweise, die Körper und Psyche gleichermaßen einschließt, ebenso wie die Notwendigkeit eines multimodalen Behandlungsansatzes eindeutig. Evident wird diese Unumgänglichkeit auch in der täglichen Begleitung komplex psychisch traumatisierter Personen, wie sie im Rahmen der stationären Traumatherapie des Psychosomatischen Zentrums Waldviertel Eggenburg (PSZW) stattfindet.

Primärer Einwirkungsort jeder physischen und auch seelischen Traumatisierung ist der Körper. Jeder Art posttraumatischer Belastungsreaktion liegt ein „verkörperter Schrecken" (van der Kolk 2016) zugrunde. Demzufolge kann das Trauma erst dann wirklich überwunden und die Handlungsfähigkeit (zurück-)gewonnen werden, wenn der Körper in den Heilungsprozess einbezogen ist. Kognitive Verarbeitung alleine reicht nicht.

> Eine wirkliche Veränderung kann nur stattfinden, wenn der Körper lernt, dass die Gefahr vorüber ist und er wieder in der gegenwärtigen Realität lebt. (van der Kolk 2016, S. 32)

In der modernen, evidenzbasierten Psychotraumatologie finden sich zahlreiche Forschungsergebnisse, welche die Zusammenhänge zwischen seelischer Traumatisierung, neurophysiologischen und endokrinologischen Reaktionen und strukturellen Veränderungen, sich sekundär entwickelnden psychischen, kognitiven und somatischen Beeinträchtigungen und den Wirkmechanismen körperorientierter traumatherapeutischer Ansätze aufzeigen.

Die Verbindung psychischer Traumatisierung, körperlicher Versehrtheit, seelischen Leidens und möglicher Heilungsprozesse wird oft auch in der Kunst – beispielsweise bei Frida Kahlo – zum Ausdruck gebracht. Kahlos Selbstporträt „Die gebrochene Säule" (1944) zeigt die halbnackte Künstlerin in aufrechter Körperhaltung inmitten einer unbewohnten Landschaft. In der breit geöffneten Brust erstreckt sich eine mehrfach gebrochene antike Säule. Über das ausdruckslose Gesicht fließen Tränen. Die nackte Haut des Körpers ist mit zahlreichen Nägeln gespickt. Demirel (2010) bezeichnet Frida Kahlo als die „Malerin des Schmerzes" und ihr Selbstporträt als Inbegriff der Schmerzensfrau. Frida Kahlo überlebte zahlreiche Traumatisierungen – bekannt sind eine angeborene Spina Bifida, die Kinderlähmung, eine emotional vernachlässigende versus überprotektive elterliche Bindung und ein schwerer Verkehrsunfall mit lebenslangen Folgen. Außerdem existieren

Hinweise auf innerfamiliäre sexualisierte Gewalt (Prignitz-Poda 2007, zit. bei Demirel 2010). Die Künstlerin würde wahrscheinlich heute gemäß DSM-5 (APA 2015) die Kriterien einer Posttraumatischen Belastungsstörung mit dissoziativer Störung erfüllen, ein Störungsbild, das auch als komplexe Posttraumatische Belastungsstörung (Herman 2014) bekannt ist. Zusätzlich zu den Symptomen einer PTBS ist das Beschwerdebild der komplexen Posttraumatischen Belastungsstörung durch eine Vielfalt an psychischen, körperlichen, sozialen bzw. zwischenmenschlichen Beeinträchtigungen gekennzeichnet. Nach Herman (2014) sind dies z.B. Veränderungen in der Gefühlswelt, körperliche Beschwerden (Schmerzen, Verdauungsprobleme etc.) ohne Auffindung organischer Ursachen, dissoziative Symptome, d.h. Abspaltung von Teilen des Erlebten aus dem Bewusstsein, Selbstschädigung bzw. Selbstverletzung, Selbstmordgedanken bzw. -impulse, Veränderungen in der Selbstwahrnehmung, Veränderungen in der Sexualität und Beziehungsgestaltung.

▪ Ein Fallbeispiel

Das Selbstporträt Frida Kahlos ist 62 Jahre alt. Mit einem aktuellen Selbstporträt wird eine 52-jährige Patientin vorgestellt, die vor einiger Zeit unter den psychischen Diagnosen komplexe Posttraumatische Belastungsstörung mit dissoziativen Symptomen (F43.1), Bipolare affektive Störung Typ II, gegenwärtig mittelgradige depressive Episode (F31.3), Panikattacken (F41.0), chronische Schmerzstörung mit körperlichen und psychischen Faktoren (F45.41) sowie Bulimia nervosa (F50.2) im Zentrum für Stationäre Traumatherapie des PSZW behandelt wurde. Auch die Liste der körperlichen Beschwerden und Diagnosen von Frau Wilde (Name und biographische Daten wurden verändert) ist lang: Restless-legs-Syndrom, Carpaltunnelsyndrom, Koronare Herzerkrankung, Psoriasis, chronisch rezidivierende Gastritis, Refluxösophagitis, Steatosis Hepatits, Struma Nodosa, chronisch rezidivierende Lumbalgie bei Z.n. Diskus-Extraktion.

Frau Wilde ist zum Zeitpunkt der stationären Aufnahme seit 27 Jahren verheiratet, Mutter von zwei Töchtern, Schuldirektorin, seit etwa zwei Jahren berufsunfähig, bezieht derzeit befristet Rehabilitationsgeld. Sie erlebte als Kleinkind, dass die Eltern sich stritten und die Mutter vom Vater geprügelt wurde. Mit einem Mal war der Vater weg. Das Kind wurde von der Mutter erzogen, die berufsbedingt oft nachts weg war. Frau Wilde erinnert sich, dass sie als 4-jähriges Kind nachts stundenlang frierend und barfuß, auf Zehenspitzen stehend, im Nachthemd am Fenster ängstlich darauf wartete, dass die Mutter wiederkam. Wenn sie die Schritte der Mutter hörte, war sie erleichtert, legte sich ins Bett und bemühte sich, so zu tun, als würde sie schlafen. Zusätzlich zu einer von Frau Wilde als „unmenschlich" wahrgenommenen Internatszeit in einer Klosterschule, während der sie Opfer emotionalen und körperlichen Missbrauchs wurde, überlebte sie mit 14 Jahren eine brutale Vergewaltigung durch mehrere Männer. Ihr ganzes Leben lang habe sie sich zusammengerissen, sich leistungsorientiert nach oben gearbeitet, altruistisch immer für andere gesorgt, den Körper und die Körpersignale ignoriert – bis zum Zusammenbruch mit 50 Jahren. Beim zweiten Aufenthalt im PSZW stehen die Schmerzen im Vordergrund, starke Schmerzen, insbesondere im Bereich der linken Hüfte, für die es kein organisches Korrelat gibt, die auf Schmerzmedikamente nicht reagieren und die wohl als somatoforme Dissoziationen (Nijenhuis 2006) oder auch als Memory-Schmerzen (Egloff et al. 2015) verstanden werden können. Starke Verspannung im gesamten Körper, verstärkt bei jedweder Assoziation an belastende Erinnerungen der Vergangenheit, weisen in die gleiche Richtung. An weiteren, aktuell sehr leidvollen Beschwerden benennt Frau Wilde ein rigides Essverhalten, Selbstentwertung, Selbsthass und Hass insbesondere auf ihren Körper.

Frau Wilde zeichnet in einer Gruppentherapie zum Thema „Trauma und Körper" ein „Körperbild" (◘ Abb. 19.1). Im Bild rechts oben weist die Legende schmerzhafte, wenig schmerzhafte und als „nicht da" seiend erlebte Körperbereiche aus. Nicht markierte Körperstellen weisen auf Bereiche im Körper hin, bei denen alles in Ordnung ist. Schraffiert schwarz gezeichnete Bereiche sind potenziell schmerzhaft und quälend, fette schwarze Bereiche sind aktuell schmerzhaft.

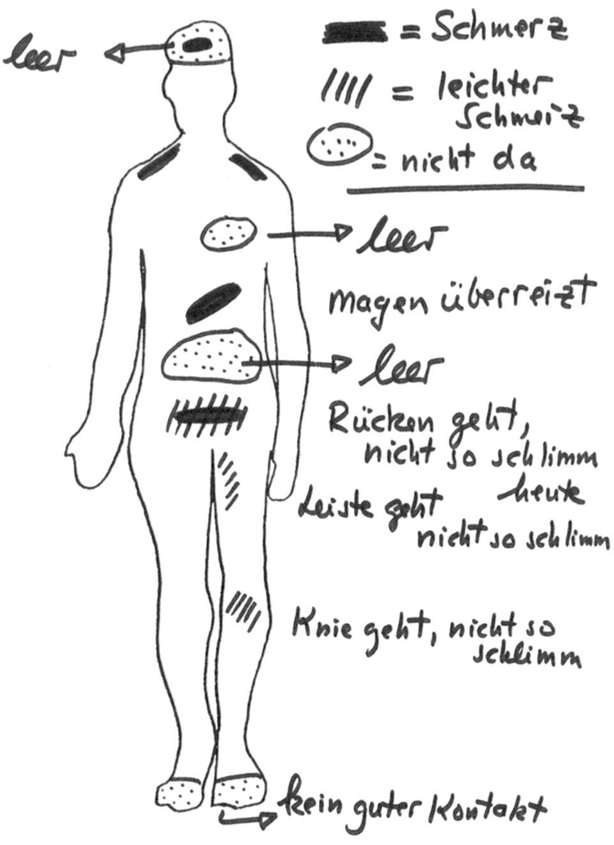

Abb. 19.1 Das „Körperbild" der Frau Wilde, entstanden im Rahmen einer Gruppentherapie während des Aufenthaltes im PSZW zum Thema „Trauma und Körper"

Die meisten der als schmerzend empfundenen Stellen sind zum Zeitpunkt der Selbstbefundung „nicht so schlimm". Interessant sind die eingekreisten gepunkteten Bereiche, die Frau Wilde als „leer" bezeichnet oder zu denen „kein guter Kontakt" besteht. Sie resümiert, dass das „nicht spüren" dazu führe, dass sie oft über ihre körperlichen Grenzen gehe und dass erst der Schmerz sie bremsen könne. In den Einzel- und Gruppentherapien fällt ihr auf, dass sie meistens so sitzt, dass sie kaum Bodenkontakt hat, dass höchstens die Zehen den Boden berühren oder dass sie durch hohe Absätze einen Abstand zum Boden bekommt. Frau Wilde kann sich im Rahmen des traumasensitiven Yogas, welches in der Klinik angeboten wird, darauf einlassen, barfuß einige Bewegungsübungen mit den Füßen zu machen, wobei ihr überraschend auffällt, dass sie große Teile an den Fußsohlen überhaupt nicht wahrnehmen und spüren kann.

19.2 Grundlagen

19.2.1 Neurobiologische Erklärungsmodelle

Grundlagen für ein Verständnis posttraumatischer Belastungsreaktionen und einer multimodalen Traumatherapie, welche die Dimensionen Körper und Psyche – in erweitertem Sinne auch Seele und Geist – gleichermaßen berücksichtigt, finden sich in neurowissenschaftlichen, bindungstheoretischen, in behavioralen, psychodynamischen und in achtsamkeitsbasierten

Theorien. In diesem Artikel, der vorrangig die Dimension „Körper in der Traumatherapie" ins Blickfeld nimmt, wird nur kurz und ausschließlich auf einige relevante neurowissenschaftliche Erkenntnisse und Theorien Bezug genommen. Diese Theorien bilden auch einen Teil des wissenschaftlichen Fundamentes des Behandlungsansatzes der stationären Traumatherapie im PSWZ.

In der Kaskade der Stressreaktion auf das Erleben von Gefahr, Entsetzen und Ohnmacht spielen bekannterweise die beiden wichtigen biologischen stressresponsiven Achsen eine zentrale Rolle: das Sympatho-Adrenale-System (Adrenalin- und Noradrenalin-Haushalt) sowie die Hypothalamus-Hypophysen-Nebennierenrinden-Achse (Kortisol-Haushalt). Wichtige hirnorganische, an der Verarbeitung des Extremstresses beteiligte Zentren sind der Thalamus, die Amygdala – der „Rauchmelder" (van der Kolk 2016, S. 77) –, der Hippocampus und die Frontallappen. Ablauf, Auswirkungen und Funktion der posttraumatischen Stressreaktion sind bei zahlreichen Autoren und Autorinnen beschrieben (Perry et al. 1995; Yehuda 2002; van der Kolk 2014). Für die praxisorientierte Traumatherapie relevante Erkenntnisse finden wir beispielsweise in den Beiträgen von Grawe (2004), Levine (1998, 2007, 2014), Porges (2010), van der Kolk (2016). Mit dem Modell „Das dreieinige Hirn" (MacLean 1990; Ogden et al. 2010; van der Kolk 2016) gibt der amerikanische Hirnforscher MacLean eine hilfreiche Erklärung von der hierarchischen Organisation der Hirnebenen Reptilienhirn, Limbisches System und Neokortex. Das Modell zeigt auf, wie über das Zusammenspiel von Bottom-up- und Top-down-Prozessen sensomotorisches, emotionales und kognitives Verhalten gesteuert und gegenseitig moduliert wird und wie diese Prozesse bei psychischer Traumatisierung beeinträchtigt sind. Ein Fundus für die Begründung traumatherapeutischer Arbeit findet sich ebenso bei Porges (2010). Aufgrund seiner Forschungsergebnisse spricht Porges in der Polyvagal-Theorie vom zweigeteilten Vagus mit ventralem und dorsalem Teil, die beide unterschiedliche Funktionen haben und mit dem sympathikusgesteuerten System zusammenspielen. Eine zentrale Annahme von Porges' Theorie ist, dass diese drei neuralen Kreisläufe, die unser reaktives Verhalten und Erleben steuern, in den therapeutischen Interventionen berücksichtigt werden müssen.

Gemeinsam unterstützen die erwähnten Theorien das neurowissenschaftliche Verständnis der Psychotraumatologie. Aus dieser Perspektive ist jede posttraumatische Belastungsreaktion

- eine Überlebensreaktion des Organismus auf das Erleben von Entsetzen und Hilflosigkeit und
- die Folge funktioneller und struktureller neurophysiologischer, -biologischer und endokrinologischer Prozesse.

Die Heilung der Traumafolgestörung ist nur über eine Veränderung dieser beeinträchtigten körperlichen Prozesse möglich.

19.2.2 Auswirkungen des Traumas auf den Körper

In der täglichen Arbeit mit komplex traumatisierten Menschen stellt sich die Frage, ob und in welchen Bereichen der Körper vom Trauma betroffen ist, nicht. Jeder Körperbereich kann traumafolgend beeinträchtigt sein. Es gibt keine heilen Körperinseln. Individuell zeigt sich eine große Bandbreite an körperlicher Betroffenheit, abhängig von genetischen Faktoren, Resilienz- und Risikofaktoren, von peritraumatischen körperlichen Schädigungen, von medizinischer Versorgung und frühzeitiger therapeutischer Unterstützung. Chronische stressbedingte Verspannungsmuster und dysfunktionale Coping-Strategien (Alkoholkonsum, Essverhalten, Suchtentwicklung) ergänzen die Faktoren, die zu manifesten körperlichen Erkrankungen führen können.

Wie sich die primär biologischen Reaktionen auf Extremstress bei komplex traumatisierten Menschen sekundär in körperlichen Beschwerden und beeinträchtigter Wahrnehmung des Körpers manifestieren, wird in der Praxis – auch im Rahmen der stationären Traumatherapie im PSZW – deutlich. In einer Gruppentherapiesitzung mit komplex traumatisierten Patientinnen und Patienten wurde die Frage gestellt, inwieweit die Betroffenen Zusammenhänge zwischen Körper und Trauma für sich sehen bzw. welche ihrer körperlichen Symptome sie als Traumafolgen bezeichnen würden. Folgende Antworten wurden gesammelt:

- chronische Schmerzen, Verspannungen, steife Körperhaltung, Bewegungseinschränkung,
- erhöhte Lärm- und Berührungsempfindlichkeit,
- Magen-Darm-Probleme, erhöhte Blutdruckwerte,
- Hyper-/Hypoarousal,
- Mangel an interozeptivem Gewahrsein („mich nicht spüren können"),
- Beeinträchtigungen in der Sexualität, schmerzhafter Geschlechtsverkehr,
- dissoziative Bewegungsstörungen, dissoziative Anfälle,
- Schlafstörungen, körperliche Erschöpfung, Kraftlosigkeit,
- Essstörung,
- Körperhass, Körperphobie, sich an bestimmten Stellen nicht anfassen können,
- selbstschädigendes Verhalten.

Die wissenschaftlichen Erkenntnisse bestätigen immer eindeutiger die Auswirkungen körperlicher und sexualisierter Gewalterfahrung auf die psychische (Lenz u. Gahleitner 2007) und physische Gesundheit (Felliti et al. 1998). Im Rahmen der ACE-Studie von Brown et al. (2009) wurden späte körperliche Auswirkungen frühkindlicher traumatisierender Faktoren untersucht. Welche Auswirkungen hat das, was vor 50 Jahren geschehen ist, 50 Jahre später auf Gesundheit und Lebenserwartung? 17.300 Versicherte einer amerikanischen Lebensversicherung wurden im Rahmen eines Versicherungsabschlusses im Alter von 57 Jahren körperlich untersucht. Gleichzeitig wurden acht Kindheitsbelastungsfaktoren (adversed childhood experiences, ACE) anamnestisch erhoben: körperliche und sexuelle Gewalt, häusliche Gewalt, emotionaler Missbrauch, Substanzmissbrauch, psychische Erkrankung oder Kriminalität bei Elternteil und Scheidung/Trennung der Eltern. In Korrelation zur Anzahl der ACEs in der Kindheit nahm die Erkrankungshäufigkeit im Erwachsenenalter zu: Suchterkrankungen, Adipositas/Essstörungen, Depressionen, Diabetes, KHK, Schlaganfall, COPD und viele weitere Erkrankungen zeigten sich signifikant häufiger bei Menschen mit Traumabiographien.

Zusammenfassend kann gesagt werden, dass früher Stress, Kindheitsbelastungsfaktoren und Bindungsstörungen überzufällig häufig zu psychobiologischen Dysfunktionen, zu eingeschränkten Funktionen des Stressverarbeitungssystems und zu emotionalen und kognitiven Beeinträchtigungen führen. Dies wiederum kann gesundheitliches Risikoverhalten begünstigen und nachfolgend Krankheiten, soziale Probleme, lebenslange dysfunktionale Stressverarbeitung und letztlich den vorzeitigen Tod herbeiführen.

19.2.3 Implikationen für die Behandlung

» Wird die Erinnerung an ein Trauma im Körper in Form herzzerreißender und qualvoller Emotionen, Autoimmunkrankheiten und muskuloskelettaler Probleme kodiert und ist andererseits die Kommunikation zwischen Geist, Gehirn und Körper der Königsweg zur

> Emotionsregulation, so müssen wir die Voraussetzungen unseres therapeutischen Handelns radikal überdenken und verändern. (van der Kolk 2016, S. 106)

In dem Buch „Der Körper erinnert sich" geht Rothschild (2002) davon aus, dass Psychotherapeutinnen und -therapeuten sich gezwungen sehen, „der neurobiologischen Theorie mehr Aufmerksamkeit zu schenken sowie auf somatische Symptome zu achten und sie in die Behandlung einzubeziehen" (S. 11). Im Bereich der Psychotraumatherapie ist diese Haltung in der Zwischenzeit weitgehend zu einer Selbstverständlichkeit geworden. Es gibt einen breiten Konsens darüber, dass bei der Heilung einer schweren psychischen Traumatisierung die „Redekur" (Breuer u. Freud 1895) oder andere ausschließlich kognitions-, gesprächs- oder beziehungsorientierten Behandlungsansätze allein zu kurz fassen. Ständig werden neue traumatherapeutische Methoden entwickelt, die den Einbezug des Körpers in der Behandlung fokussieren.

Folgende Kategorisierung versucht – ohne Anspruch auf Vollständigkeit –, einen Überblick über einige, bis dato bekannte körperorientierte traumatherapeutische Methoden zu gewinnen:

Spezifische Interventionen Spezifische Interventionen wie Somatic Experiencing (Levine 1998, 2007, 2014), Konzentrative Bewegungstherapie (Schmitz 2004), Traumasensitives Yoga (Emerson u. Hopper 2011; Härle 2015; u.a.) und Focusing (Gendlin 1998) beziehen im therapeutischen Prozess weitgehend den Körper ein, arbeiten direkt an und mit dem Körper.

Unspezifische Interventionen Zu unspezifischen Interventionen können beispielsweise achtsamkeitsbasierte Verfahren (Reddemann 2006; Germer et al. 2009; Anderssen-Reuster 2011; Kabat-Zinn 2014) oder EMDR (Shapiro 2013) gezählt werden.

Top-down-Interventionen Diese fokussieren Veränderung über Beobachten, Wahrnehmen von Körperempfindungen, Benennen und Verstehen (z.B. Yoga, Achtsamkeitsübungen, Focusing).

Bottom-up-Interventionen Bei Bottom-up-Interventionen wird über die Veränderung von Körperempfindungen oder Bewegung Einfluss auf Gedanken und Emotionen genommen (z.B. Bewegung, Atemübungen, Yoga, Tanz, Qi Gong, Tai Chi).

Phasenorientierte Interventionen und Methoden Phasenorientierte Interventionen/Methoden, beispielsweise der sensumotorisch orientierte psychotherapeutische Ansatz (Ogden et al. 2010) oder die traumatherapiespezifische Konzentrative Bewegungstherapie (Schmitz 2004), sind so konzipiert, dass sie den traumatherapeutischen Phasen entsprechend spezifische Interventionen vorschlagen.

Gemeinsam ist den meisten körperorientierten Methoden folgende Zielsetzung:

- Verbessern des Selbstgewahrseins,
- Verringern und Überwinden der Phobie vor dem Spüren und Erleben,
- Auflösen im Körper gestauter und blockierter Stressenergien,
- Verbessern der Regulationsfähigkeit von Hyper- und Hypoarousal-Zuständen,
- Besiegen des „Feindes" (Ablehnung des eigenen Körpers) in sich,
- sich im eigenen Körper (wieder) zu Hause fühlen,
- den Körper (wieder) als Ressource erleben,
- achtsamer, angstfreier und selbstbestimmter Umgang mit dem Körper, mit Bedürfnissen und mit Sexualität,
- Erleben und Einsetzen des Körpers als Ausgangsort für adaptives Handeln.

19.3 Einbezug des Körpers in die stationäre Traumatherapie im PSZW

19.3.1 Körperorientierte Behandlungselemente

Im Rahmen des interdisziplinären Behandlungsansatzes im Zentrum für Stationäre Traumatherapie des PSZW wird auf der Basis wissenschaftlicher, methodischer und theoretischer Grundlagen ressourcenorientiert, achtsamkeitsbasiert, prozessorientiert, methodenintegrativ, zielorientiert, multimodal, individualisiert und entsprechend einer schonenden Traumatherapie (Sack 2010) gearbeitet. Spezifische körperorientierte Ansätze, Behandlungen und therapeutische Interventionen finden sich in allen Bereichen. So begleitet das Team der Gesundheits- und Pflegeberufe die Patientinnen und Patienten über notwendige Unterstützung bei der Körperpflege und pflegerische Anwendungen hinausgehend mit Einreibungen, Bädern und aromatherapeutischen Maßnahmen. Im Rahmen des Bezugspflegesystems kann auf individuelle körperliche Bedürfnisse eingegangen werden. Im medizinischen Bereich finden Untersuchungen und wichtige medizinische Maßnahmen statt. Physiotherapeutisch steht den Patientinnen und Patienten die ganze Bandbreite von Massagen, Heilgymnastik, Shiatsu, Akupressur bis hin zum therapeutischen Klettern und zum Krafttraining zur Verfügung. Die Klinik bietet darüber hinaus ein umfassendes traumatherapieunabhängiges Bewegungs-, Schwimm-, Tanz- und Gymnastikangebot an. Auch die Ernährungsberatung ist mit Einzel- und Gruppenangeboten in die traumatherapeutische Arbeit integriert.

Im Rahmen des psychotherapeutischen Behandlungsplans sind einige Gruppentherapien spezifisch körperorientiert ausgerichtet. Auf der einen Seite werden psychoedukativ in den Wissensgruppen Inhalte über die psychohygienische, stressreduzierende Wirksamkeit von Sport, über Physiologie, Stressreaktionen und Zusammenhänge zwischen Trauma und Körperreaktionen vermittelt. Auf der anderen Seite können diese Zusammenhänge in Gruppentherapien („Körper und Bewegung", „Traumasensitives Yoga", „Achtsamkeit" und „Achtsames Bewegen", „Konzentrative Bewegungstherapie") (Müller 2015) und zusätzlichen Therapieangeboten wie Tanztherapie, Tiergestützte Therapie (Gilli 2011) und Biofeedback-Therapie selbst erfahren und verstanden werden. Traumabedingte körperliche Vermeidung und Anspannung, auch somatoforme Dissoziation können erkannt und schrittweise verändert werden.

Im Rahmen der Einzeltherapien stehen individuelle körperbezogene Themen und Interventionen im Mittelpunkt. So wird neben einer ausführlichen körperlichen Anamnese immer wieder auf die Zusammenhänge zwischen traumatischen Ereignissen und körperlichen Reaktionen Bezug genommen.

19.3.2 Körpertherapeutische Aspekte in der Behandlung von Frau Wilde

Bei Frau Wilde können unklare Schmerzzustände und körperlich einschränkende Körperhaltungen, die insbesondere im Rahmen der Traumakonfrontation, aber auch bei bestimmten Therapiethemen und Gruppenkonstellationen verstärkt auftreten, auf frühe stressbedingte Anspannungsmuster und -haltungen zurückgeführt werden. Bestimmte – aus gutem Grund – vermiedene Körperhaltungen führen zu Traumaerinnerungen, Flashbacks und Intrusionen, weshalb sie sich anfangs scheut, am traumasensitiven Yoga teilzunehmen. Nachdem dies im Einzelsetting gut verstanden wird, ist Frau Wilde bereit, sich der Körperphobie zu stellen und sich auch körperlich allmählich den Traumaerinnerungen zu nähern. Sie erarbeitet sich ein individuelles traumasensitives Yogaprogramm, das insbesondere die Stärkung der interozeptiven Wahrnehmung und das Wissen darum, körperliche Alternativen zur Verfügung zu haben und diese ausprobieren zu dürfen, zum Ziel hat. Bei gelegentlich auftretenden Körperflashbacks und kurzen dissoziativen Episoden kann sie sich mit den im Skills-Training erarbeiteten Reorientierungsskills nun eigenständig zurückholen. Sie erlebt dadurch ein Gefühl von größerer innerer Sicherheit, Selbstwirksamkeit und Verlässlichkeit in Bezug auf den eigenen Körper, was wiederum positive Auswirkungen auf den ursprünglich beschriebenen Körperhass und das Essverhalten hat.

19.4 Zwei spezifische körperorientierte Methoden

19.4.1 Somatic Experiencing

Die von Peter Levine (1998, 2007, 2014) entwickelte körperorientierte traumatherapeutische Methode basiert auf seiner bahnbrechenden Forschung als Biologe, Physiker und Psychologe. Ausgehend von Beobachtungen aus der Tierwelt orientiert sich Somatic Experiencing (SE) an biologischen Mechanismen, im Besonderen an den Überlebensstrategien Orientierung, Kampf, Flucht und Totstellen. In „Sprache ohne Worte – Wie unser Körper Trauma verarbeitet und uns in die innere Balance zurückführt" (2014) bringt Levine seine Erkenntnisse aus jahrzehntelanger Forschung und klinischer Erfahrung mit dem neuesten neurowissenschaftlichen Forschungsstand und integrativer Body-Mind-Medizin auf eindrückliche und praxisrelevante Weise in Verbindung.

Levines Ätiologie-Verständnis beruht auf den Annahmen, dass im Hintergrund jeder psychischen Traumatisierung ein fehlender oder unvollständiger Überlebenszyklus mit unvollständig abgebauter bereitgestellter Überlebensenergie liegt und dass die Folgestörungen eine anhaltende Reaktion auf die Bedrohung sind. Die Behandlung – eine ressourcenorientierte und sanfte Methode der Traumaheilung – strebt die Auflösung und Neutralisierung unzureichend abgebauter und im Körper gestauter Energien an, die im neuromuskulären und zentralen Nervensystem zu Symptomen geführt haben. Einbezug des Körpers in die Traumatherapie, Arbeit an und mit der Körpererinnerung statt mit der narrativen Geschichte, Vertrauen auf die Selbstheilungskraft im Körper, Lenkung der Aufmerksamkeit auf die Körperwahrnehmungen, Zugang finden zu stärkenden Handlungsmustern und Ressourcen, Pendeln zwischen dem „Traumastrudel" und dem positiven Gegenstrudel (aufgebaute Ressourcen), Konzentration auf Selbstwirksamkeit und Ermächtigung, Vervollständigen der Orientierungs-, Kampf-, Flucht- und Erstarrungsreaktion sind wichtige Behandlungsprinzipien, -ziele und -methoden von Somatic Experiencing (Levine 2007, 2014). Neben dem spezifischen Einsatz zur Bearbeitung und Auflösung einzelner traumatischer Erinnerungen lassen sich die Grundprinzipien von SE in jeder therapeutischen Intervention, sehr gut auch bei komplex traumatisierten Menschen, anwenden. Zu den „grundlegenden neun Bausteinen" der Methode (Levine 2014) zählen beispielsweise, dass die Therapeutin oder der Therapeut (vgl. ebd., S. 104)

- für eine Atmosphäre relativer Sicherheit sorgt,
- die Klienten bei der Erforschung und Akzeptanz einer Empfindung unterstützt,
- für ausgleichende Erfahrungen sorgt, das heißt, dass die passiven Reaktionen von Zusammenbruch und Hilflosigkeit durch aktive, selbststärkende Abwehrreaktionen ersetzt werden,
- auf das Hier und Jetzt verweist, sodass eine Kontaktaufnahme mit der Umgebung möglich und die Fähigkeit zurückgewonnen wird, sich sozial einzulassen.

Beispiele einer einladenden, die Körperwahrnehmung unterstützenden Sprache und Fragestellung, wie sie bei SE zur Anwendung kommt, sind folgende:

- Was merken Sie gerade und wo im Körper merken Sie es?
- Woran merken Sie, dass Sie sich gut/besser fühlen?
- Wo in Ihrem Körper befindet sich dieses Gefühl?
- Ist es in Ordnung, das Gefühl wahrzunehmen und einen Moment dabei zu bleiben?
- Ist es in Ordnung, das Zittern für einen Moment zuzulassen?
- Vielleicht mögen Sie diese Bewegung nochmals langsam ausführen?

19.4.2 Traumasensitives Yoga

Traumasensitives Yoga (TSY) ist derzeit das weltweit einzige ergänzende Yogaprogramm bei Traumafolgestörungen mit wissenschaftlich belegter Wirksamkeit, entwickelt am Trauma Center Boston von van der Kolk und Emerson (van der Kolk et al. 2014). Yoga ist eine Kombination aus physischen Übungen, fokussiertem Atmen und zielgerichteter Aufmerksamkeit/Achtsamkeit und scheint als Ergänzung der Traumabehandlung nützlich zu sein, weil es direkt auf eben die Symptome zielt, die auch andere Ansätze anvisieren (Top-down), aber gezielt den Körper nutzt (Bottom-up), (Rhodes et al. 2016). Atem, Bewegung und Bewusstheit werden achtsam verbunden. Emerson und Hopper (2011) berichten gute Erfolge im Hinblick auf die Fähigkeit und Bereitschaft, das (interozeptive) Gewahrsein auf den gegenwärtigen Augenblick zu richten und darauf zu achten, wie man sich im Körper fühlt. Die Kontrolle über den Körper, das Gefühl der Selbstbestimmung, die Akzeptanz des eigenen Körpers werden gestärkt. Auch eine Reduktion von dissoziativen Zuständen und von Selbstabwertungen werden berichtet. Der traumasensitive Yoga-Ansatz verpflichtet sich der Gewaltfreiheit oder – ressourcenorientiert ausgedrückt – dem friedfertigen Umgang mit dem Körper und dem Gegenüber. Es wird betont gegenwartsorientiert geübt und bei Bedarf reorientierend unterstützt. Selbstbestimmtheit, Bewertungsfreiheit und wohlwollende Akzeptanz gegenüber allem, was im Innen und Außen wahrgenommen wird, sind weitere Prämissen dieses Ansatzes.

Es geht bei dieser Körperarbeit nicht um Leistung oder um Imitation einer perfekten Haltung. Emerson (2015) empfiehlt sogar, das Wort „Haltung“ in diesem Kontext zu vermeiden, impliziert der Begriff für viele traumatisierte Menschen, dass man sich in bestimmter Art und Weise verhalten und bestimmte „Haltungen“ einnehmen musste. Stattdessen können die Begriffe „Übung“ oder auch „Position“ verwendet werden. Ein zentraler Fokus dieses körperorientierten Ansatzes ist die Wahrnehmung, die bewusste Hinwendung, die Entscheidung zum achtsamen Hinspüren zum Körper, den manche traumatisierte Menschen ja als „Feind“ betrachten. Trigger, Flashbacks und dissoziative Episoden werden als Chance zur Integration achtsam wahrgenommen. Manche Trigger wird man – individuell je nach Therapieziel – versuchen zu vermeiden (z.B. schlecht beleuchteter Übungsraum, beengter Übungsplatz, offene Haltung im Liegen einnehmen). Bei anderen Triggern (Druck auf der Brust, bei öffnenden Übungen, Angstgefühl/Panikattacke bei bestimmten Körperpositionen) wird es möglicherweise eher darum gehen, sich ihnen konfrontativ anzunähern um sie in ihrer Wucht zu entschärfen. Dies wird jeweils in Kommunikation mit den Übenden behutsam und achtsam miteinander überlegt und auch gemeinsam geübt. Im Gruppensetting wird man vielleicht auch einmal eine eher belastende Übung abbrechen lassen, empfehlen, sie nicht mitzumachen, oder nach Reorientierungsmöglichkeiten suchen, während es im Einzelsetting manchmal eher möglich ist, hier genau nachzuspüren, Alternativen zu suchen und auszuprobieren.

Bezüglich des Settings gilt es Einiges zu beachten. Traumasensitives Yoga kann im Sitzen, Stehen oder Liegen, statisch oder dynamisch geübt werden. Jede Position kann entsprechend den eigenen Bedürfnissen und Möglichkeiten modifiziert werden. Es ist möglich, dass eine ganze Gruppe in Alltagskleidung mit Schuhen auf Stühlen im Konferenzraum eine Yoga-Sitzung durchführt. Frau Wilde kommt beispielsweise regelmäßig im Minikleid mit Absatzschuhen zur Yoga-Gruppe und wechselt vom Sitzen in den Stand und umgekehrt, abhängig von ihren Rückenbeschwerden. Liegen ist ihr zu keinem Zeitpunkt möglich, da sie sich in liegender Position in der Gruppe viel zu offen, verletzlich, ungeschützt fühlt.

Die Yoga-Gruppe findet am besten in einem als sicher erlebten Raum statt, in dem Störfaktoren weitestgehend ausgeschlossen werden können. Es sollte immer darauf geachtet werden, dass genügend Raum entsprechend den individuellen Bedürfnissen nach Nähe und Distanz vorhanden ist. Für Frau Wilde ist es wichtig, sich zwischen Mitpatientinnen zu positionieren, es darf niemand hinter ihr seinen Platz einrichten, und zu den männlichen Mitpatienten benötigt sie eine räumlich größere Distanz.

Licht-, Temperatur- und Luftverhältnisse sind entsprechend den Bedürfnissen zu variieren. In Konfliktfällen sollte ein Kompromiss gefunden werden.

Die Yogapositionen sollten mit sanfter, wohlwollender Stimme angeleitet werden. Die Sprachgestaltung sollte gewährend, akzeptierend, einladend sein. „Wenn Sie möchten, … ", „Wenn es jetzt für Sie stimmig ist, … ". Alternativen sollten angeboten werden. Aufgrund der Schulterprobleme der Frau Wilde kann beispielsweise bei einer Übungsreihe experimentiert werden, wie hoch die Arme gehoben werden können, was sich aktuell stimmig fühlt, wo die Grenzen sind, wie diese gut respektiert werden können. So entwickelt sich aus einem Übungsprogramm für jeden Teilnehmer eine individuelle, persönlich stimmige Durchführungspraxis.

Es sollte nicht bewertet werden. Rückmeldungen wie „gut", „schlecht", „falsch", „prima" etc. fehlen in diesem Yoga-Ansatz. Es ist grundsätzlich in Ordnung, so wie es jetzt ist. Das Ziel besteht darin, sich dem Körper wohlwollend und respektvoll zu nähern. Durch diese Grundhaltung begegnet man dem konkurrierenden Vergleichsdenken und den daraus oft resultierenden Selbstabwertungen. Hilfestellungen, z.B. in Form vom Angebot von Alternativen, werden allerhöchstens verbal gegeben. Auf Körperkontakt und körperliche Hilfestellungen wird verzichtet.

19.5 Conclusio

Traumatisierung findet im Körper statt, Traumaheilung auch. Dies wird durch die wissenschaftlichen Erkenntnisse gestützt und zeigt sich in den Rückmeldungen unserer Patientinnen und Patienten: „Im Laufe der Zeit ist mir klargeworden, dass es zwar irgendwie seltsam ist, aber mir scheint, dass mein Geist nun besser mit meinen Gedanken und dem, was ich mit meinem Körper gemacht habe, verbunden ist. (…) Yoga hat mir eine Struktur gegeben, einen Ort, von dem ausgehend ich bewusster werden kann. Ich glaube, dass ich dadurch einen guten Ausgangspunkt gewonnen habe." (nach Emerson 2015, S. 11) Durch den Einbezug des Körpers in die Traumatherapie kann sich der „verkörperte Schrecken" (van der Kolk 2016) in Richtung eines verkörperten Empfindens von Selbstbestimmtheit und Lebendigsein entwickeln.

Literatur

Anderssen-Reuster U (2011) Achtsamkeit in der Psychotherapie und Psychosomatik. Haltung und Methode, 2. Aufl. Stuttgart, Schattauer

American Psychiatric Association (2015) Diagnostisches und Statistisches Manual Psychischer Störungen, 5. Aufl. American Psychiatric Publishing, Arlington, VA

Boon S, Steele K, Van der Hart O (2013) Traumabedingte Dissoziation bewältigen. Ein Skills-Training für Klienten und ihre Therapeuten. Paderborn, Junfermann

Breuer J, Freud S (1895) Studies in hysteria, 1893–1895. Hogarth Press, London 1955
Brown DW, Anda RF et al. (2009) Adverse Childhood Experiences and the Risk of Premature Mortality. Am J Prev Med 37(5): 389–396
Damasio AR (2010) Descartes' Irrtum: Fühlen, Denken und das menschliche Gehirn, 6. Aufl. Berlin, List
Egloff N, Hirschi A, von Känel R (2015) Schmerzstörungen bei Traumatisierten – neurophysiologische Aspekte und klinische Phänomenologie. Praxis 101: 87–97
Emerson D (2015) Trauma-Yoga in der Therapie. G.P. Probst Verlag, Lichtenau/Westfalen
Emerson D, Hopper E (2011) Trauma-Yoga. Heilung durch sorgsame Körperarbeit. G.P. Probst Verlag, Lichtenau/Westfalen
Felliti VJ, Anda RF et al. (1998) Relationship of childhood abuse and household dysfunction to many of the leading causes of death in adults. AM J Prev Med 14(4): 245–258
Gendlin E (1998) Focusing-orientierte Psychotherapie. Ein Handbuch der erfahrungsgeleiteten Methode. Klett-Cotta, Stuttgart
Germer C, Siegel R, Fulton P (Hrsg) (2009) Achtsamkeit in der Psychotherapie. Arbor, Freiamt im Schwarzwald
Gilli D (2011) Tiergestützte Therapie – Erfahrungsberichte und Erlebnisse. In: Sendera A, Sendera M (Hrsg) Kinder und Jugendliche im Gefühlschaos. Springer, Wien, S 344–346
Grawe K (2004) Neuropsychotherapie. Hogrefe, Göttingen
Härle D (2015) Körperorientierte Traumatherapie: Sanfte Heilung mit traumasensitivem Yoga. Paderborn, Junfermann
Herman J (2014) Narben der Gewalt. Paderborn, Junfermann
Kabat-Zinn J (2014) Full Catastrophe Living. How to cope with stress, pain and illness, using mindfull meditation. Piatkus, London
MacLean PD (1990) The Triune Brain in Evolution: Role in Paelocerebral Functions. Springer, New York
Levine P (1998) Trauma-Heilung: Das Erwachen des Tigers. Unsere Fähigkeit, traumatische Erfahrungen zu transformieren. Synthesis, Essen
Levine P (2007) Vom Trauma befreien. Wie Sie seelische und körperliche Blockaden lösen. Kösel, München
Levine P (2014) Sprache ohne Worte. Wie unser Körper Trauma verarbeitet und uns in die innere Balance zurückführt. Kösel, München
Lenz HJ, Gahleitner SB (2007) Gewalt und Geschlechterverhältnis: Interdisziplinäre und geschlechtersensible Analysen und Perspektiven. Juventa, Nordhausen
Müller R (2015) Traumafolgestörungen und Gruppenpsychotherapie. Gruppenpsychotherapie in der Methode Konzentrative Bewegungstherapie (KBT) als Möglichkeit für Menschen mit Traumafolgestörungen, aus erlernter Hilflosigkeit in Handlung zu kommen. Eine Qualitative Untersuchung der KBT anhand von Expertinnen- und Experteninterviews. Öffentlich zugängliche Masterarbeit. Donau Universität, Krems
Nijenhuis E (2006) Somatoforme Dissoziation: Phänomene, Messung und theoretische Aspekte. Junfermann, Paderborn
Ogden P, Minton K, Pain C (2010) Trauma und Körper. Ein sensumotorisch orientierter psychotherapeutischer Ansatz. Junfermann, Paderborn
Perry B, Pollard RA, Blaicley TL et al. (1995) Childhood Trauma, the Neurobiology of Adaption, and „Use-dependent" Development of the Brain: How „States" Become „Traits". Infant Mental Health Journal 16(4)
Porges SW (2010) Die Polyvagal-Theorie. Neurophysiologische Grundlagen der Therapie. Junfermann, Paderborn
Prignitz-Poda H (2007) Frida Kahlo – Die Malerin und ihr Werk. Schirmer Mosel, München
Reddemann L (2006) Achtsamkeit in der tiefenpsychologischen Traumatherapie. Psychotherapie im Dialog 3: 297–301
Reddemann L (Hrsg) (2011) Kontexte von Achtsamkeit in der Psychotherapie: Lindauer Beiträge zur Psychotherapie und Psychosomatik. Kohlhammer, Stuttgart
Reddemann L (2013) Achtsamkeit in der Psychotherapie unter besonderer Berücksichtigung von PatientInnen, die unter Störungen nach Extrembelastungen leiden. Vortrag Kongress 14.–16.06.2013. Freiburg i. Br.
Rhodes A, Spinazzola J, van der Kolk B (2016) Yoga for Adult Women with Chronic PTSB: A Long-term Follow-up Study. J Altern Complement Med 22(3): 189–196
Rothschild B (2002) Der Körper erinnert sich. Die Physiologie des Traumas und der Traumabehandlung. Synthesis, Essen
Sack M (2010) Schonende Traumatherapie. Schattauer, Stuttgart
Shapiro F (2013) EMDR – Grundlagen und Praxis. Handbuch zur Behandlung traumatisierter Menschen. Überarb. 3. Aufl. Junfermann, Paderborn
Schmitz U (2004) Konzentrative Bewegungstherapie (KBT) zur Traumabewältigung. Ein handlungsorientierter Ansatz. Vandenhoek & Ruprecht, Göttingen

Yehuda R (2002) Die Neuroendokrinologie bei Posttraumatischer Belastungsstörung im Lichte neuer neuroanatomischer Befunde. In: Streeck-Fischer A, Sachsse U, Özkan I (Hrsg) Köper, Seele und Trauma: Biologie, Klinik und Praxis. Vandenhoeck & Ruprecht, Göttingen, S 43–71

van der Hart O, Nijenhuis E, Steele K (2008) Das verfolgte Selbst. Strukturelle Dissoziation und die Behandlung chronischer Traumatisierung. Junfermann, Paderborn

van der Kolk B (2016) Verkörperter Schrecken: Traumaspuren in Gehirn, Geist und Körper und wie man sie heilen kann, 2. Aufl. Probst Verlag, Lichtenau/Westfalen

van der Kolk B, Stone L et al. (2014) Yoga as an Adjunctive Treatment for Posttraumatic Stress Disorder: A Randomized Controlled Trial. J Clin Psychiatry 75(6): 559–565

▪ Internetadresse

Demirel T (2010) http.//kunstnotizen.outsider-bildwelten.de/artikel2 (Zuletzt gesehen: 24.11.2016)

Serviceteil

F. Riffer, E. Kaiser, M. Sprung, L. Streibl (Hrsg.), *Die Vielgestaltigkeit der Psychosomatik*,
Psychosomatik im Zentrum, DOI 10.1007/978-3-662-54146-3

Stichwortverzeichnis

T

W

Z

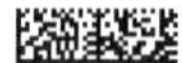